金匮要略
核心知识点全攻略

主编 温成平 曹灵勇

U0247325

中国健康传媒集团
中国医药科技出版社

内 容 提 要

　　本书以统编教材《金匮要略》为蓝本，通过各类图表形式的运用，将所学教材内容进行归纳整理，使其条理清晰、简明扼要、知识点突出，并附有习题及答案，方便读者掌握。本书适合中医院校师生和中医爱好者、自学者学习参考。

图书在版编目（CIP）数据

　　金匮要略核心知识点全攻略／温成平，曹灵勇主编 . —北京：中国医药科技出版社，2019.11

　　（中医核心知识点一本通系列）

　　ISBN 978 - 7 - 5214 - 1241 - 3

　　Ⅰ. ①金… 　Ⅱ. ①温… ②曹… 　Ⅲ. ①《金匮要略方论》 　Ⅳ. ①R222. 3

　　中国版本图书馆 CIP 数据核字（2019）第 133560 号

美术编辑　陈君杞
版式设计　南博文化

出版　**中国健康传媒集团** | 中国医药科技出版社
地址　北京市海淀区文慧园北路甲 22 号
邮编　100082
电话　发行：010 - 62227427　邮购：010 - 62236938
网址　www. cmstp. com
规格　880 × 1230mm $^1/_{32}$
印张　11 ⅛
字数　296 千字
版次　2019 年 11 月第 1 版
印次　2019 年 11 月第 1 次印刷
印刷　三河市百盛印装有限公司
经销　全国各地新华书店
书号　ISBN 978 - 7 - 5214 - 1241 - 3
定价　**36. 00 元**

获取新书信息、投稿、为图书纠错，请扫码联系我们。

丛书编委会

总 主 编 翟双庆

副总主编 范志霞　王文澜　赵鲲鹏

编　　委（按姓氏笔画排序）

王　玫　　王天芳　　王文澜　　王旭昀

王庆甫　　王新月　　朱　玲　　许筱颖

李　雁　　李赛美　　杨　桢　　杨毅玲

邹纯朴　　罗颂平　　赵　颖　　钟嘉熙

高　琳　　郭　义　　黄　斌　　曹灵勇

温成平　　薛晓琳

编 委 会

主　　编　温成平　曹灵勇

编　　委　谢志军　何淼泉　肖雯晖
　　　　　张丹丹

出版说明

  近年来，国家高度重视中医药事业的发展，中医药在人们健康生活中充当了越来越重要的角色，更多的人愿意选择中医中药，从而使更多的人愿意从事中医药行业的工作。为了帮助读者系统、快速了解中医药学科体系，帮助中医药院校学生、自学应考者，以及中医爱好者和初学者学习重点和去伪存真，我社特别策划出版了本套丛书。

  本书的编写单位主要锁定在相关国家级精品课程的公认的重点中医药院校，主编多为国家级或省级精品课程的学科带头人，参编人员为多年从事教学、有丰富教学经验的资深教授，在本学科有一定的影响力，对各种考试考点非常熟悉的教学一线人员。从而，保证了本丛书内容的权威性和专业性。

  本套丛书的编写形式以图和表为主，原则为：能用图表说明的一律采用图表形式；可以分条论述的不要成段地罗列论述，使核心知识点一目了然。为方便中医药相关人员准备中医执业医师资格考试、研究生入学考试、中医药院校在校生结业考试、卫生专业资格考试、规培资格考试、继续教育考试，本书中特设置【考点重点点拨】栏目，根据教材本身的特点放于不同位置，书后附有【巩固与练习】，方便读者随学随练，并达到自测的目的。

  最后，祝愿使用这套书的中医药考生和爱好者，能有收获！

出版者
2019 年 5 月

前言

本书根据统编教材《金匮要略》和作者多年教学、临床经验，将深奥的原著尽量表达得简洁直观、浅显明白、重点突出，便于读者理解、掌握和应用。

本书的编写体例如下：【考点重点点拨】设于篇首，点明该篇了解、熟悉、掌握和背诵的内容，以便于学者一开始就对全篇的知识要点有个总体的认识；【原文】节选《金匮要略》中条文；【名词解释】紧跟原文，解析原文中晦涩的词语，方便学者把握词汇和理解文句；【图解原文】以结构图的形式归纳阐释原文，分析病因病机、主症、治法和方药，一目了然，大大节约了学生的学习时间；【辨治提要】设于有方有证的条文下，明确辨证要点、病机、治法和方药，便于读者理解、掌握相关核心内容，有助于培养读者的辨治思维能力；【难点剖析】提高读者对经典的理解，满足不同层次的学习需求；【临床点睛】尽量结合现代临床病证来拓展经方的临床运用，利于培养学者活用经方的能力；【考点提示】指出考试要点，要求读者重点掌握；【巩固与练习】设于篇尾，以思考题的形式引导读者自己去总结本篇的知识重点。为保持《金匮要略》理论体系的完整性，有些非重点条文也予以收录，但不作图表解析。

本书图表解释简洁合理，形象直观，是对《金匮要略》学习和应试针对性强、有效性高的一本参考书。既可供高校本科生在校学习、硕博士研究生入学考试辅导使用，也可供青年教师备课、中医临床医生和自学中医者参考。

因时间仓促，编者学识有限，难免有疏漏错讹之处，恳请同行批评指正。

编　者

2019 年 1 月

目录

脏腑经络先后病脉证第一

【考点重点点拨】

1. 了解本篇为全书总纲及篇名含义、病因以及病机特点、四诊要领。
2. 熟悉推断疾病吉凶的基本规律。
3. 掌握发病基本原理与相应预防方法、治未病等治病法则。
4. 背诵原文第 1、14、15、16、17 条。

一、发病、病因病机及预防

(一) 发病与预防

【原文】

夫人禀五常①，因风气而生长，风气②虽能生万物，亦能害万物，如水能浮舟，亦能覆舟。若五脏元真③通畅，人即安和，客气邪风④中人多死。千般疢难⑤，不越三条：一者，经络受邪，入脏腑，为内所因也；二者，四肢九窍，血脉相传，壅塞不通，为外皮肤所中也；三者，房室、金刃、虫兽所伤，以此详之，病由都尽。

若人能养慎，不令邪风干忤经络；适中经络，未流传脏腑，即医治之；四肢才觉重滞，即导引、吐纳、针灸、膏摩，勿令九窍闭塞；更能无犯王法、禽兽灾伤；房室勿令竭乏，服食节其冷热苦酸辛甘，不遗形体有衰，病则无由入其腠理。腠者，是三焦通会元真之处，为血气所注；理者，是皮肤脏腑之纹理也。(2)

【名词解释】

① 五常：五行。
② 风气：自然界的气候。
③ 元真：元气或真气。
④ 客气邪风：泛指外来的致病因素。

⑤ 疢难：疾病。

【图解原文】

①发病观
- 天人合一：赖正常气候以生存；因非常气候而发病
- 正邪相争：正气充足人安和；邪气侵袭则发病

②仲景三因学说
- ①经络受邪，内传脏腑——正气不足，邪气乘虚而入
- ②病邪在表，阻滞气血——正气尚可，邪气壅塞在外
- ③房室、金刃、虫兽等致病因素损伤人体

③预防观
- 内养正气
  - 节制房事，勿令竭乏
  - 饮食有节，避免偏嗜
- 外慎邪气：避免邪风、虫兽、外伤等

④早治观
- 观点：邪气适中经络，四肢才觉重滞，就应及时施治——防止九窍闭塞、邪入脏腑
- 方法：导引、吐纳、针灸、膏摩等

【难点剖析】

仲景三因和陈无择三因的区别
- 仲景主要以病变的位置分内外
- 陈无择主要以发病方式分内外

【考点提示】

①发病的基本原理：正气虚弱，病邪入侵。

②预防疾病的原则：保护正气，避免邪气，及早治疗。

③预防疾病的方法：节饮食、慎起居，病在表浅即用导引、吐纳等早治疗。

④致病的三种途径：仲景三因学说。

(二) 病因

1. 反常气候

【原文】

问曰：有未至而至①，有至而不至，有至而不去，有至而太过，何

谓也？师曰：冬至之后，甲子夜半少阳起，少阳之时阳始生，天得温和。以未得甲子，天因温和，此为未至而至也；以得甲子而天未温和，此为至而不至也；以得甲子而天大寒不解，此为至而不去也；以得甲子而天温和如盛夏五六月时，此为至而太过也。(8)

【名词解释】

① 未至而至：第一个"至"指时令，第二个"至"指气候。下同。

2. 疾病分类与病邪特性

【原文】

问曰：阳病①十八，何谓也？师曰：头痛、项、腰、脊、臂、脚掣痛。

阴病②十八，何谓也？师曰：咳、上气、喘、哕、咽、肠鸣、胀满、心痛、拘急。

五脏病各有十八，合为九十病，人又有六微③，微有十八病，合为一百八病。五劳④、七伤⑤、六极、妇人三十六病，不在其中。

清邪居上，浊邪居下，大邪中表，小邪中里，谷饪之邪，从口入者，宿食也。五邪中人，各有法度，风中于前，寒中于暮，湿伤于下，雾伤于上，风令脉浮，寒令脉急，雾伤皮腠，湿流关节，食伤脾胃，极寒伤经，极热伤络。(13)

【名词解释】

①阳病：外表经络的病证。

②阴病：内部脏腑的病证。

③六微：六腑。六淫之邪侵入六腑为病，较入五脏为轻，故名六微。

④五劳：久视伤血，久卧伤气，久坐伤肉，久立伤骨，久行伤筋。

⑤七伤：大饱伤脾，大怒气逆伤肝，强力举重、久坐湿地伤肾，形寒寒饮伤肺，忧愁思虑伤心，风雨寒暑伤形，恐惧不节伤志。

【图解原文】

五邪
中人
各有
法度
{
- 风——属阳邪，其性散漫，多在午前侵犯肌表，病人脉多浮缓
- 寒——属阴邪，其性紧束，常在暮时中于经络之里，病人脉多紧急
- 湿——其性类水，重浊下流，常伤于身体下部，或以流注关节为主
- 雾——为湿中轻清之邪，易伤于身体上部，以侵犯皮腠为主
- 食——易致脾胃损伤，或形成宿食
}

【考点提示】

风、寒、湿、雾、食侵犯人体的特点。

（三）病机

【原文】

问曰：经云厥阳①独行何谓也？师曰：此为有阳无阴，故称厥阳。(10)

【名词解释】

①厥阳：厥，逆也。厥阳即阳气上逆。

二、诊断举例

（一）望诊

【原文】

问曰：病人有气色见于面部，愿闻其说。师曰：鼻头色青，腹中痛，苦冷者死。鼻头色微黑者，有水气；色黄者，胸上有寒；色白者，亡血也，设微赤，非时者，死；其目正圆者，痓，不治。又色青为痛，色黑为劳，色赤为风，色黄者便难，色鲜明者有留饮。(3)

【图解原文】

鼻色望诊
{
- 鼻头色青——腹痛（青为肝色，肝乘脾）；苦冷为阳气衰败，预后不良
- 鼻头色黑——水气病（黑为肾色，为肾水反侮脾土）
}

面色
望诊

色黄——胸上有寒饮（中阳不足，失于运化，寒饮停聚，上干胸阳）；大便难（湿热蕴结，脾气郁滞）

色白——亡血（血色不能上荣）。亡血面色反微赤，又非炎热之时，为血虚阳浮，预后不良

色青——主痛（血脉凝滞）

色黑——虚劳（劳则肾精不足，脏色外露）

色赤——风热（风为阳邪，多从火化）

色鲜明——留饮（水饮上泛于面，面目浮肿，明亮光润）

眼睛望诊：目正圆——多见于痉病，此为五脏精气亡绝，不能上荣，预后不良

【考点提示】

不同鼻色和面色所反映的不同病证。

【原文】

师曰：吸而微数，其病在中焦，实也，当下之，虚者不治。在上焦者，其吸促；在下焦者，其吸远①，此皆难治。呼吸动摇振振者，不治。(6)

【名词解释】

①吸远：吸气深长困难。

【图解原文】

察呼吸

吸而微数
　实：中焦邪实阻滞，气不得降——下之即愈
　虚：宗气衰竭或肾不纳气——不治

吸气短促困难——病在上焦，肺气大虚，气入即出

吸气深长困难——病在下焦，元气衰竭，肾不纳气

（此皆难治）

呼吸动摇振振——正气虚衰已甚，形气不能相保，不治

(二) 闻诊

【原文】

师曰：病人语声寂然，喜惊呼者，骨节间病；语声喑喑然不彻者，心膈间病；语声啾啾然细而长者，头中病。(4)

【图解原文】

辨病位 { 寂然喜惊呼者——骨节间病
啨啨然不彻者——心膈间病
啾啾然细长者——头中病 }

(三) 切诊

【原文】

师曰：病人脉浮者在前，其病在表；浮者在后，其病在里，腰痛背强不能行，必短气而极也。(9)

【图解原文】

浮脉 { 在前（寸）——病在表（正气抗邪于表之征，脉多浮而有力）
在后（尺）——病在里（肾阴不足，虚阳外浮之象，脉多浮而无力） }

尺脉浮兼见"腰痛背强不能行，必短气而极"是肾虚腰脊失养气不归元的虚损证

【考点提示】

浮脉在寸关尺不同位置反映疾病的表里虚实。

(四) 四诊合参

【原文】

师曰：息摇肩者，心中坚；息引胸中上气①者，咳；息张口短气者，肺痿唾沫。(5)

【名词解释】

①上气：即气逆。

【图解原文】

望闻结合 { 息摇肩，心中坚——实邪壅塞，肺失宣降
息张口短气，唾沫——肺气痿弱不振，津液不布
息引胸中上气，咳——邪气阻塞气道，肺气不降 }

【原文】

师曰：寸口脉动者，因其旺时而动，假令肝旺色青，四时各随其色。肝色青而反色白，非其时色脉，皆当病。(7)

【图解原文】

色脉合议 {
正常春季色脉——色青脉弦（春属木肝旺）
病态春季色脉——色白脉毛（色脉与时令不符）
}

【考点提示】
四时脉色判断发病的规律，举一反三。

（五）预后

【原文】
问曰：寸脉沉大而滑，沉则为实，滑则为气，实气相搏，血气入脏即死，入腑即愈，此为卒厥①，何谓也？师曰：唇口青，身冷，为入脏即死；知身和，汗自出，为入腑，即愈。（11）

问曰：脉脱②入脏即死，入腑即愈，何谓也？师曰：非为一病，百病皆然。譬如浸淫疮③，从口起流向四肢者，可治；从四肢流来入口者，不可治。病在外者可治，入里者即死。（12）

【名词解释】
① 卒厥：卒，通"猝"；卒厥指突然发生晕厥的病证。
② 脉脱：一时性脉象乍伏不见，多由邪气阻遏，脉中气血一时不通所致。
③ 浸淫疮：一种皮肤病，疮面流黄水，可由一处染及他处。

【图解原文】

据脉论理 {
脉沉——血实
脉滑——气实
脉大——邪盛
} 阴阳气血逆乱，脏腑功能失调——卒厥

预后 {
唇口青、身冷——入脏（内闭外脱，预后不良）
身体温和，微汗自出——在腑（气血流通，预后较好）
}

浸淫疮 {
从口起流向四肢——可治（正气抗邪外出，病位由深转浅，病势转轻）
从四肢流来入口——不可治（正不胜邪，病位由浅入深，病势转重）
}

【难点剖析】

疾病演变规律 $\begin{cases} \text{由浅入深, 由外入内——正不胜邪, 病势趋重} \\ \text{由深转浅, 由里出表——正气驱邪外出, 病趋于好} \end{cases}$

【考点提示】

判断疾病预后。

三、论治

（一）已病防传、虚实异治

【原文】

问曰：上工治未病①，何也？师曰：夫治未病者，见肝之病，知肝传脾，当先实脾。四季脾旺不受邪，即勿补之。中工不晓相传，见肝之病，不解实脾②，惟治肝也。

夫肝之病，补用酸，助用焦苦，益用甘味之药调之。酸入肝，焦苦入心，甘入脾。脾能伤肾，肾气微弱，则水不行，水不行，则心火气盛，则伤肺；肺被伤，则金气不行，金气不行，则肝气盛，则肝自愈。此治肝补脾之要妙也。肝虚则用此法，实则不在用之。

经曰："虚虚实实，补不足，损有余"，是其义也。余脏准此。
(1)

【名词解释】

①治未病：治未病的脏腑。
②实脾：调补脾脏之意。

【图解原文】

上工治未病——未病先防，既病防变
中工治已病——忽略防和变

$$
肝病\ 虚实\ 异治
\begin{cases}
实证
\begin{cases}
见肝之病，知肝传脾，当先实脾——培土以防木乘\\
（肝实脾虚）\\
四季脾旺不受邪，即勿补之——土实则不宜补\\
（肝实脾不虚）
\end{cases}\\
虚证
\begin{cases}
补用酸——本味补本脏\\
助用焦苦——苦乃火味，心火为肝木之子，子能令母实\\
益用甘味之药调之——补土制水以助火，从而制金防\\
\qquad\qquad\qquad\qquad 其侮肝木，以利肝虚证的治疗
\end{cases}\\
治则：补不足，损有余
\end{cases}
$$

【难点剖析】

①《内经》治未病强调未病先防；本篇治未病强调已病防传。

②第二段"酸入肝……肝自愈"的理解，关键是应将"伤"解为制约。

【考点提示】

①治未病的概念与方法：掌握疾病传变规律（《素问》"五脏有病，则各传其所胜"），及时采取措施，防止疾病的传变，即已病防传。

②治未病虚实异治原则：根据五行生克制化理论，虚证用补法，实证用泻法。

（二）表里同病

【原文】

问曰：病有急当救里救表者，何谓也？师曰：病，医下之，续得下利清谷①不止，身体疼痛者，急当救里；后身体疼痛，清便自调②者，急当救表也。（14）

【名词解释】

① 下利清谷：泻下清稀，完谷不化。

② 清便自调："清"作动词用，指大便已恢复正常。

【图解原文】

$$
表里同病\ 先后治则
\begin{cases}
表病较急——当先治表\\
里病较急——当先治里\\
表病与里病缓急相当——表里同治
\end{cases}
$$

【难点剖析】

为何连用两
个"急"字
{
"下利清谷不止"，恐阳亡阴竭，急用四逆救里
救里之后，虽清便自调，但正气仍虚，应急用桂枝
汤解表，恐表邪入里，变证百出
}

【考点提示】

掌握表里同病时先后缓急治则。

（三）痼疾加卒病

【原文】

夫病痼疾①，加以卒病，当先治其卒病②，后乃治其痼疾也。（15）

【名词解释】

① 痼疾：难治的慢性久病。

② 卒病：突然发生的新病。

【图解原文】

痼疾加卒病
的先后治则
{
先治卒病——卒病新起势急，但易治
后治痼疾——痼疾日久势缓，但难治
}
{
治新病应
照顾痼疾
}

【考点提示】

痼疾加卒病的先后缓急治则。

（四）审因论治

【原文】

夫诸病在脏①欲攻之，当随其所得②而攻之，如渴者，与猪苓汤。余皆仿此。（17）

【名词解释】

① 在脏：在里。

② 所得：所合、所依附的意思。

【图解原文】

"随其所得而攻之"是《金匮》的重要治则。即审因论治，攻逐有形实邪，使无形之邪失去依附，则病易痊愈。

热与水结而伤阴——猪苓汤——利其有形之水，则无形之热自除，

水去热除阴复，渴得解

【考点提示】

诸病在里与病理产物等有形邪气互结的治则：审因论治，随其所得而攻之。

（五）饮食与调护

【原文】

师曰：五脏病各有所得①者愈，五脏病各有所恶②，各随其所不喜者为病。病者素不应食，而反暴思之，必发热也。（16）

【名词解释】

① 得：适宜，此处指与病人相适合的饮食、居处等。

② 所恶：所厌恶，此指病人厌恶或不适合病人的饮食、气味、居处等。

【图解原文】

饮食调护 { 所得——合适的饮食调护有利于疾病痊愈
所恶、所不喜——不适宜的饮食调护加重病情

【考点提示】

饮食调摄规律：五脏病各有喜恶，应据喜恶进行治疗和护理，并注意其饮食变化。

巩固与练习

一、名词解释

1. 治未病
2. 实脾
3. 客气邪风
4. 五邪

二、填空题

1. 夫肝之病，补用____，助用____，益用之药调之。____入肝，____入心，____入脾。

2. 问曰：病有急当救表者，何谓也？师曰：病，医下之，____，

_____者，急当救里。

3. 夫病痼疾，加以卒病，当先治其_____，后乃治其_____也。

三、选择题

（一）A₁型题（单项选择题）

1. 疾病发生发展的主要因系是（　　　）

　　A. 客气邪风侵袭　　　　　　　B. 五脏元真不足

　　C. 七情内伤　　　　　　　　　D. 房室、金刃、虫兽所伤

2. 轻清升散，常居于身体上部，以侵犯皮腠为主的病邪是（　　　）

　　A. 风邪　　　　B. 雾邪　　　　C. 湿邪　　　　D. 寒邪

3. 其性散漫，多于午前侵犯肌表，脉多浮缓之邪是（　　　）

　　A. 风邪　　　　B. 雾邪　　　　C. 寒邪　　　　D. 湿邪

4. 重着下沉，多侵袭人体下部及关节的病邪是（　　　）

　　A. 寒邪　　　　B. 雾邪　　　　C. 湿邪　　　　D. 任之邪

5. 其性紧束，常在日暮中于经络之里，脉多紧急之邪是（　　　）

　　A. 风邪　　　　B. 寒邪　　　　C. 湿邪　　　　D. 雾邪

6. 病在下焦的呼吸特点是（　　　）

　　A. 吸促　　　　　　　　　　　B. 吸微数

　　C. 吸远　　　　　　　　　　　D. 呼吸动摇振振

7. 病人语声喑然不彻者，为（　　　）

　　A. 头中病　　　B. 骨节间病　　C. 心膈间病　　D. 腹中痛

8. 病者脉浮在前，其病为（　　　）

　　A. 心气虚　　　B. 肺气虚　　　C. 在表　　　　D. 在上焦

9. 早春之时，脉毛，色白，其病机是（　　　）

　　A. 肺气失宣　　　　　　　　　B. 外邪袭肺

　　C. 其病在表　　　　　　　　　D. 木受金克

（二）B₁型题（配伍题）

A. 有病早治

B. 治未病

C. 分先后缓急

D. 审因论治

10. 表里同病时宜遵循什么治疗原则？（　　）

11. 诸病在脏，当随其所得而攻之。体现了那种治疗思想？（　　）

（三）X 型题（多项选择题）

12. 《金匮要略》中提到的预防思想有（　　）

    A. 未病先防   B. 既病防变

    C. 早期治疗   D. 防止误治

    E. 治未病

13. 对于"治肝补脾"正确的有（　　）

    A. 适用于所有肝病的治疗

    B. 是治未病思想的一种体现

    C. 适用于肝脾两虚证

    D. 适用于肝实而脾虚证

    E. 是有一定适用条件的

14. 除了治未病以外，仲景还提出了哪些治疗原则（　　）

    A. 虚实必须异治   B. 表里当分缓急

    C. 新久宜有先后   D. 攻邪当随其所得

    E. 先解表后治里

15. 以下属非其时色脉有（　　）

    A. 春季色青脉弦   B. 秋季色白脉浮

    C. 夏季色赤脉洪   D. 冬季色黄脉缓

    E. 冬季色黑脉沉

四、问答题

1. "夫肝之病，补用酸，助用焦苦，益用甘味之药调之"的意义何在？

2. 本篇提出预防疾病的具体措施有哪些？

3. 仲景对杂病途径是如何进行分类的？

4. 整体观念在本篇中是如何体现的？

五、思考题

1. 本篇所论"治未病"的具体内容是什么？如何运用？

2. 治疗表里同病时当遵循什么原则？

3. 痼疾加卒病时应采取何种治则治疗？

4. 举例论述"随其所得而攻之"。

一、名词解释

1. 治未病包括未病先防和既病防变。前者是人体未发疾病之前采取一定的措施，如调摄精神饮食，注意身体锻炼等，以增强正气和防止疾病发生。后者指发病之后，根据疾病的传变规律，对未病的脏腑采取防范措施，阻止疾病的传变。

2. 实脾即调补脾脏之意。

3. 外至日客，不下地日邪。客气邪风，指能够令人致病的不正常气候。

4. 五邪指风、寒、湿、雾、饮食之邪。

二、填空题：见原文。

三、选择题

（一）A₁型题（单项选择题）

1. B　2. B　3. A　4. C　5. B　6. C　7. C　8. C　9. D

（二）B₁型题（配伍题）

10. C　11. D

（三）X型题（多项选择题）

12. ABCE　13. BDE　14. ABCD　15. BD

四、问答题

1. 此句说明了肝虚证的治法，在临床上有一定的指导意义。具体论述。

2. 本篇在预防方面的具体措施，归纳起来有未病预防和已病防两方面。未病预防，仲景强调"养慎"，具体措施是"无犯王法，禽兽灾伤"，"服食节其冷热，苦酸辛甘"，并指出"房室勿令竭乏"等。已病的预防，应掌握脏腑虚实相传的基本规律，早日治疗以截断其传变途径，不使病势发展蔓延。

3. 第一条为病邪由经络而入脏腑，是邪气由外而乘袭于内所致；第二条为病邪在肌表四肢，不传于内，而属肌肤血脉相传，上述两条，均由"客气邪风"侵袭所致；第三条即不由："客气邪风"的侵袭，而由于房劳过度，以及意外的金刃创伤、毒虫猛兽的咬伤等直接致病。

4. 整体观念在本篇中主要表现在以下两个方面：①人与自然界密切相关。气候、季节等。②人体本身是一个有机整体。脏腑的传变规律，经络与脏腑之间的传变。具体论述。

五、思考题：见原文。

痉湿暍病脉证治第二

【考点重点点拨】

1. 了解痉湿暍三病合篇的意义。
2. 熟悉痉病、暍病的概念、病因病机及其证治。
3. 掌握湿病的概念、基本治法及其证治。
4. 背诵原文第 14、18 条。

一、痉病

（一）病因病机

【原文】

太阳病，发汗太多，因致痉。(4)

夫风病下之则痉，复发汗，必拘急。(5)

疮家虽身疼痛，不可发汗，汗出则痉。(6)

【图解原文】

太阳病 { 过汗 / 误下 / 疮家误汗 } 伤及营血津液 } 筋脉失养，导致痉病

太阳表邪仍在，营血津液输布失常

（二）主要脉症

【原文】

夫痉脉，按之紧如弦，直上下行。(9)

病者身热足寒，颈项强急，恶寒，时头热，面赤目赤，独头动摇，卒口噤①，背反张②者，痉病也。若发其汗者，寒湿相得，其表益虚，即恶寒甚；发其汗已，其脉如蛇。(7)

【名词解释】

①口噤：牙关紧闭。

②背反张：背部筋脉拘急，出现角弓反张的症状。

【图解原文】

$$痉病临床表现\begin{cases}主脉：沉紧弦 \\ 主症\begin{cases}颈项强急 \\ 口噤 \\ 背反张\end{cases} \\ 兼症\begin{cases}身热恶寒——太阳表证 \\ 面赤目赤——阳明里热\end{cases}\end{cases}$$

【考点提示】

痉病的主脉、主症。

（三）刚痉与柔痉的鉴别

【原文】

太阳病，发热无汗，反恶寒者，名曰刚痉。（1）

太阳病，发热汗出，而不恶寒，名曰柔痉。（2）

【图解原文】

$$区别\begin{cases}刚痉——在痉病症状基础上，无汗恶寒 \\ 柔痉——在痉病症状基础上，汗出恶风\end{cases}$$

（四）证治

1. 柔痉

【原文】

太阳病，其证备，身体强，几几然①，脉反沉迟，此为痉，栝楼桂枝汤主之。（11）

栝楼桂枝汤方：

栝楼根二两　桂枝三两　芍药三两　甘草二两　生姜三两　大枣十二枚

上六味，以水九升，煮取三升，分温三服，取微汗。汗不出，食顷，啜热粥发之。

【名词解释】

①几几然：指病人身体强直，不能俯仰转侧。

【图解原文】

栝楼桂枝汤证
- 病因病机——风邪袭表，营卫不和，津液不足，筋脉失养
- 症状分析
  - 太阳病，其证备（即发热恶风汗出等）——桂枝汤证
  - 身体强，几几然——风邪客表，津液不足，筋脉失养
  - 脉反沉迟——津液不足
- 治法——解肌祛风，生津舒筋。
- 方解
  - 桂枝汤——解肌祛风，调和营卫
  - 栝楼根（天花粉）——甘寒，清热生津
- 煎服法：依桂枝汤法

【辨治提要】

①辨证要点：头痛、发热、汗出、恶风，兼有颈项强直，肢体拘急，转侧不利。

②病机：风邪袭表，营卫不和，津液不足，筋脉失养。

③治法方剂：解肌祛风，生津舒筋，栝楼桂枝汤。

【难点剖析】

柔痉有津液不足的病机，为何方后注还要求发汗：微微汗出，能祛除风邪，调和营卫；恐其伤津，故微汗。

【临床点睛】

①本方可用于外有中风表虚证，内有津液不足的证候。

②本方与《伤寒论》桂枝加葛根汤的区别：栝楼根生津有滋补作用；葛根解肌升津舒筋有加强解肌祛邪的作用。

【考点提示】

柔痉的症状、病机、治法、方药。

2. 欲作刚痉

【原文】

太阳病，无汗而小便反少，气上冲胸，口噤不得语，欲作刚痉，葛根汤主之。（12）

葛根汤方：

葛根四两　麻黄三两，去节　桂枝三两，去皮　芍药二两　甘草二两，炙
生姜三两　大枣十二枚

上七味，哎咀，以水七升，先煮麻黄、葛根，减二升，去沫，纳诸
药，煮取三升，去滓，温服一升，覆取微似汗，不须啜粥，余如桂枝汤
法将息^①及禁忌。

【名词解释】

①将息：养息、调养，服药后护理之法。

【图解原文】

葛根汤证
{
　病因病机——风寒束表，卫闭营郁，津液不足，筋脉失养
　症状
　分析
　{
　　太阳病，无汗（即发热恶寒无汗等）——麻黄汤证
　　小便少　　风寒束表
　　气上冲胸　气机逆乱　欲作刚痉
　　口噤不得语　津液不足
　}
　治法——发表升津，舒缓筋脉。
　方解
　{
　　桂枝汤——解肌祛风，调和营卫
　　麻黄——麻桂相伍，辛温发汗解表之力强
　　葛根——升津舒筋
　}
　煎服法——先煮麻黄、葛根，微汗，余依桂枝汤法
}

【辨治提要】

①辨证要点：头痛、发热、恶寒、无汗，兼有颈项强直，肢体拘
急，口噤不得语。

②病机：风寒束表，卫闭营郁，津液不足，筋脉失养。

③治法方剂：发表升津，舒缓筋脉，葛根汤。

【难点剖析】

刚痉病机为太阳伤寒表实证兼有津液不足，为何不用麻黄汤加葛根
而要用桂枝汤加麻黄、葛根：因为痉病都有津液不足的内在病机，用麻
黄汤恐其伤津。

【临床点睛】

①本方多用于治疗颈椎病、肩周炎等人体上部关节肌肉疼痛的

病症。

②葛根具有升津、舒筋、通络等功效，广泛用于心血管系统疾病，尤其对高血压病人改善项背疼痛症状效果明显。

【考点提示】

刚痉的症状、病机、治法、方药。

3. 阳明痉病

【原文】

痉为病，胸满口噤，卧不着席，脚挛急，必齘齿①，可与大承气汤。（13）

大承气汤方：

大黄四两，酒洗　厚朴半斤，炙，去皮　枳实五枚，炙　芒硝三合

上四味，以水一斗，先煮二物，取五升；去滓，纳大黄，煮取二升；去滓，纳芒硝，更上火微一二沸，分温再服，得下止服。

【名词解释】

①齘齿：上下牙齿相摩，切磋有声。

【图解原文】

大承气汤证 {

病因病机——阳明实热，耗伤阴津，筋脉失养

症状分析 {
胸闷——实热内结，气机不通
口噤
卧不着席 } 阳明实热，耗伤阴津
脚挛急
齘齿 } 筋脉失养，发为痉病

治法——釜底抽薪，急下存阴。

方解 {
大黄——苦寒泻热通便，荡涤肠胃
芒硝——咸寒泻热，软坚润燥
枳实、厚朴——消痞除满，行气散结
}

【辨治提要】

①辨证要点：痞、满、坚、实，兼见口噤，卧不着席，脚挛急，齘齿等痉病的临床表现。

②病机：阳明实热，耗伤阴津，筋脉失养。

③治法方剂：釜底抽薪，急下存阴，大承气汤。

【难点剖析】

本证痉病症状剧烈，筋脉失养严重，为何不用养阴药物：因为扬汤止沸，不如釜底抽薪，当然临床实际也可视具体病情酌加养阴之品。

（五）预后

【原文】

太阳病，发热，脉沉而细者，名曰痉，为难治。（3）

痉病有灸疮，难治。（10）

暴腹胀大者，为欲解，脉如故，反伏弦者，痉。（8）

二、湿病

（一）临床表现

【原文】

湿家①之为病，一身尽疼，发热，身色如熏黄②也。（15）

【名词解释】

①湿家：患湿病较久的病人。

②熏黄：黄如烟熏而不明润。

【图解原文】

湿病临床表现 { 一身尽疼——湿性重浊，阻滞气机，多为沉重疼痛
发热——湿阻气机，郁而发热，多为低热缠绵
身色如熏黄——湿热熏蒸，以湿为主，萎黄晦暗

【考点提示】

湿病的临床表现。

（二）基本治法

1. 发汗

【原文】

风湿相搏，一身尽疼痛，法当汗出而解，值天阴雨不止，医云此可

发汗，汗之病不愈者，何也？盖发其汗，汗大出者，但风气去，湿气在，是故不愈也。若治风湿者，发其汗，但微微似欲出汗者，风湿俱去也。(18)

2. 利小便

【原文】

太阳病，关节疼痛而烦，脉沉而细者，此名湿痹①。湿痹之候，小便不利，大便反快，但当利其小便。(14)

【名词解释】

①湿痹：痹，闭也。湿痹指湿邪流注关节，闭阻筋脉气血，出现关节疼痛的病证。

【图解原文】

湿病汗法 { 风湿在表，治以发汗 / 湿性黏腻，难以骤祛 / 发汗太过，风去湿留 / 微微汗出，风湿俱祛 }

脾胃虚弱，湿邪内生 / 外湿内趋，困阻脾胃 } 内湿外湿，相兼为患 / 湿阻阳气，气化不利 } 湿痹 { 关节肌肉，重浊疼痛 / 小便不利，大便溏薄 }

——→ 利小便 ——→ 湿邪祛除，阳气畅通

【考点提示】

①湿病的基本治法：发汗、利小便。

②湿痹的表现和治法。

(三) 证治

1. 头中寒湿

【原文】

湿家病，身疼发热，面黄而喘，头痛，鼻塞而烦，其脉大，自能饮食，腹中和无病，病在头中寒湿，故鼻塞，纳药鼻中则愈。(19)

【图解原文】

头中寒湿
- 病因病机——寒湿阻滞清阳
- 症状 分析
  - 头痛鼻塞——寒湿侵袭，阻滞清阳
  - 面黄而喘——湿阻鼻窍，肺气不宣
  - 自能饮食，腹中和，脉大——寒湿只在头中、鼻窍
- 治法方剂——宣泄寒湿，纳药鼻中

2. 寒湿在表

【原文】

<u>湿家身烦疼，可与麻黄加术汤发其汗为宜，慎不可以火攻之。</u>（20）

麻黄加术汤方：

麻黄三两，去节　桂枝二两，去皮　甘草一两，炙　杏仁七十个，去皮尖

白术四两

上五味，以水九升，先煮麻黄，减二升，去上沫，纳诸药，煮取二升半，去滓，温服八合，覆取微似汗。

【图解原文】

麻黄加术汤证
- 病因病机——寒湿袭表，闭阻营卫
- 症状 分析
  - 以方测证，当有太阳风寒表实证的表现——麻黄汤证
  - 关节肌肉疼痛——风寒湿邪闭阻营卫气血
- 治法——发汗解表，散寒除湿
- 方解
  - 麻黄汤——发汗散寒
  - 白术——运脾祛湿

【辨治提要】

①辨证要点：关节肌肉重着疼痛，伴有发热、恶寒、无汗。

②病机：寒湿袭表，闭阻营卫。

③治法方剂：发汗解表，散寒除湿，麻黄加术汤。

【临床点睛】

①本方多用于治疗风湿病初起，表现为关节肌肉疼痛，恶寒发热无汗，还可用治肺炎、荨麻疹等见本方证者。

②本方中麻黄与白术相伍，麻黄得术，则虽发汗而不致过汗；术得

麻黄，并能行表里之湿，实乃湿病微微发汗之法。

【考点提示】

①麻黄加术汤证的症状、病机、治法、方药。

②麻黄和白术的配伍特点。

3. 风湿在表

【原文】

病者一身尽疼，发热，日晡所剧者，名风湿。此病伤于汗出当风，或久伤取冷所致也，可与麻黄杏仁薏苡甘草汤。(21)

麻黄杏仁薏苡甘草汤方：

麻黄去节，半两，汤泡　甘草一两，炙　薏苡仁半两　杏仁十个，去皮尖，炒

上剉麻豆大，每服四钱匕，水盏半，煮八分，去滓，温服。有微汗，避风。

【图解原文】

麻杏苡甘汤证

- 病因病机——风湿在表，伴有化热
- 症状分析
  - 一身尽疼——风湿侵袭，阻滞营卫
  - 发热，日晡所剧——风湿有化热倾向
- 治法——轻清宣泄，解表祛湿。
- 方解
  - 麻黄——辛温散寒解表
  - 薏苡仁——甘淡微寒清化淡渗
  - 杏仁——利气宣肺
  - 炙甘草——和中健脾

【辨治提要】

①辨证要点：周身酸痛，伴有发热，日晡所剧，或苔腻微黄。

②病机：风湿在表，伴有化热。

③治法方剂：轻清宣泄，解表祛湿，麻杏苡甘汤。

【难点剖析】

为何发热，日晡所剧：日晡为阳明旺时，湿邪阻滞中焦脾胃，此时正邪交争剧烈。

【临床点睛】

本方多用于治疗急性风湿热、急性肾病、银屑病、扁平疣等病而见本方证者。

【考点提示】

①麻杏苡甘汤证的症状、病机、治法、方药。

②方证鉴别。

麻黄加术汤与麻杏苡甘汤证治鉴别表

方证	症状	治法	证候	麻黄用量
麻黄加术汤证	一身烦疼，无汗，脉浮紧	辛温散寒微汗祛湿	寒湿在表（表实）	三两
麻黄杏仁薏苡甘草汤证	一身尽疼，发热，日晡所剧	解表祛湿轻清宣化	风湿在表（化热）	半两

4. 风湿兼气虚

【原文】

风湿，脉浮，身重，汗出，恶风者，防己黄芪汤主之。(22)

防己黄芪汤方：

防己一两　甘草半两，炒　白术七钱半　黄芪一两一分，去芦

上剉麻豆大，每抄五钱匕，生姜四片，大枣一枚，水盏半，煎八分，去滓，温服，良久再服。喘者，加麻黄半两；胃中不和者，加芍药三分；气上冲者，加桂枝三分；下有陈寒①者，加细辛三分。服后当如虫行皮中，从腰下如冰，后坐被上，又以一被绕腰以下，温，令微汗，瘥。

【名词解释】

①下有陈寒：下焦有寒已久。

【图解原文】

$$
防己黄芪汤
\begin{cases}
病因病机——表虚不固，风湿侵袭 \\
症状分析
\begin{cases}
身重——风湿在表，阻滞气机 \\
汗出、恶风——气虚不固 \\
脉浮——气虚有邪
\end{cases} \\
治法——固表祛湿 \\
方解
\begin{cases}
黄芪——甘温，益气固表 \\
防己——祛周身之湿 \\
黄芪、白术——益气固表，健脾燥湿 \\
炙甘草——和中健脾 \\
姜枣——辛甘发散，调和营卫
\end{cases} \\
随症加减：略 \\
服药反应及调护：助之以温，远之以寒，促进疗效
\end{cases}
$$

【辨治提要】

①辨证要点：身重乏力，汗出恶风，小便短少，脉浮。

②病机：卫虚不固，风湿在表

③治法方剂：固表祛湿，防己黄芪汤。

【难点剖析】

为何服药后出现如虫行皮中：此乃风湿将祛，卫阳得助，渐复畅行之象。

【临床点睛】

①本方多用治各种关节炎、慢性肾炎、心源性水肿等属气虚湿重证。

②黄芪与防己配伍，一补一泻，益气利水，用治气虚湿重证。

【考点提示】

①防己黄芪汤证的症状、病机、治法、方药。

②防己黄芪汤既治风湿表虚又治风水表虚，属异病同治。

5. 风湿兼阳虚

（1）风湿兼表阳虚

【原文】

伤寒八九日，风湿相搏，身体疼烦，不能自转侧，不呕不渴，脉浮虚而涩者，桂枝附子汤主之；若大便坚，小便自利者，去桂加白术汤主

之。(23)

桂枝附子汤方：

桂枝四两，去皮　生姜三两，切　附子三枚，炮去皮，破八片　甘草二两，炙　大枣十二枚，擘

上五味，以水六升，煮取二升，去滓，分温三服。

白术附子汤方：

白术二两　附子一枚半，炮，去皮　甘草一两，炙　生姜一两半，切　大枣六枚

上五味，以水三升，煮取一升，去滓，分温三服。一服觉身痹，半日许再服，三服都尽，其人如冒状①，勿怪，即是术、附并走皮中逐水气，未得除故耳。

【名词解释】

①冒状：瞑眩、头晕眼花。服药后的反应。

【图解原文】

```
                病因病机——风寒湿邪，痹着肌表，表阳不足
                    ┌身体疼烦，不能自转侧——风寒湿邪，痹着肌表
              症状  │不呕不渴——邪仍在表，未传阳明少阳
              分析  │脉浮虚而涩——邪气在表，表阳已虚，湿邪黏滞
                    └大便坚，小便自利——湿邪在表，里湿不重
风            治法方剂——温经散寒，祛风胜湿。桂枝附子汤（风偏盛）、
湿                      白术附子汤（湿偏盛）
兼                  ┌炮附子——辛热，温阳除湿通络┐两者配伍，
表                  │桂枝——甘温，祛风通络      ┘助表阳，散寒湿
阳        方解      │姜、枣、草——外和营卫，内健脾胃
虚                  └去桂加白术——风邪已去故去桂枝加白术以加强祛湿
证            服药反应：药弗瞑眩，厥疾不瘳
                        服药后出现一定程度的身痹，头晕是药物起效的反应
```

【辨治提要】

①辨证要点：脉浮虚而涩，关节肌肉疼痛，不能自转侧；或大便

坚，小便自利。

②病机：风寒湿邪，痹着肌表，表阳不足。

③治法：温经散寒，祛风胜湿。

④方剂：桂枝附子汤、白术附子汤。

【临床点睛】

①本方多用于治疗风湿病属风湿兼表阳虚证。

②附子桂枝配伍能温能通，表里同治，扶正祛邪。为临床治疗风湿病常用配伍。

③附子白术配伍，温补脾肾，助阳燥湿。

【考点提示】

桂枝附子汤、白术附子汤证的症状、病机、治法、方药。

（2）风湿表里阳虚

【原文】

风湿相搏，骨节疼烦，掣痛不得屈伸，近之则痛剧，汗出短气，小便不利，恶风不欲去衣，或身微肿者，甘草附子汤主之。(24)

甘草附子汤方：

甘草二两，炙　附子二枚，炮，去皮　白术二两　桂枝四两，去皮

上四味，以水六升，煮取三升，去滓，温服一升，日三服。初服得微汗则解，能食，汗出复烦者，服五合，恐一升多者，服六七合为妙。

【图解原文】

甘草附子汤证
- 病因病机——风寒湿邪，凝滞不解，表里阳虚
- 症状分析
  - 骨节疼烦，掣痛不得屈伸，近之则痛剧——风寒湿邪，侵入关节，凝滞不解
  - 汗出恶风不欲去衣——表阳虚
  - 短气，小便不利，身微肿——里阳虚
- 治法——温阳补中，散风除湿
- 方解
  - 炮附子、白术——温里阳除湿邪
  - 桂枝、白术——振表阳，祛风湿
  - 白术——苦温，健脾燥湿
  - 炙甘草——甘缓药力而益中焦，驭猛药使其缓缓发挥药力
  - （三者配伍，扶表阳，散寒湿，温里阳，助气化）
- 服法：因人制宜，中病即止

【辨治提要】

①辨证要点：骨节烦疼，掣痛不能屈伸，痛处拒按，汗出恶风，短气，小便不利。

②病机：风寒湿邪，凝滞不解，表里阳虚

③治法方剂：温阳补中，散风除湿，甘草附子汤。

【难点剖析】

为何认为该方炙甘草为君药：因为风寒湿邪流注关节，若徒恃术附猛药驱散，则不易尽除，只有用炙甘草驾驭诸猛药，使其缓缓发挥药力，才能尽祛邪气。

【临床点睛】

本方多用于治疗各种关节炎、坐骨神经痛等属风湿兼表里阳虚证。或用于治疗风湿病兼有心脏病者，症见汗出、短气、心悸、胸闷、背冷等。

【考点提示】

①甘草附子汤证的临床表现、病机、治法、方药。

②桂枝附子汤、白术附子汤、甘草附子汤三方比较。

（四）误下变证

【原文】

湿家，其人但头汗出，背强，欲得被覆向火。若下之早则哕，或胸满，小便不利，舌上如胎者，以丹田有热，胸上有寒，渴欲得饮而不能饮，则口燥烦也。(16)

湿家下之，额上汗出，微喘，小便利者，死；若下利不止者亦死。(17)

三、暍病

（一）脉症

【原文】

太阳中暍①，发热恶寒，身重而疼痛，其脉弦细芤迟。小便已，洒洒然毛耸，手足逆冷；小有劳，身即热，口开前板齿燥。若发其汗，则恶寒甚；加温针，则发热甚；数下之，则淋甚。(25)

【名词解释】

①中暍：伤暑。

【图解原文】

暍病
症状
病机
- 发热恶寒——暑自外来，正邪交争
- 身重而疼痛——暑多挟湿，又有非时之寒
- 脉弦细芤迟——暑性升散，既能伤阴，又可损阳，故其脉所见不一
- 小便已，洒洒然毛耸——太阳膀胱外应皮毛，小便后，一时阳气虚馁
- 手足逆冷——阳气被郁，不能达于四肢
- 小有劳，身即热，口开前板齿燥——暑邪伤津耗气
- 三禁：禁汗、禁温针、禁下

（二）证治

1. 伤暑热盛

【原文】

太阳中热者，暍是也。汗出恶寒，身热而渴，白虎加人参汤主之。(26)

白虎加人参汤方：

知母六两　石膏一斤，碎　甘草二两　粳米六合　人参三两

上五味，以水一斗，煮米熟汤成，去滓，温服一升，日三服。

【图解原文】

白虎加人参汤证
- 病因病机——伤暑热盛，耗气伤阴
- 症状分析
  - 身热汗出——伤暑热盛，迫津外越
  - 口渴——热盛伤津
  - 恶寒——热盛耗气，腠理空疏
- 治法——清热生津，益气养阴。
- 方解
  - 白虎汤——清热生津
  - 人参——益气养阴

【辨治提要】

①辨证要点：身大热，口大渴，汗大出，恶心，尿赤，脉洪大。

②病机：伤暑热盛，耗气伤阴。

③治法方剂：清热生津，益气养阴，白虎加人参汤。

【临床点睛】

本方多用于治疗热性病、中暑。还可用治糖尿病、甲亢等属本方证者。

2. 伤暑湿盛

【原文】

太阳中暍，身热疼重而脉微弱，此以夏月伤冷水，水行皮中所致也，一物瓜蒂汤主之。(27)

一物瓜蒂汤方：

瓜蒂二十个

上剉，以水一升，煮取五合，去滓，顿服。

巩固与练习

一、名词解释

1. 痉病

2. 将息

3. 湿痹

4. 中暍

二、填空题

5. 夫痉脉，按之_____，_____。

6. 太阳病，无汗而小便反少，气上冲胸，_____，_____，_____主之。

7. 湿家之为病，_____。发热，_____也。

8. 太阳病关节疼痛而烦，_____，此名湿痹。湿痹之候，_____，大便反快，但当利其小便。

9. 太阳中热者，_____是也。_____，身热而渴，主之。

三、选择题

（一）A₁型题（单项选择题）

10. 痉病的主要病变部位在（　　）

　　A. 皮　　　　B. 骨　　　　C. 肉　　　　D. 筋脉　　　　E. 血

11. 防己黄芪汤的药物组成是（　　　）

  A. 防己、黄芪、白术、甘草

  B. 防己、黄芪、白术、茯苓、甘草

  C. 防己、黄芪、白术、甘草、生姜、大枣

  D. 防己、黄芪、白术、桂枝、甘草

  E. 防己、黄芪、白术、甘草、麻黄

12. 麻黄杏仁薏苡甘草汤证的病机为（　　　）

  A. 寒湿袭表　　　　　　　　B. 风湿在表

  C. 风湿在表兼表阳虚　　　　D. 风湿表里阳虚

  E. 风湿兼气虚

13. 下列各方中不是治疗湿病的方剂是（　　　）

  A. 麻黄加术汤　　　　　　　B. 麻黄杏仁薏苡甘草汤

  C. 大承气汤　　　　　　　　D. 防己黄芪汤

  E. 桂枝附子汤

14. 太阳中暍，身热而渴者，治用（　　　）

  A. 白虎加人参汤　　　　　　B. 白虎汤

  C. 一物瓜蒂散　　　　　　　D. 麻黄杏仁薏苡甘草汤

  E. 白虎桂枝汤

15. 下列哪一病症不可用下法？（　　　）

  A. 痉病　　B. 宿食　　C. 暍病　　D. 脾约　　E. 阳明腑实

（二）A₂型题（病历摘要最佳选择题）

丁某，男，素体强壮多痰，己巳二月廿二日，晨起感冒，即头痛发热，头痛如劈不能俯，角弓反张，两足痉挛，苔白滑，脉弦迟，瞳神弛纵，项强颈直。

16. 此案属于哪种病症？（　　　）

  A. 柔痉　　　　　　B. 欲作刚痉　　　　　C. 阳明痉

  D. 头中寒湿　　　　E. 寒湿在表

17. 应怎样治疗为宜？（　　　）

  A. 瓜蒂散　　　　　B. 麻黄加术汤　　　　C. 栝楼桂枝汤

  D. 葛根汤　　　　　E. 大承气汤

（三）B₁型题（配伍题）

A. 头中寒湿、寒湿在表、风湿在表

B. 风湿气虚、风湿兼表阳虚（风重）、风湿兼表阳虚（湿重）、风湿并重表里阳虚

C. 麻黄加术汤、麻黄杏仁薏苡甘草汤

D. 防己黄芪汤、甘草附子汤、桂枝附子汤

E. 防己黄芪汤证、甘草附子汤证、桂枝附子汤证

18. 上述所列内容属于湿病中实证的是（　　）

19. 用于治疗湿病中实证的方剂是（　　）

（四）X型题（多项选择题）

20. 痉病的临床特征有（　　）

  A. 身体强直   B. 口噤   C. 恶寒

  D. 角弓反张   E. 脉紧弦

21. 治疗痉病的处方为（　　）

  A. 麻黄汤加术 B. 葛根汤   C. 栝楼桂枝汤

  D. 大承气汤   E. 桂枝附子汤

22. 湿病的禁忌有（　　）

  A. 利小便   B. 火攻   C. 攻下

  D. 大汗   E. 微汗

23. 暍病主要脉症有哪些？（　　）

  A. 发热恶寒   B. 身重疼痛 C. 小便自利

  D. 洒洒然毛耸 E. 脉弦细芤迟

四、问答题

24. 何谓痉病、湿病、暍病？

25. 刚痉和柔痉有何异同？

26. 试述湿病的主症及治疗基本方法。

27. 麻黄加术汤与防己黄芪汤、桂枝附子汤与甘草附子汤治疗湿病有何异同？

五、病案分析题

王某，男，43岁。夏日汗出当风淋雨后恶寒、身重，数月后发热，下

午热甚，咽喉红肿疼痛，无汗，四肢屈伸不利，舌苔白腻，脉濡缓略浮。

此病案属于何种病症？如何治疗？

一、名词解释

1. 痉，《说文解字》曰：强急也。痉病邪在筋脉，是以项背强急、口噤不开，甚至脚弓反张为主要表现的病症。外感内伤都可致痉，但本篇所论是以外感风寒所致者为主，内有津液不足，与温病热盛或津伤引起的痉厥有所不同。

2. 养息、调养的意思，指服药后护理之法。

3. 痹者，闭也。湿痹指湿邪流注关节，闭阻筋脉气血，出现关节疼痛的病症。

4. 即伤暑。临床以发热自汗，烦渴溺赤，少气脉虚为主症，每易兼寒夹湿，形成虚实夹杂之候。

二、填空题：见原文。

三、选择题

（一）A₁型题（单项选择题）

10. D　11. C　12. B　13. C　14. A　15. C

（二）A₂型题（病历摘要最佳选择题）

16. C　17. D

（三）B₁型题（配伍题）

18. A　19. C

（四）X型题（多项选择题）

20. ABDE　21. BCD　22. BCD　23. ABDE

四、问答题（分点答题）

24. 略。

25. 刚痉和柔痉都具有外感表证的一般症状，如发热、头痛等。刚痉、柔痉的主要鉴别点是在痉病症状基础上，无汗、恶寒为刚痉；汗出、不恶寒为柔痉。

26. 发热身重、骨节疼烦为湿病的主症。湿病的治疗主要以解表散邪为法。①发汗（微汗），②利小便。

27. 略。

五、病案分析题

本案属于风湿在表，郁而化热之湿病。治疗应使用麻黄杏仁薏苡甘草汤。

百合狐蜜阴阳毒病脉证治第三

【考点重点点拨】

1. 了解百合、狐蜜、阴阳毒三病的概念及合篇的意义。
2. 熟悉阴阳毒的临床表现及其证治。
3. 掌握百合病、狐蜜病的病因病机和辨证施治。
4. 背诵原文第 5、10、14 条。

一、百合病

（一）脉症与病机

【原文】

论曰：百合病者，百脉一宗①，悉致其病也。意欲食复不能食，常默默，欲卧不能卧，欲行不能行，饮食或有美时，或有不用闻食臭时，如寒无寒，如热无热，口苦，小便赤，诸药不能治，得药则剧吐利，如有神灵者，身形如和，其脉微数。

每溺时头痛者，六十日乃愈；若溺时头不痛，渐然者，四十日愈；若溺快然，但头眩者，二十日愈。其证或未病而预见，或病四五日而出，或病二十日，或一月微见者，各随证治之。(1)

【名词解释】

①百脉一宗：百脉，泛指全身的血脉；宗，本也；百脉一宗谓人体百脉，同出一源；心主血脉肺朝百脉，故百脉皆宗于心肺。

【图解原文】

百合病的临床表现
- 心神不安及饮食行为失调的症状
  - 意欲饮食复不能食
  - 欲卧不能卧，欲行不能行
  - 如寒无寒，如热无热等
- 阴虚内热的症状
  - 口苦
  - 小便赤
  - 脉微数

病因病机治则：心肺阴虚内热
- 热病之后心肺阴液被耗
- 情志郁结化火消铄阴液
随证治之

【考点提示】

百合病的概念和病机。

（二）治疗原则

【原文】

百合病见于阴者，以阳法救之；见于阳者，以阴法救之。见阳攻阴，复发其汗，此为逆，见阴攻阳，乃复下之，此亦为逆。(9)

（三）证治

1. 百合病正治法

【原文】

百合病不经吐、下、发汗，病形如初者，百合地黄汤主之。(5)

百合地黄汤方：

百合七枚，擘　生地黄汁一升

上以水洗百合，渍一宿，当白沫出，去其水，更以泉水二升，煎取一升，去滓，纳地黄汁，煎取一升五合，分温再服。中病①，勿更服。大便当如漆。

【名词解释】

①中病：治疗方法切合病情，服药后病情明显好转。

【图解原文】

百合地黄汤证
（百合病主方）
- 病因病机——心肺阴虚内热
- 治法：养心润肺，益阴清热
- 方解
  - 百合——甘寒，清气分之热
  - 生地黄汁——甘润，泄血分之热
  - 泉水——下热气，利小便
- 煎服法：以泉水煎百合——增强其清热之效
  - 中病勿服——生地黄汁甘寒，多服易伤脾胃
- 服药后观察：大便当如漆——生地汁颜色，当告之患者

【辨治提要】

①辨证要点：神志恍惚，心悸失眠，欲食不能食，欲卧不能卧，欲行不能行，如寒无寒，如热无热，口干苦，小便短赤，脉微数。

②病机：余热或郁热伤津，阴虚内热。

③治法方剂：养心润肺，益阴清热，百合地黄汤。

【临床点睛】

①本方可用于急性热病后期余热未尽、更年期、神经官能症等属于阴虚内热者。

②本方滋润养正，甘淡利邪，与甘麦大枣汤有异曲同工之妙，可合用。

【考点提示】

百合病正治法；百合地黄汤的功效、主症。

2. 百合病救治法

（1）误汗后救治法

【原文】

百合病发汗后者，百合知母汤主之。（2）

百合知母汤方：

百合七枚，擘　知母三两，切

上先以水洗百合，渍一宿，当白沫出，去其水，更以泉水二升，煎取一升，去滓；别以泉水二升煎知母，取一升，去滓，后合和煎，取一升五合，分温再服。

【图解原文】

百合知母汤证
（百合病发汗后）
- 病因病机——汗后阴伤，燥热尤甚
- 以方测证
  - 口渴
  - 烦躁不宁　——阴津更伤，燥热尤甚
  - 脉数
- 治法——补虚清热，养阴润燥。
- 方解
  - 百合——甘寒，润肺清心
  - 知母——苦甘寒，养阴清热，除烦润燥
  - 泉水——下热气，利小便
- 煎服法：以泉水煎百合以泉水煎知母和合再煎　}增强清热生津之效

【辨治提要】

①辨证要点：百合病误汗后，在原有百合病症状基础上，突出表现为口燥渴，烦躁不宁，脉数等。

②病机：阴津更伤，燥热尤甚。

③治法：补虚清热，养阴润燥，百合知母汤。

【难点剖析】

为何百合病误汗后用百合知母汤不用生地黄汁：因误汗后气分热盛明显，故用清气分热之知母，去入血分之生地。

【临床点睛】

本方除用于百合病误汗后变证外，还可用于心肺阴虚热盛之失眠、燥咳、精神失常等病症。

【考点提示】

百合病误汗后救治法；百合知母汤的功效、主症。

（2）误下后救治法

【原文】

百合病下之后者，滑石代赭汤主之。（3）

滑石代赭汤方：

百合七枚，擘　滑石三两，碎，绵裹　代赭石如弹丸大一枚，碎，绵裹上先以水洗百合，渍一宿，当白沫出，去其水，更以泉水二升，煎取一升，去滓；别以泉水二升煎滑石、代赭，取一升，去滓，后合和重煎，取一升五合，分温服。

【图解原文】

滑石代赭
石汤证
（百合病
下之后）

以方
测证 ｛ 病因病机——百合病苦寒攻下后，阴液更伤，胃失和降
小便短涩不利——阴液从大便泄出，阴虚内热加重
恶心呕吐——苦寒伐胃，胃气上逆

治法：养阴清热，利水降逆

方解 ｛ 百合——甘寒，润肺清心
滑石——清热利尿
代赭石——重镇降逆和胃
泉水——下热气，利小便

【辨治提要】

①辨证要点：百合病误下后，在原有百合病症状基础上，突出表现为小便短涩不利，恶心呕吐等。

②病机：阴液更伤，胃失和降。

③治法方剂：养阴清热，利水降逆，滑石代赭石汤。

【临床点睛】

本方可用治热性病退后呕吐、误下致下利呕吐、小便短涩不利者。

【考点提示】

百合病误下后救治法，滑石代赭石汤的功效，主治症候。

（3）误吐后救治法

【原文】

百合病吐之后者，百合鸡子汤主之。（4）

百合鸡子汤方：

百合七枚，擘　鸡子黄一枚

上先以水洗百合，渍一宿，当白沫出，去其水，更以泉水二升，煎取一升，去滓，纳鸡子黄，搅匀，煎五分，温服。

【图解原文】

百合鸡子
黄汤证
（百合病
吐之后）
├ 病因病机——百合病误吐后，心胃阴伤，不能和降
├ 以方测证 ┬ 虚烦不眠、心悸怔忡——阴伤燥热，燥热扰神
│   └ 胃中不和——脾胃阴伤，不能和降
├ 治法——养阴和中，以安脏气
└ 方解 ┬ 百合——甘寒，清心养阴
       ├ 鸡子黄——养阴润燥以兹胃阴
       └ 泉水——下热气，利小便

【辨治提要】

①辨证要点：百合病误吐后，在原有百合病症状基础上，突出表现为虚烦不眠、心悸怔忡，胃中不和等症。

②病机：心胃阴伤，不能和降。

③治法方剂：养阴和中，以安脏气，百合鸡子黄汤。

【临床点睛】

本方可用治热性病退后或久病阴精不足、心胃阴虚者。

【考点提示】

百合病误吐后救治法；百合鸡子黄汤的功效、主症。

3. 百合病变治法

（1）百合病变渴

【原文】

百合病一月不解，变成渴者，百合洗方主之。（6）

百合洗方：

上以百合一升，以水一斗，渍之一宿，以洗身。洗已，食煮饼，勿以盐豉也。

百合病渴不瘥者，栝楼牡蛎散主之。（7）

栝楼牡蛎散方：

栝楼根　牡蛎熬，等分

上为细末，饮服方寸匕，日三服。

【图解原文】

百合病
变渴
{
　病因病机——百合病日久，阴虚内热较甚
　外洗 {
　　外洗治法——清热养阴，润燥止渴
　　百合洗方——皮毛与肺相合，清热生津补液
　　调护——"食煮饼"是益胃气以生津，"勿以盐
　　　　　豉"是避免伤津
　}
　内服（如外洗药力不够，则加用栝楼牡蛎散内服）
　治法方剂——益阴潜阳，润燥止渴。栝蒌牡蛎散
　方解 {
　　栝蒌根——清肺胃之热以生津止渴
　　牡蛎——咸寒镇潜，引热下行
　}
}

【辨治提要】

①辨证要点：在原有百合病症状基础上，突出表现为口渴。

②病机：百合病日久，阴虚内热较甚。

③治法方剂 {
清热养阴，润燥止渴：百合洗方
益阴潜阳，润燥止渴：栝楼牡蛎散
}

【临床点睛】

①百合洗方外洗，"洗外治内"，特别适用于服药困难的患者，如婴儿、病重年老患者等。

②饮食宜忌在临床具有重要意义。

【考点提示】

百合病变渴，轻者用百合洗方，重者用栝楼牡蛎散。

（2）百合病变发热

【原文】

百合病变发热者，百合滑石散主之。（8）

百合滑石散方：

百合一两，炙　滑石三两

上为散，饮服方寸匕，日三服。当微利①者，止服，热则除。

【名词解释】

①微利：小便通利，尿量适度。

【图解原文】

百合病变发热
- 病因病机——百合病水热互结下焦，阴虚内热
- 以方测证
  - 发热
  - 小便短赤
  - 心烦口干苦
  }——阴虚内热，下焦湿热
- 治法方剂——滋阴润肺，清热利尿，百合滑石散
- 方解
  - 百合——甘寒，润肺清心
  - 滑石——清热利尿
- 服药后：微利，止服——小便利，热除，停药

【辨治提要】

①辨证要点：在原有百合病症状基础上，突出表现为发热，小便短赤等。

②病机：水热互结下焦，阴虚内热。

③治法：滋阴润肺，清热利尿。

【临床点睛】

本方与猪苓散相似，阴虚下焦湿热，见发热、小便短赤、心烦口干苦者。

【考点提示】

百合病变发热的主症、主方。

二、狐䘌病

（一）临床表现及内服方

【原文】

狐䘌之为病，状如伤寒，默默欲眠，目不得闭，卧起不安，蚀于喉为䘌，蚀于阴为狐，不欲饮食，恶闻食臭，其面目乍赤[①]、乍黑、乍白。蚀于上部则声嗄[②]，甘草泻心汤主之。（10）

甘草泻心汤方：

甘草四两　黄芩　人参　干姜各三两　黄连一两　大枣十二枚　半夏半升

上七味，水一斗，煮取六升，去滓，再煎，温服一升，日三服。

【名词解释】

①乍赤、乍黑、乍白：乍，忽然之意。指病人的面部和眼睛颜色一会儿变红，一会儿变黑，一会儿变白，变幻不定。

②声喝（yè 夜）：说话声音嘶哑。

【图解原文】

```
                 ┌ 病因──湿热毒邪
                 │       ┌ 状如伤寒（即发热恶寒等）──正邪相争
                 │       │ 默默欲眠，目不得闭，卧起不安──湿热扰心
甘草             │ 症状 │ 不欲饮食，恶闻食臭──湿热扰胃
泻心             │ 分析 │ 面目乍赤、乍黑、乍白──湿热阻滞气机，气血逆乱
汤证             │       │ 蚀于喉为惑，蚀于上部则声喝──湿热毒邪上蚀咽喉
（狐             │       └ 蚀于阴为狐──湿热毒邪下蚀前后二阴
𧏾病             │ 治法──清热解毒、辛开苦降、和中化湿
主方）          │       ┌ 甘草──甘平，清热解毒，健脾益气
                 │       │ 黄芩、黄连──苦寒，清热燥湿解毒
                 │ 方解 │ 干姜、半夏──辛温，辛温开结，燥湿化痰
                 │       │ 人参、大枣──甘温，补脾和胃，绝其生湿之源
                 └       └ 煎法：去滓，再煎──因其寒热并用，再煎以和合药性
```

【辨治提要】

①辨证要点：口腔、咽喉、前后二阴溃疡。伴有默默欲眠，目不得闭，卧起不安，不欲饮食，恶闻食臭等。

②病机：湿热毒邪内盛。

③治法方剂：清热解毒、辛开苦降、和中化湿，甘草泻心汤。

【难点剖析】

①状如伤寒却不解表：湿热在内，正邪相争导致气血不调、营卫不和也可出现发热恶寒。

【临床点睛】

①狐𧏾病与西医学之白塞综合征相似，用本方常获良效。

②本方加减临床广泛用于治疗湿热毒邪所致的口腔溃疡、痤疮、各

种胃肠疾病等。

③本方特点是重用生甘草，常用15g，甚至可用到30～40g。

④虽是热证，干姜、半夏等热性药也需用，因为湿邪非温不化，但配伍、剂量需因人而异。

【考点提示】

①狐惑病的症状、病机、治法。

②甘草泻心汤的配伍特点、病案应用。

（二）外治法

【原文】

蚀于下部则咽干，苦参汤洗之。（11）

苦参汤方：

苦参一升

以水一斗，煎取七升，去滓，熏洗，日三服。

蚀于肛者，雄黄熏之。（12）

雄黄

上一味为末，筒瓦二枚合之，烧，向肛熏之。

【图解原文】

外治法 { 病机——湿热邪毒，随经下注，蚀于前后阴

治法方药——解毒、杀 苦参汤 { 前阴：外洗

虫、燥湿 雄黄 { 后阴：外熏

加减——二外用方均应配合甘草泻心汤内服才能发挥最佳疗效

（三）狐惑酿脓证治

【原文】

病者脉数，无热，微烦，默默但欲卧，汗出，初得之三四日，目赤如鸠眼；七八日，目四眦黑。若能食者，脓已成也，赤豆当归散主之。（13）

赤豆当归散方：

赤小豆三升，浸令芽出，曝干　当归三两

上二味，杵为散，浆水①服方寸匕，日三服。

【名词解释】

①浆水：浆，酢也，《本草纲目》称浆水又名酸浆。嘉谟云："浆，醋也，炊粟米熟，投冷水中，浸五六日，味酸，生白花，色类浆，故名。"

【图解原文】

赤豆当归散证

病因病机——湿热酿脓

症状分析
- 脉数、微烦、默默但欲卧——里热盛之象
- 无热汗出——病不在表，血分有热
- 目赤如鸠眼——血中有热，蓄热不解，即将成脓
- 目四眦黑——火热过甚，腐败气血，脓已酿成

治法——清热利湿，行瘀排脓

方解
- 赤小豆——渗湿清热，解毒排脓
- 当归——祛瘀生新
- 浆水——增强清热解毒作用

【辨治提要】

①辨证要点：目赤如鸠眼，目四眦黑，伴心烦，默默但欲卧。

②病机：湿热酿脓。

③治法方剂：清热利湿，行瘀排脓，赤豆当归散。

【临床点睛】

此方药食两用，实为清热利湿、和血解毒的绝妙药膳。

【考点提示】

狐蜜酿脓的症状、病机、治法、方药。

三、阴阳毒病

【原文】

阳毒之为病，面赤斑斑如锦纹，咽喉痛，唾脓血。五日可治，七日不可治，升麻鳖甲汤主之。（14）

阴毒之为病，面目青，身痛如被杖①，咽喉痛。五日可治，七日不可治，升麻鳖甲汤去雄黄、蜀椒主之。（15）

升麻鳖甲汤方：

升麻二两　当归一两　蜀椒炒去汗,一两　甘草二两　鳖甲手指大一片,
炙　雄黄半两,研

上六味,以水四升,煮取一升,顿服之,老小再服,取汗。

【名词解释】

①身痛如被杖：杖,泛指棍；杖刑,古代一种用荆条、大竹板或棍棒拷打臀、腿或背的刑罚。句意为身体疼痛,如同受过杖刑一样疼痛难忍。

【图解原文】

阴阳毒
- 病因病机——疫毒入侵阳络（阳毒）、阴络（阴毒）
- 症状分析
  - 阳毒
    - 面赤斑斑如锦纹——热毒壅盛于血分
    - 咽喉痛——热毒灼伤咽喉
    - 吐脓血——热盛肉腐,肉腐成脓
  - 阴毒
    - 面目青——疫毒致瘀血凝滞阻塞,现于面部
    - 身痛如被杖——经脉阻塞,血流不畅
    - 咽喉痛——疫毒壅结咽喉
- 治法方剂
  - 阳毒：清热解毒,活血散瘀；升麻鳖甲汤
  - 阴毒：解毒散瘀；升麻鳖甲汤去雄黄、蜀椒
- 方解
  - 生甘草、升麻——清热解毒
  - 鳖甲、当归——滋阴散血
  - 雄黄、蜀椒——解毒,以阳从阳欲其速散

【辨治提要】

①辨证要点：面赤斑斑如锦纹,咽喉痛,吐脓血,身痛如被杖。

②病机：疫毒入侵阳络（阳毒）、阴络（阴毒）。

③治法方剂：阳毒——清热解毒,活血散瘀,升麻鳖甲汤
　　　　　　阴毒——解毒散瘀,升麻鳖甲汤去雄黄、蜀椒。

【难点剖析】

为何阳毒反用雄黄、蜀椒,而阴毒却不用：阴阳在此不作寒热解,作病位深浅解,阳毒病邪在阳络,病位较浅,以阳从阳欲其速散。

【临床点睛】

①阴阳毒与西医学之系统性红斑狼疮相似，用本方常获良效。

②本方加减可治疗猩红热、红斑狼疮、紫癜等属热毒血瘀者。

【考点提示】

阴阳毒的症状、病机、治法、方药。

巩固与练习

一、名词解释

1. 百脉一宗　2. 蚀于阴　3. 阴阳毒

二、填空题

4. 百合病，不经吐、下、发汗，病形＿＿＿＿＿者，百合汤地黄主之。

5. 百合病见于阴者，以＿＿＿＿＿法救之；见于阳者，以＿＿＿＿＿法救之。

6. 狐惑之为病，状如伤寒，＿＿＿＿＿，目不得闭，＿＿＿＿＿，蚀于为惑，蚀于为狐，不欲饮食，恶闻食臭，其面色乍赤、乍黑、乍白。蚀于上部则声喝，主之。

7. 蚀于下部则咽干，＿＿＿＿＿洗之。蚀于肛者，＿＿＿＿＿熏之。

8. 阳毒之为病，＿＿＿＿＿，＿＿＿＿＿，＿＿＿＿＿唾脓血。五日可治，七日不可治，主之。

9. 阴毒之为病，＿＿＿＿＿，＿＿＿＿＿，咽喉痛。五日可治，七日不可治，主之。

三、选择题

（一）A₁型题（单项选择题）

10. 百合病的病位在（　　）

　　A. 心　　　　B. 胸膈　　　C. 心肺　　　D. 心肾　　　E. 肺肾

11. 百合病的病机是（　　）

　　A. 肝肾阴虚　　　　　B. 阴虚火旺　　　　C. 肺肾阴虚

　　D. 心肺阴虚内热　　　E. 心肾阴虚

12. 百合病误吐后，治宜（　　　）

　　A. 百合知母汤　　　B. 滑石代赭汤　　　C. 百合鸡子汤

　　D. 百合滑石散　　　E. 百合地黄汤

13. 下列哪味药物需要"水洗，渍一宿，当白沫出"？（　　　）

　　A. 赤小豆　　B. 杏仁　　C. 百合　　D. 地黄　　E. 栝楼

14. 以下哪种药物须"浸令芽出，曝干"后，方可入药（　　　）

　　A. 赤小豆　　B. 杏仁　　C. 百合　　D. 地黄

15. 阳毒的病因是（　　　）

　　A. 疫毒　　B. 虚寒　　C. 湿热　　D. 阴虚内热　　E. 血热

16. 阴毒的主症是（　　　）

　　A. 面目乍赤、乍黑、乍白

　　B. 唾脓血

　　C. 面赤斑斑如锦文

　　D. 面目青，身痛如被杖，咽喉痛

　　E. 口苦，小便赤

（二）A₂型题（病历摘要最佳选择题）

　　陈某，女，17 岁。不明原因发热、咽痛近 1 周。现出现口腔溃疡，面部及两颧部红斑，状如蝴蝶，胸背部也有红斑常现，舌红苔薄白，脉细数。

17. 此病例属于哪种病症？（　　　）

　　A. 阴阳毒　　B. 阴毒　　C. 阳毒　　D. 狐惑病　　E. 百合病

18. 用何方对此患者进行治疗？（　　　）

　　A. 升麻鳖甲汤　　　　B. 升麻鳖甲汤去雄黄、蜀椒

　　C. 甘草泻心汤　　　　D. 赤小豆当归散

　　E. 苦参汤

（三）B₁型题（配伍题）

　　A. 津液耗伤，内热加重，损伤胃气，可见小便短赤，呕吐呃逆等症。

　　B. 心肺阴虚内热，神志失常；阴虚水热互结，可见发热，小便短涩不利。

　　C. 阴血不足，神志恍惚，行、卧不能，饮食失调，寒热皆见，形如常人。阴虚生内热，出现口苦、小便短赤、脉微数等。

D. 经久变渴，久治不愈，阴虚内热较甚，出现口渴。

E. 肺胃和降被扰，而见虚烦不眠、胃中不合。

19. 百合病的主要症状是（　　　）

20. 百合滑石散治疗的证候是（　　　）

（四）X型题（多项选择题）

21. 百合病的临床表现为（　　　）

    A. 身形如和　　　　　B. 心神不安　　　　　C. 饮食失调

    D. 肠热化痛　　　　　E. 口苦尿赤，脉微数

22. 百合病总的治疗原则为（　　　）

    A. 见阳攻阴　　　　　　　　B. 见于阳者，以阴法救之

    C. 见阴攻阳　　　　　　　　D. 见于阴者，以阳法救之

    E. 阴阳并治

23. 《金匮要略》中具有精神恍惚、捉摸不定的表现的病症有（　　　）

    A. 百合病　　　　　　B. 阴阳毒　　　　　　C. 柔痉

    D. 脏躁　　　　　　　E. 奔豚气

24. 狐惑病蚀于下宜用（　　　）

    A. 甘草泻心汤　　　　B. 苦参汤　　　　　　C. 升麻鳖甲汤

    D. 赤小豆当归散　　　E. 雄黄熏法

四、问答题

25. 请解释：见阳攻阴，复发其汗，此为逆，见阴攻阳，乃复下之，此亦为逆。

26. 试从"百合一宗，悉致其病"论述百合病的主要病机。

27. 百合病临床表现有何特点，主方是什么？

28. 狐蟊病临床上有何特征，应该怎样治疗？

29. 甘草泻心汤由哪些药物组成，君药是什么？

30. 升麻鳖甲汤由哪些药物组成，其功效、适应证？

五、病案分析题

陆某某，女，35岁，农民。1972年2月14日初诊。生育过多，子宫脱垂，月经如崩已久，皮肤青紫块，面色灰青，时作咽痛，龈血鼻衄，身软肢酸，脉弱舌淡。宜先益血（当地医院诊断为血小板减少性紫

癥，血小板 50×10^9 g/L 以下）。处方：升麻 3g，炙鳖甲 30g，炒当归 9g，甘草 4.5g，地黄 30g，玄参 15g，黄芪 9g，仙鹤草 30g，艾叶 3g，赤白芍各 6g，炒阿胶珠 12g，归脾丸 60g（包煎）。7 剂。

3 月 18 日复诊：上方服 7 剂后，月经来时量较前为少，又续服 7 剂，咽痛、衄血已解，宫脱亦减轻，自感"有气力得多"，脉平，舌色转正，以丸剂缓进，以期巩固，黑归脾丸 1000g（每日服 3 次，每次 12g），十灰丸 500g（每日临睡前服 9g）连服 2 个月。（摘自《金匮要略新解》第 32 页）

31. 此案诊断为什么病症？以何方医治？

32. 此案为什么初诊和复诊所用的方剂不同？

一、名词解释

1. 百合病是一种心肺阴虚内热的疾病。心主血脉，肺主治节而朝百脉，故心肺正常，则气血调和而百脉皆得其养。如心肺一病，则百脉皆病，所以"百脉一宗"之"宗"，实际上是指心肺。

2. 蚀，读作"shì"，虫蛀之谓，这里指腐蚀之义；阴，指生殖器、肛门前后二阴。

3. 阴阳毒为病症名，是与感染疫毒有关的病症，根据症状的明显与隐晦分为阳毒、阴毒。阳毒以免赤斑斑如锦文，咽喉痛，唾脓血为特征；阴毒以面目青，身痛如被杖，咽喉痛为特征。

二、填空题：见原文。

三、选择题

（一）A_1 型题（单项选择题）

10. C　11. D　12. C　13. C　14. A　15. A　16. D

（二）A_2 型题（病历摘要最佳选择题）

17. C　18. A

（三）B_1 型题（配伍题）

19. C　20. B

（四）X 型题（多项选择题）

21. ABCE   22. BD   23. AD   24. ABE。

四、问答题

25. 若病见于阳，不予养阴以配阳，而反攻其阴，则阴更伤，复发其汗，并伤其阳，是错误的；若病见于阴，不予扶阳以和阴，而反攻其阳，则阳更伤，乃复下之，并伤其阴，也同样是错误的。

26～30. 答案见原文。

五、病案分析题

31. 本案属于阴阳毒之阴毒，并有中气下陷，故用升麻鳖甲汤去雄黄、蜀椒加益气养血固脱之品治疗。

32. 根据"急则治标，缓则治本"的原则，初诊以解毒益气养血为主，诸症好转后，则益气养血为主以培本固脱。因此初诊和复诊所使用的方剂有所不同。

疟病脉证并治第四

【考点重点点拨】

1. 了解疟病的主脉与基本治则。

2. 熟悉牝疟的证治。

一、脉象与基本治法

【原文】

师曰：疟脉自弦，弦数者多热，弦迟者多寒，弦小紧者下之瘥，弦迟者可温之，弦紧者可发汗、针灸也。浮大者可吐之，弦数者风发[①]也，以饮食消息止之[②]。（1）

【名词解释】

①风发：风，泛指邪气。风发指感受风邪而发热。

②饮食消息止之：指适当的饮食调理。

【表解原文】

①疟病是感受疟邪引起的疾病，证候以往来寒热，发作有时为其特征。

②病位在半表半里，归属少阳，故疟病以弦脉为主脉。

③根据感邪轻重，病位深浅，病人体质不同，弦脉可伴见相兼脉，如下表。

疟病主脉、相兼脉、病性（位）与基本治则归纳表

主脉	相兼脉	病性（位）	治则	
弦	迟	偏里偏寒	温	饮食调养
	数	偏里偏热	清	
	小紧	偏下兼食滞	下	
	紧	偏表偏寒	发汗针灸	
	浮大	偏上	吐	

【考点提示】

疟病的主脉：主脉为弦脉，基本原则是据脉辨治。

二、证治

（一）疟母

【原文】

病疟，以月一日发，当以十五日愈；设不瘥，当月尽解；如其不瘥，当云何？师曰：此结为癥瘕①，名曰疟母②，急治之，宜鳖甲煎丸。(2)

鳖甲煎丸方：

鳖甲十二分，炙　乌扇三分，烧　黄芩三分　柴胡六分　鼠妇三分，熬　干姜三分　大黄三分　芍药五分　桂枝三分　葶苈一分，熬　石韦三分，去毛　厚朴三分　牡丹五分，去心　瞿麦二分　紫葳三分　半夏一分　人参一分　䗪虫五分，熬　阿胶三分，炙　蜂窠四分，熬　赤硝十二分　蜣螂六分，熬　桃仁二分

上二十三味为末，取煅灶下灰一斗，清酒一斛五斗，浸灰，候酒尽一半，着鳖甲于中，煮令泛烂如胶漆，绞取汁，纳诸药，煎为丸，如梧子大，空心服七丸，日三服。

【名词解释】

①癥瘕：腹中有积聚痞块的统称。癥指腹中有结块，坚硬不移；瘕言腹中痞块，时聚时散。

②疟母：疟病久而不愈，邪气与痰血结于胁下而形成癥块的一种病症。

【图解原文】

疟母
证治
├─ 病因病机——感受疟邪，疟邪假血依痰聚结成痞块
├─ 治法——寒热并用，攻补兼施，行气化痰，除痰消癥
└─ 方解
　├─ 鳖甲、牡蛎、灶灰——软坚散结消癥，祛瘀消积
　├─ 大黄、赤硝、桃仁、蜣螂、䗪虫、鼠妇（地虱）、蜂窠、丹皮、紫葳（凌霄花）——祛瘀凉血
　├─ 乌扇（射干）、葶苈子、石韦、瞿麦——利水道，清湿热
　├─ 柴胡、黄芩、桂枝、干姜、半夏、厚朴——理气机，调寒热
　└─ 人参、阿胶、芍药——补气养血

【辨治提要】

①辨证要点：疟母、癥瘕，结于胁下，按之有块，推之不移，饮食减少，肌肉消瘦，腹中疼痛，或时有寒热，脉弦。

②病机：感受疟邪，疟邪假血依痰聚结成痞块。

③治法方剂：寒热并用，攻补兼施，行气化瘀，除痰消癥，鳖甲煎丸。

【临床点睛】

本方除治疗疟母外，还运用于慢性肝炎、血吸虫病、黑热病所致的肝脾肿大及其他瘀血证，如癌瘤、卵巢囊肿等属正虚邪实者。

【考点提示】

疟母的治法、主方。

(二) 瘅疟

【原文】

师曰：阴气孤绝，阳气独发，则热而少气烦冤①，手足热而欲呕，名曰瘅疟②。若但热不寒者，邪气内藏于心，外舍分肉之间，令人消铄肌肉。(3)

【名词解释】

①烦冤：烦闷不舒、难以言状。

②瘅疟：瘅，热也。瘅疟是阳热炽盛，表现为但热不寒的疟病。

(三) 温疟

【原文】

温疟者，其脉如平，身无寒但热，骨节疼烦，时呕，白虎加桂枝汤主之。(4)

白虎加桂枝汤方：

知母六两　甘草二两，炙　石膏一斤　粳米二合　桂枝去皮，三两

上剉，每五钱，水一盏半，煎至八分，去滓，温服，汗出愈。

【图解原文】

温疟证治 {
病因病机——里热炽盛，表有寒邪
症状分析 {
身无寒但热——里热盛，热多寒少
时呕——邪热犯胃
骨节疼烦——表有寒
}
治法方剂——清里热，祛表寒，通经络。白虎加桂枝汤
方解 {
白虎汤——清里热
桂枝——祛表寒，通经络
}
}

【辨治提要】

①辨证要点：发热不恶寒，热多寒少，汗出，口渴，骨节疼烦，时有呕恶。

②病机：里热炽盛，表有寒邪。

③治法方剂：清里热，祛表寒，通经络，白虎加桂枝汤。

(四) 牝疟

【原文】

疟多寒者，名曰牝疟，蜀漆散主之。(5)

蜀漆散方：

蜀漆烧去腥　云母烧二日夜　龙骨等份

上三味，杵为散，未发前，以浆水服半钱。温疟加蜀漆半分，临发时，服一钱匕。

【图解原文】

牝疟证治 {
病因病机——素体阳虚，复因疟邪痰阻
特征——寒多热少
治法——祛痰通阳截疟
方解 {
蜀漆——即常山之苗，祛痰截疟为主药
云母、龙骨——助阳扶正，镇逆安神
}
}

【辨治提要】

①辨证要点：疟疾，寒多热少，无汗等。

②病机：素体阳虚，复因疟邪痰阻。

③治法方剂：祛痰通阳截疟，蜀漆散。

【临床点睛】

注意服药时间，治疟药一般在疟疾发作前 2 小时服用。

巩固与练习

一、选择题

（一）A1 型题（单项选择题）

1. 疟病，宜用温法的脉象是（　　）

　　A. 浮大　　　B. 弦小紧　　　C. 弦数　　　D. 弦迟

2. 但热不寒的热型见于（　　）

　　A. 温疟　　　B. 瘅疟　　　C. 牝疟　　　D. 疟母

3. 温疟的热型是（　　）

　　A. 但热不寒　　B. 但寒不热　　C. 寒多热少　　D. 热多寒少

4. 鳖甲煎丸治疗疟母，最佳的服用时间是（　　）

　　A. 食后服　　B. 空腹服　　C. 临睡服　　D. 平旦服

5. 吞服蜀漆散宜用（　　）

　　A. 白酒　　　B. 米汤　　　C. 苦酒　　　D. 浆水

（二）A2 型题（病历摘要最佳选择题）

6. 胡某，女，51 岁。3 个月前，突发高热寒战，经用西药消炎退热，寒热减轻，热型转为间日而发，再用中药截疟方药，寒热退尽，惟面色萎黄，四肢乏力，精神不振；近因劳倦，微热又起，胁下痞硬，触诊见肝脾肿大，按之质偏硬，轻度触痛，脉细涩，舌质暗滞，苔薄腻。治疗用（　　）

　　A. 白虎加桂枝汤　　　　　B. 蜀漆散

　　C. 鳖甲煎丸　　　　　　　D. 柴胡疏肝散

　　E. 牡蛎汤

（三）B1 型题（配伍题）

A. 温之　　　　　　　　　B. 吐之

C. 发汗，针灸　　　　　　D. 清之

E. 下之

7. 疟病，脉弦紧者，可（   ）

8. 疟病，脉浮大者，可（   ）

（四）X 型题（多项选择题）

9. 鳖甲煎丸的组方特点和功效是（   ）

    A. 寒热并用   B. 通阳截疟

    C. 攻补兼施   D. 行气化瘀

    E. 除痰消癥

10. 蜀漆用治疟疾易致呕吐，预防方法有（   ）

    A. 饭后服   B. 饭前服

    C. 煎前酒炒   D. 配伍半夏

    E. 控制用量

11. 属于温疟症状表现的是（   ）

    A. 手足热   B. 时呕

    C. 欲呕   D. 骨节疼烦

    E. 其脉如平

二、名词解释

12. 烦冤   13. 其脉如平

三、填空题

14. _____，_____，蜀漆散主之。

四、问答题

15. 瘅疟与温疟在病机、症状、治疗上有何不同？

参考答案

一、单项选择题

（一）1. D   2. B   3. D   4. B   5. D

（二）6. C

（三）7. C   8. B

（四）9. ACDE   10. CDE   11. BDE

三、名词解释

12. 烦冤谓烦闷不适，难以言状的样子。

13. 其脉如平指脉象不弦，与正常人的平脉差不多。也有的认为其脉如平是指处在疟病的缓解期而言。

四、填空题：见原文。

五、问答题

15. 从病机、症状、治法、方药四个方面回答。

瘅疟的病机为内外热炽，阳盛阴亏，临床症状可见：只寒不热，热而少气烦冤，手足热而欲呕，身体消瘦，治宜清热生津，后人认为可用白虎加人参汤治疗。

温疟病机为内热外寒，症状为热多寒少，时时欲呕，骨节烦疼，脉象弦数，当以清热解表为治，方用白虎加桂枝汤。

中风历节病脉证并治第五

【考点重点点拨】

1. 了解中风与历节合篇的意义。
2. 熟悉中风、历节的病因病机，中风与痹证的区别。
3. 掌握中风在络、经、腑、脏的不同见症，历节的证治。
4. 背诵原文第2、8、10条。

一、中风病

（一）脉症与鉴别

【原文】

夫风之为病，当半身不遂①；或但臂不遂者，此为痹②。脉微而数，中风使然。（1）

【名词解释】

①半身不遂：病人的左侧或右侧肢体不能随意运动。

②痹：痹者，闭也，指风寒湿侵犯人体，使经络气血闭阻不通，出现关节肌肉疼痛，肢体活动不利的病证。

【表解原文】

①中风病主症——半身不遂，脉微而数。

②脉微——正虚，脉数——邪实，说明中风的病机是正虚邪实。

③中风与痹证的鉴别，见下表。

中风与痹证鉴别表

病名	病因病机	临床表现
中风	气血不足，外邪诱发，由经络而入于脏腑（正虚为主）	半身不遂，口眼歪斜，甚则神志不清，脉微而数
痹证	风寒湿杂至，留着于肌肉或筋骨之间（邪实为主）	但臂不遂，关节肌肉疼痛，神志清楚，脉涩

【考点提示】

①中风的脉象。

②中风与痹证的鉴别。

(二) 成因与辨证

【原文】

寸口脉浮而紧，紧则为寒，浮则为虚，寒虚相搏，邪在皮肤；<u>浮者血虚，络脉空虚，贼邪不泻</u>①，或左或右，邪气反缓，正气即急，正气引邪，<u>㖞僻不遂</u>②。邪在于络，肌肤不仁；邪在于经，即重不胜；邪入于腑，即不识人；邪入于脏，舌即难言，口吐涎。(2)

【名词解释】

①贼邪不泻：贼邪，即虚邪贼风之意，统指外邪；泻，外出，此句意为外邪侵入人体后留滞不出。

②㖞僻不遂：口眼歪斜，不能随意运动。

【图解原文】

①中风的病机

寸口脉浮而紧 $\left\{\begin{array}{l}\text{浮因正气虚，浮而无力}\\\text{紧则为表寒}\end{array}\right\}$ 内虚邪中，正虚邪实

②口眼歪斜，半身不遂的机制

病侧——气血瘀滞——肢体口眼

废而不用，弛缓状态 $\left.\begin{array}{l}\\\\\end{array}\right\}$ 邪气反缓，正气即急

无病的一侧络脉气血运行正常，$\left.\begin{array}{l}\\\end{array}\right\}$ 正气引邪，㖞僻不遂

相对表现为紧张状态

③中风在经、络、腑、脏的不同见症

病位分证 $\left\{\begin{array}{l}\text{邪中于络——肌肤不仁（营气不能畅行于肌表）}\\\text{邪中于经——肢体沉重（气血不能运行于肢体）}\\\text{邪入于腑——昏不识人（浊气蒙闭清窍）}\\\text{邪入于脏——不能言语，口吐涎（心窍闭阻）}\end{array}\right.$

【考点提示】

①中风口眼歪斜在头面部的表现特点：病侧呈迟缓状态，健侧呈紧张状态。

②中风在络、经、腑、脏的不同见症。

【临床点睛】

中风的四种分型对辨别病位深浅，判断病情轻重及预后具有重要意义。P44

【原文】

寸口脉迟而缓，迟则为寒，缓则为虚，荣缓则为亡血①，卫缓则为中风。邪气中经，则身痒而瘾疹②。心气不足③，邪气入中④，则胸满而短气。（3）

【名词解释】

①亡血：亡是亡失，血是营血。

②瘾疹：即风疹块等一类疾患，因风湿郁于肌表所引起。又可解释为时发时止的皮疹。

③心气不足：心之气血不足。

④入中：风邪内入，伤中心肺。

二、历节病

（一）病因病机

1. 肝肾不足，水湿内侵

【原文】

寸口脉沉而弱，沉即主骨，弱即主筋，沉即为肾，弱即为肝。汗出入水中，如水伤心，历节黄汗出，故曰历节。（4）

2. 阴血不足，风邪外袭

【原文】

少阴脉浮而弱，弱则血不足，浮则为风，风血相搏，即疼痛如掣。（6）

3. 气虚湿盛，汗出当风

【原文】

盛人脉涩小，短气自汗出，历节疼不可屈伸，此皆饮酒汗出当风所

致。(6)

4. 过食酸咸，内伤肝肾
【原文】

味酸则伤筋，筋伤则缓，名曰泄；咸则伤骨，骨伤则痿，名曰枯；枯泄相搏，名曰断泄。荣气不通，卫不独行，荣卫俱微，三焦无所御，四属断绝，身体羸瘦，独足肿大。黄汗出，胫冷。假令发热，便为历节也。(9)

5. 胃有蕴热，复感风湿
【原文】

趺阳脉浮而滑，滑则谷气实，浮则汗自出。(5)

【图解原文】

```
                          ┌沉——主骨——为肾
          肝肾不足┌脉象——寸口脉┤              (4)
                 │        └弱——主筋——为肝
          水湿入侵└症状——历节痛，局部黄汗出

                          ┌浮——为风
          阴血不足┌脉象——少阴脉┤          (6)
                 │        └弱——血不足
          风邪外袭└症状——历节，疼痛如掣

   成因与       气虚湿盛┌脉象——脉涩小
   脉症────────┤        │症状——盛人，短气，自汗出，历节疼痛(7)
                 汗出当风└        不可屈伸

          过食酸咸
          内伤肝肾  症状——筋骨痿软不用，身体羸瘦，独足肿大(9)

                          ┌浮——风
          胃有蕴热┌脉象——趺阳脉┤         (5)
                 │        └滑——胃热盛
          复感风湿└症状——汗自出
```

（二）证治

1. 风湿历节
【原文】

诸肢节疼痛，身体尪羸①，脚肿如脱②，头眩短气，温温欲吐，桂枝芍药知母汤主之。(8)

桂枝芍药知母汤方:

桂枝四两　芍药三两　甘草二两　麻黄二两　生姜五两　白术五两　知母四两　防风四两　附子二枚,炮

上九味,以水七升,煮取二升,温服七合,日三服。

【名词解释】

①身体尪羸:关节肿大,身体瘦弱。

②脚肿如脱:两脚肿胀,似乎和身体要脱离一样。

【图解原文】

桂枝芍药知母汤证
- 病因病机——风湿侵袭,化热伤阴
- 症状分析
  - 关节疼痛——风湿流注于筋脉关节,气血不畅
  - 身体尪羸——病久正气日衰,邪气日盛
  - 脚肿如脱——湿无出路,渐次化热伤阴,流注下肢关节
  - 头眩短气——风与湿邪上犯,清阳不升
  - 呕恶——湿热扰胃,胃失和降
- 治法——祛风除湿,温经散寒,佐以滋阴清热。
- 方解
  - 桂枝、附子——通阳宣痹,温经散寒
  - 麻黄、防风——祛风而温散表湿
  - 白术、附子——助阳除湿
  - 知母、芍药——益阴清热
  - 甘草——和胃调中

【辨治提要】

①辨证要点:身体消瘦,关节疼痛、肿大或变形,关节局部有红肿或发热,口干。

②病机:风湿侵袭,化热伤阴。

③治法方剂:祛风除湿,温经散寒,佐以滋阴清热,桂枝芍药知母汤。

【临床点睛】

本方用于感受风湿、化热伤阴之痹证。

【考点提示】

风湿历节的治法、方药。

2. 寒湿历节

【原文】

病历节，不可屈伸，疼痛，乌头汤主之。(10)

乌头汤方：治脚气疼痛，不可屈伸。

麻黄　芍药　黄芪各三两　甘草三两，炙　川乌五枚，㕮咀，以蜜二升，煎取一升，即出乌头

上五味㕮咀四味，以水三升，煮取一升，去滓，纳蜜煎中，更煎之，服七合。不知，尽服之。

【图解原文】

<pre>
          ┌病因病机——寒湿邪气，痹阻关节
          │症状分析——疼痛不可屈伸——寒性收引凝滞，寒湿痹阻关节
          │治法——温经散寒，除湿宣痹。
  乌头   │   ┌乌头——温经散寒、除湿止痛
  汤证 ┤   │   │麻黄——宣散透表，以祛寒湿
          │方解┤芍药——宣痹行血，缓急止痛
          │   │黄芪——益气固卫，制麻黄过散之性
          │   └白蜜——甘缓，解乌头之毒
          └煎服法：用白蜜煎川乌
</pre>

【辨治提要】

①辨证要点：关节疼痛剧烈，痛不可触，关节不可屈伸，畏寒喜热。

②病机：寒湿邪气，痹阻关节。

③治法方剂：温经散寒，除湿宣痹，方用乌头汤。

【临床点睛】

①本方可治疗各种关节炎、肩关节周围炎、三叉神经痛、腰椎骨质增生等属寒湿痹阻者。

②川乌配麻黄，温经散寒，化湿止痛，是临床治疗寒湿痹阻的常用配伍。

③方证比较见下表。

风湿历节与寒湿历节鉴别表

证型	病机	症状	治法	主方
风湿历节	风寒湿痹阻日久，渐次化热伤阴	诸肢节疼痛，身体瘦弱，脚肿如脱，头眩短气，温温欲吐	祛风利湿温经散寒清热养阴	桂枝芍药知母汤
寒湿历节	寒湿痹阻	关节剧痛，痛处不移，不可屈伸	温经散寒除湿宣痹	乌头汤

【考点提示】

寒湿历节的症状、病机、治法、方药。

巩固与练习

一、选择题

（一）A1 型题（单项选择题）

1. 痹证的表现有别于中风，痹证的特点是（   ）

    A. 半身不遂   B. 但臂不遂

    C. 昏迷不醒   D. 喎僻不遂

2. 历节病之黄汗见于（   ）

    A. 头部   B. 关节   C. 半身   D. 全身

3. 桂枝芍药知母汤与乌头汤的共有药物是（   ）

    A. 附子、乌头、甘草   B. 桂枝、芍药、乌头

    C. 麻黄、芍药、甘草   D. 黄芪、麻黄、白术

4. 桂枝芍药知母汤煎服法是以水七升，煮取二升，温服七合（   ）

    A. 顿服   B. 日二服

    C. 日三服   D. 日四服

（二）A2 型题（病历摘要最佳选择题）

5. 宋某，男，52 岁。长期从事海塘养殖作业，两膝关节疼痛不休，近因劳累过度，膝关节僵硬，其痛难忍，屈伸不利，步履艰难，患处皮色如常，触之不热，得暖痛减，舌苔白，脉弦紧。用何方治疗（   ）

    A. 麻黄加术汤   B. 乌头汤

C. 防己黄芪汤 D. 桂枝芍药知母汤

（三）B1 型题（配伍题）

A. 肌肤不仁 B. 重不胜

C. 不识人 D. 舌即难言，口吐涎

E. 但臂不遂

6. 邪在于络的表现是（　　　）

7. 邪入于脏的表现是（　　　）

（四）X 型题（多项选择题）

8. 中风之脉是（　　　）

A. 弦迟　　B. 浮紧　　C. 微数　　D. 沉弱　　E. 弦紧

9. 与历节有关的脉象是（　　　）

A. 寸口脉浮而紧 B. 寸口脉沉而弱

C. 盛人脉涩小 D. 脉微而数

E. 少阴脉浮而弱

10. 历节病的致病因素有（　　　）

A. 肝肾亏虚 B. 气血不足

C. 内湿偏盛 D. 外湿入里

E. 外受风邪

11. 不属于桂枝芍药知母汤功效的是（　　　）

A. 温阳散寒 B. 滋阴清热

C. 凉血解毒 D. 祛湿除痹

E. 平肝熄风

12. 乌头汤用蜜的意义应除外（　　　）

A. 缓解麻黄温散太过 B. 缓解乌头毒性

C. 增强止痛药效 D. 延长止痛药效

E. 润肠通便

二、名词解释

13. 贼邪不泻　14. 水伤心　15. 身体尪羸，脚肿如脱

三、填空题

16. 夫风之为病，_____；_____，此为痹。_____，中风

使然。

17. 邪在于络, _____; 邪在于经, _____; 邪入于腑, _____; 邪在于脏, _____, _____。

18. 诸肢节疼痛, _____, _____, _____, _____, 桂枝芍药知母汤主之。

19. 病历节, _____, _____, 乌头汤主之。

四、问答题

20. 试从桂枝芍药知母汤与乌头汤的配伍分析各自的适应证。

21. 本篇的中风与《伤寒论》的太阳中风怎样区别?

22. 中风邪在络、经、腑、脏临床表现各有什么特点?

五、病案题

23. 孙某, 女, 29 岁。病起于人工流产后 2 周, 初起时有轻微发热恶寒, 头晕欲吐, 周身关节疼痛, 后发展至全身关节肿大变形, 卧床不起, 患处触摸, 肤热灼手, 经检查: 红细胞沉降率 (75mm/h), 抗 "O" (ASO) 试验 1380, 舌红苔少, 脉弦细数。请分析病案, 并列出处方。

参考答案

一、单项选择题

(一) 1. B　2. B　3. C　4. C

(二) 5. B

(三) 6. A　7. D

(四) 8. BC　9. BCE　10. ABCDE　11. CE　12. AE

二、名词解释

13. 贼邪, 即虚邪贼风之意, 统指外邪; 泻, 外出。贼邪不泻指外邪侵入人体后不能外出。

14. 血脉内合于心, 水伤心指水湿伤及血脉, 内舍于心。

15. 尪羸, 瘦弱。身体尪羸, 脚肿如脱指身体极度消瘦, 独脚肿大, 与身体不相称。

三、填空题：见原文。

四、问答题

20. 桂枝芍药知母汤与乌头汤两方均用麻黄、芍药、甘草，均有温经散寒，缓急止痛之功，均可用于历节病，但互有区别。桂枝芍药知母汤麻黄二两，配桂枝通阳散寒，芍药三两配知母清热养阴，再用附子温阳，白术健脾利湿，防风祛风，生姜和胃，共成温阳散寒，利湿祛风，清热养阴之功，用于风湿历节，风寒湿痹阻日久，渐次化热伤阴及损阳，临床以肢节疼痛，身体瘦弱，脚肿如脱，头弦短气，温温欲吐为特征。乌头汤麻黄用三两协助乌头温经散寒止痛，再用黄芪益气利湿，并助麻黄通阳，共成温经散寒，利湿除痹之功，用于寒湿历节，临床以关节剧痛，痛处不移，不可屈伸为特征。

21. 本篇之中风是指正气亏虚，偶受风邪，以致经络气血痹阻，脏腑功能紊乱，出现猝然口眼㖞斜，半身不遂，言语不利，甚昏仆不省人事等症状的一类病症。这类中风，又称卒中，病名最早见于《素问·邪气脏腑病邪篇》，属杂病范畴，正虚为主因，外风为诱因，病机在于经脉痹阻，脏腑功能紊乱，主症为肢体偏瘫，或神识不清；太阳中风，又称中风表虚证，病名出自《伤寒论·辨太阳病脉证并治》，属时病范畴，以外风为主因，病机为营弱卫强，表虚而卫外不固，主症为发热、汗出、恶风。

22. 见原文。

五、病案题

23. 提示：本病属风湿历节，拟用桂枝芍药知母汤加减治疗。

血痹虚劳病脉证并治第六

【考点重点点拨】

1. 了解血痹与虚劳两病合篇的意义。
2. 熟悉血痹与虚劳的病因、病机及其辨证。
3. 掌握血痹与虚劳的证治。
4. 背诵原文第2、3、13、15、16、17条。

一、血痹病

（一）成因与轻证证治

【原文】

问曰：血痹病从何得之？师曰：夫尊荣人，骨弱肌肤盛，重因疲劳汗出，卧不时动摇，加被微风，遂得之。但以脉自微涩，在寸口、关上小紧，宜针引阳气，令脉和紧去则愈。（1）

【图解原文】

血痹病 {
　　血痹病的成因 { 卫阳不足，腠理不固；风寒邪气，趁虚侵袭 } ——气血不畅

　　主脉：脉自微涩，在寸口、关上小紧 { 脉微为卫阳不足；脉涩为气血涩滞；脉紧为外受风寒（受邪较浅，只见于寸口关上） }

　　血痹轻证治疗：针引阳气
}

【考点提示】

血痹的病因病机：气虚之人，风邪入侵，血行不畅，阳气闭阻，引起局部肌肤麻木不仁。

（二）重证证治

【原文】

血痹阴阳俱微①，寸口关上微，尺中小紧，外证身体不仁②，如风痹③状，黄芪桂枝五物汤主之。(2)

黄芪桂枝五物汤方：

黄芪三两　芍药三两　桂枝三两　生姜六两　大枣十二枚

上五味，以水六升，煮取二升，温服七合，日三服。一方有人参。

【名词解释】

① 阴阳俱微：营卫气血皆不足。

② 不仁：肌肤麻木失去知觉。

③ 风痹：以肌肉麻木和疼痛为主症的疾病。

【图解原文】

```
黄芪桂枝    ┌ 病因病机——营卫气血素虚，感受外邪
五物汤证    │        ┌ 寸口关上微——卫阳不足      ┐阳不足
            │ 症状   │ 尺中小紧——阳气不足、阴血涩滞 ┘阴为痹
            │ 分析   │ 外证身体不仁——卫阳虚滞，阴血不行
            │        └ 如风痹状——局部肌肤麻木不仁，可兼有酸痛感
            │ 治法——益气通阳，和营行痹
            │        ┌ 黄芪——甘温益气
            │ 方解   │ 桂枝、生姜——通阳行痹        ┐桂枝汤去甘草，倍用生姜
            │        │ 芍药——和营理血              │调和营卫，祛风和血
            └        └ 生姜、大枣——调和营卫        ┘
```

【辨治提要】

①辨证要点：肌肤麻木不仁，甚则周身酸痛，脉涩。

②病机：营卫气血素虚，感受外邪。

③治法方剂：益气通阳，和营行痹，黄芪桂枝五物汤。

【难点剖析】

为何桂枝汤倍用生姜：血痹以卫阳虚滞，复感风邪为主，倍用生姜

配合桂枝、黄芪，通阳行表。

【临床点睛】

本方对小儿麻痹症、雷诺病、风湿性关节炎、周围神经损伤、腓肠肌麻痹、低钙性抽搐、肢端血管功能障碍、硬皮病等四肢疾患属营卫不和、血行滞涩者有较好疗效。

【考点提示】

①血痹重证的治法、方药。

②黄芪桂枝五物汤的配伍特点、病案应用。

二、虚劳病

（一）脉象总纲

【原文】

夫男子平人[①]，脉大为劳，极虚亦为劳。（3）

【名词解释】

①平人：外形好像无病，其实是内脏气血已经虚损之人。

【图解原文】

虚劳病脉象总纲 $\begin{cases} \text{脉大而无力——真阴不足，虚阳外浮} \\ \text{脉极虚——精气内损} \end{cases}$

【临床点睛】

脉象对于外形看似无病（平人）的早期虚劳极具诊断意义。

（二）病机与辨证

1. 阴血亏虚

【原文】

男子面色薄[①]者，主渴及亡血，卒喘悸，脉浮者，里虚也。（4）

【名词解释】

①面色薄：面色淡白无华。

【图解原文】

阴血亏
虚的虚
劳脉症
{
面色淡白无华——阴血亏虚，不能上荣于面
口渴——血虚阴亏，津液不足
亡血——气虚不能摄血
喘悸——肾不纳气，心失所养
脉浮大无力——阴血亏虚，阳浮于上
}

2. 气血不足

【原文】

男子脉虚沉弦，无寒热，短气里急①，小便不利，面色白，时目瞑②，兼衄，少腹满，此为劳使之然。(5)

【名词解释】

①短气里急：呼吸急促，腹中拘急。

②目瞑：瞑与眩通用。目瞑即目眩，两眼昏花的意思。

【图解原文】

气血不足的
虚劳脉症
{
脉沉弦无力，无寒热——气血两虚
面白、目瞑——肝脾血虚
衄血——脾气虚弱，不能统血
短气——肾气虚衰，不能纳气
里急，小便不利，少腹满——肾气虚，不能化气利水
}

3. 虚劳脱气

【原文】

脉沉小迟，名脱气①，其人疾行则喘喝②，手足逆寒，腹满，甚则溏泄，食不消化也。(11)

【名词解释】

①脱气：指病机，阳气虚衰。

②喘喝：气喘。

【图解原文】

$$
虚劳脱气\\的脉症
\begin{cases}
脉沉小迟——脾肾阳虚 \\
疾行气喘——肾虚不能纳气 \\
腹满便溏，饮食不化——脾肾阳虚，不能腐熟和运化 \\
手足逆冷——阳虚寒盛于外
\end{cases}
$$

4. 虚劳无子

【原文】

男子脉浮弱而涩，为无子，精气清冷。(7)

【图解原文】

$$
虚劳无子\\的脉症
\begin{cases}
脉浮弱——阳虚精亏，真阳不足，虚阳浮越 \\
脉涩——精亏血少 \\
精液稀薄而清冷——阳虚不温，精亏不盈 \\
无子——精气交亏，不能授胎
\end{cases}
$$

5. 虚劳盗汗

【原文】

男子平人，脉虚弱细微者，喜盗汗也。(9)

【图解原文】

虚劳盗汗的脉象：虚弱细数

$$
气血阴阳皆虚
\begin{cases}
阳虚不能外固 \\
阴虚不能内守
\end{cases}
盗汗
$$

6. 虚劳脉大

【原文】

人年五六十，其病脉大者，痹侠背行①，若肠鸣，马刀侠瘿②者，皆为劳得之。(10)

【名词解释】

①痹侠背行：脊柱两旁有麻木感。

②马刀侠瘿：结核生于腋下名马刀，生于颈旁名侠瘿，两者又可统称为瘰疬。

【图解原文】

脉大按之无力——精气内衰——经脉失养┐
　　　　　　　　　　　　　　脊背麻木┣——虚寒┓
脾气虚寒，运化失职——腹中肠鸣┘　　　　　┣虚劳所致
阴虚内热与痰相结——马刀侠瘿　——虚热挟痰┘

7. 虚劳革脉

【原文】

脉弦而大，弦则为减，大则为芤，减则为寒，芤则为虚，虚寒相搏，此名为革。妇人则半产漏下①，男子则亡血失精。（12）

【名词解释】

①漏下：非月经期间下血，淋漓不断。

【图解原文】

弦脉重按则减——弦则为减——主寒┓革脉┍外强中空┐精血┍妇人半产漏下
大脉中空——大则为芤——主虚┘　　┕如按鼓皮┘亏损┕男子亡血失精

8. 虚劳与季节

【原文】

劳之为病，其脉浮大，手足烦①，春夏剧，秋冬瘥，阴寒②精自出，酸削③不能行。（6）

【名词解释】

①手足烦：手足心烦热。
②阴寒：前阴寒冷。
③酸削：两腿酸痛消瘦。

【图解原文】

脉浮大，手足烦热——阴虚阳浮于外，或阴虚内热
春夏木火炎盛，阳气外浮，则阴愈虚——病加重
秋冬金水相生，阳气内藏——病减轻
阴损及阳，肾阳虚——前阴寒冷而滑精，两腿酸痛消瘦，不能行动

（三）证治

1. 虚劳失精

【原文】

<u>夫失精家①少腹弦急，阴头寒，目眩，发落，脉极虚芤迟，为清谷，亡血，失精。脉得诸芤动微紧，男子失精，女子梦交，桂枝加龙骨牡蛎汤主之</u>。(8)

桂枝加龙骨牡蛎汤方：

桂枝　芍药　生姜各三两　甘草二两　大枣十二枚　龙骨　牡蛎各三两

上七味，以水七升，煮取三升，分温三服。

【名词解释】

①失精家：经常梦遗、滑精的人。

【图解原文】

桂枝加龙骨牡蛎汤证
- 病因病机——阴阳不和，心肾不交
- 症状分析
  - 目眩发落——久患失精，精血损耗，不荣头目 ⎱阴阳
  - 少腹弦急，阴头寒——阴损及阳，肾阳亏虚 ⎰两虚
  - 脉极虚芤迟⎱属同类脉象，阴阳两虚所致
  - 脉芤动微紧⎰清谷、亡血、失精、梦交亦可见此脉象
- 治法——调和阴阳，潜阳固涩。
- 方解
  - 桂枝汤——交通阴阳而守中
  - 龙骨、牡蛎——潜镇固涩

【辨治提要】

①辨证要点：男子失精，女子梦交，脉极虚芤迟。伴有盗汗虚热，阴头寒，阴冷，脱发等症。

②病机：阴阳不和，心肾不交。

③治法方剂：调和阴阳，潜阳固涩，桂枝加龙骨牡蛎汤。

【难点剖析】

本条症状不可谓不重，仲景却没有大补，而用桂枝汤：调和阴阳是张仲景治病的特色之一。本条属阴阳两虚、阴阳不和，故用桂枝汤调和阴阳，加龙骨、牡蛎潜镇固涩。

【临床点睛】

本方临床上并不限于失精、梦交，对自汗、盗汗、偏汗、遗尿、乳泣、不射精、早泄、阳痿、脱发、神经官能症、冠心病、小儿夜啼、妇女带下、月经周期性精神病等辨证属阴阳俱虚、不能阳固阴守者，皆有较好疗效。

【考点提示】

虚劳失精的治法、方药。

2. 虚劳里急

【原文】

虚劳里急[①]，悸，衄，腹中痛，梦失精，四肢酸疼，手足烦热，咽干口燥，小建中汤主之。(13)

小建中汤方：

桂枝三两，去皮　甘草三两，炙　大枣十二枚　芍药六两　生姜二两　胶饴一升

上六味，以水七升，煮取三升去滓，纳胶饴，更上微火消解，温服一升，日三服。

【名词解释】

①里急：腹中有拘急感，但按之不硬。

【图解原文】

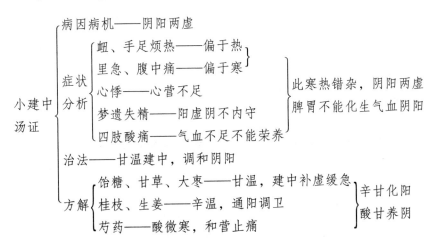

【辨治提要】

①辨证要点：里急，悸，衄，腹中痛，梦失精，四肢酸疼，手足烦热，咽干口燥，可伴有自汗、面色不华、舌质淡，脉虚等症。

②病机：阴阳两虚。

③治法方剂：甘温建中，调和阴阳，小建中汤。

【难点剖析】

阴阳两虚，寒热错杂证，补阳则伤阴，滋阴则碍阳，怎么办：甘温建中，脾胃得健则气血阴阳生化有源，阴平阳秘，精神乃治。

【临床点睛】

①小建中汤临床广泛用于多种消化系统虚弱性病证，如胃脘痛、腹泄、便秘等，特别对消化性溃疡、胃炎、腹痛属虚寒者，有较好疗效。

②健脾胃、补中气治疗虚劳病是张仲景又一特色。

【考点提示】

①虚劳里急的治法、方药。

②甘温扶阳在虚劳病中的运用。

【原文】

<u>虚劳里急，诸不足，黄芪建中汤主之。（14）</u>

【图解原文】

里急——腹中拘急
诸不足——气血阴阳俱虚
}小建中汤加黄芪——补中缓急

以方测证，本证在小建中汤证基础上，可见自汗或盗汗，身重或不仁，脉虚大等。

3. 虚劳腰痛

【原文】

虚劳腰痛，少腹拘急，小便不利者，八味肾气丸主之。方见脚气中。（15）

【图解原文】

$$
\text{肾气丸证}
\begin{cases}
\begin{array}{l}
\text{病因病机——肾气亏虚，肾精不足} \\
\text{症状} \begin{cases} \text{腰痛——腰为肾之府，肾虚则腰痛} \end{cases} \\
\text{分析} \begin{cases} \text{少腹拘急、小便不利——肾气不足，不能化气利水} \end{cases} \\
\text{治法——阴中求阳，温补肾气} \\
\text{方解}
\begin{cases}
\text{桂枝、附子——温补肾阳，蒸腾津液} \\
\text{干地黄——滋阴补肾} \\
\text{山萸肉——滋补肝肾} \\
\text{山药——补脾} \\
\text{泽泻——利尿泻肾火，防地黄滋腻} \\
\text{丹皮——清肝火，制萸肉之温} \\
\text{茯苓——淡渗利湿，助山药健运}
\end{cases}
\left.\begin{array}{l}\\ \\ \\ \\ \\ \\ \end{array}\right\} \begin{array}{l}\text{后世之六味地}\\ \text{黄滋阴补肾}\end{array}
\end{cases}
\end{array}
\end{cases}
$$

【辨治提要】

①辨证要点：腰部酸痛，劳累时加重，休息则可缓解，并伴有少腹部拘急不舒，小便不利，脉沉。

②病机：肾气亏虚，肾精不足。

③治法方剂：阴中求阳，温补肾气，肾气丸。

【临床点睛】

本方临床运用广泛，适用于肾气亏虚所致之长期低热、气喘、高血压、失眠、消渴、慢性肾炎水肿等。

【考点提示】

①虚劳腰痛的症状、病机、治法、方药。

②肾气丸在《金匮要略》中用于治疗：脚气入腹；虚劳腰痛；短气微饮；肾虚消渴；妇人转胞，属异病同治。

③仲景治疗虚劳重视补肾的观点阐述。

4. 虚劳风气百疾

【原文】

虚劳诸不足，风气①百疾，薯蓣丸主之。(16)

薯蓣丸方：

薯蓣三十分   当归   桂枝   麹   干地黄   豆黄卷各十分   甘草二十八分   人参七分   川芎   芍药   白术   麦门冬   杏仁各六分   柴胡   桔梗   茯苓各五分   阿胶七分   干姜三分   白蔹二分   防风六分   大枣百枚，为膏

上二十一味，末之，炼蜜和丸，如弹子大，空腹酒服一丸，一百丸为剂。

【名词解释】

①风气：泛指病邪，因风为百病之长，风邪侵入人体，能引起多种疾病。

【图解原文】

薯蓣丸证
- 病因病机——气血不足，兼夹外邪
- 据方测证
  - 神疲乏力，食少自汗，心悸气短等气血亏虚的表现
  - 恶寒发热，头痛咳嗽等外感风邪的表现
- 治法——调补脾胃，扶正祛邪，补中寓散。
- 方解
  - 薯蓣——补脾胃，疗虚损，为本方主药
  - 四君合干姜、大枣——益气温中
  - 四物合麦冬、阿胶——养血滋阴
  - 桂枝、防风、柴胡——疏散外邪
  - 桔梗、杏仁、白蔹——下气开郁
  - 豆卷、神曲——化湿调中

【辨治提要】

①辨证要点：分两类症状，一类是神疲乏力，食少自汗，心悸气短等气血亏虚的表现；一类是恶寒发热，头痛咳嗽等外感风邪的表现。

②病机：气血不足，兼夹外邪。

③治法方剂：调补脾胃，扶正祛邪，补中寓散，薯蓣丸。

【临床点睛】

本方能治能防，临床应用范围较广。近代医家以此治疗肺痨，能明显增强体质，促进空洞愈合；又以本方治疗多种老年性疾病、溃疡病、脱肛等，亦有良效。

【考点提示】

①虚劳风气百疾的治法、方药。

②仲景治疗虚劳重视健脾的观点阐述。

5. 虚劳不寐

【原文】

虚劳虚烦不得眠①，酸枣汤主之。（17）

酸枣汤方：

酸枣仁二升　甘草一两　知母二两　茯苓二两　川芎二两

上五味，以水八升，煮酸枣仁，得六升，纳诸药，煮取三升，分温三服。

【名词解释】

①虚烦不得眠：心中郁郁而烦，虽卧而不得熟睡。

【图解原文】

```
                       ┌病因病机——肝阴不足，血不养心
                       │      ┌主症——心烦不得眠
                       │      │        ┌情绪激动
                       │症状  │据方    │头目昏眩
                       │分析  │测证    │口渴咽干
        酸枣汤证┤       │      └        └舌红少苔
                       │治法——养阴清热，宁心安神
                       │      ┌酸枣仁——养肝阴，安神明
                       │      │知母——养阴清热
                       │方解  │川芎——理血疏肝
                       │      │茯苓——宁心安神
                       └      └甘草——清热缓急，调和诸药
```

【辨治提要】

①辨证要点：心烦不眠，烦扰不宁，舌红脉细数，还可见情绪易激动，头晕目眩，口渴咽干等症。

②病机：肝阴不足，血不养心。

③治法方剂：养阴清热，宁心安神。酸枣汤。

【临床点睛】

本方对于阴虚内热引起的失眠、盗汗、惊悸、精神抑郁等病证有较好的疗效。

【考点提示】

虚劳不寐的治法、方药。

酸枣仁汤的配伍（体现了肝之病，补用酸，助用焦苦，益用甘味之药调之）。

6. 虚劳干血

【原文】

五劳虚极羸瘦，腹满不能饮食，食伤、忧伤、饮伤、房室伤、饥伤、劳伤，经络荣卫气伤，内有干血，肌肤甲错，两目黯黑。缓中补虚，大黄䗪虫丸主之。（18）

大黄䗪虫丸方：

大黄十分，蒸　黄芩二两　甘草三两　桃仁一升　杏仁一升　芍药四两　干地黄十两　干漆一两　虻虫一升　水蛭百枚　蛴螬一升　䗪虫半升

上十二味，末之，炼蜜和丸小豆大，酒饮服五丸，日三服。

【图解原文】

【辨治提要】

①辨证要点：本证属虚劳挟瘀，故在虚劳症状基础上，"肌肤甲

错"，"两目黯黑"是其辨证的要点。此外，当见舌有瘀点瘀斑、脉涩等症。

②病机：干血在内，新血不生。

③治法方剂：祛瘀生新，缓中补虚，大黄䗪虫丸。

【难点剖析】

本方中有大量攻逐瘀血的药物而少有补虚之品，为何却说"缓中补虚"：因祛瘀方能生新。峻药缓攻峻药丸服，缓攻瘀血，并扶助正气，达到扶正祛邪之目的。

【临床点睛】

本方常用于良性肿瘤、肝脾肿大、肝硬化、子宫肌瘤、结核性腹膜炎、食管静脉曲张、妇女瘀血经闭、腹部手术后之粘连疼痛、冠心病、高脂血症、脑血栓、脂肪肝、脉管炎等有瘀血征象者，长期服用，无明显副作用。

【考点提示】

①虚劳干血的治法、方药。

②"缓中补虚"是张仲景治疗虚劳干血的又一重要治法。

巩固与练习

一、名词解释

1. 尊荣人　2. 风痹　3. 失精家　4. 里急　5. 虚烦不得眠　6. 缓中补虚

二、填空题

7. 血痹阴阳俱微，＿＿＿＿，＿＿＿＿，外证＿＿＿＿，如＿＿＿＿，黄芪桂枝五物汤主之。

8. 夫男子平人，＿＿＿＿为劳，＿＿＿＿亦为劳。

9. 虚劳里急，悸，衄，＿＿＿＿，＿＿＿＿，四肢酸疼，手足烦热，咽干口燥，＿＿＿＿主之。

10. 虚劳里急，诸不足，＿＿＿＿之。

11. 虚劳腰痛，＿＿＿＿，＿＿＿＿，八味肾气丸主之。

12. 虚劳诸不足，风气百疾，＿＿＿＿主之。

三、选择题

（一）A₁型题（单项选择题）

13. 血痹病的主要症状是（　　）

    A. 关节疼痛　　　　　　　　B. 肢体局部麻木不仁

    C. 半身不遂　　　　　　　　D. 肢体疼痛

14. 虚劳病脉浮大的病机与下列无关（　　）

    A. 内热亢盛　　　　　　　　B. 虚阳外浮

    C. 真阴不足　　　　　　　　D. 肾虚精亏

15. 虚劳病篇治疗虚劳的大法是（　　）

    A. 益气养血　　　　　　　　B. 滋补肝肾

    C. 补益脾肾　　　　　　　　D. 补益脾肺

16. 桂枝加龙骨牡蛎汤证的病机是（　　）

    A. 阴阳两虚　　　　　　　　B. 肝肾阴虚

    C. 心肾阳虚　　　　　　　　D. 心脾气虚

17. 薯蓣丸的功效为（　　）

    A. 祛邪　　　　　　　　　　B. 扶正

    C. 祛邪为主兼扶正　　　　　D. 扶正为主兼祛邪

18. 虚劳虚烦不得眠，治宜（　　）

    A. 甘麦大枣汤　　　　　　　B. 小建中汤

    C. 百合地黄汤　　　　　　　D. 酸枣仁汤

19. 大黄䗪虫丸治疗虚劳的作用是（　　）

    A. 扶正　　　　　　　　　　B. 扶正为主，佐以祛邪

    C. 祛邪　　　　　　　　　　D. 祛邪为主，佐以扶正

（二）A₂型题（病历摘要最佳选择题）

20. 某女，57岁，8年高血糖病史，手足麻木1月余。诊见：口渴喜饮但量不多，疲乏，手足麻木，时有刺痛，下肢发凉，舌淡红，苔薄黄少津，脉缓细。治宜选什么方加减？

    A. 黄芪桂枝五物汤　　　　　B. 桂枝芍药知母汤

    C. 小建中汤　　　　　　　　D. 桂枝加龙骨牡蛎汤

    E. 大建中汤

（三）B₁型题（配伍题）

1. 目眩、脱发、遗精或梦交、少腹拘急

2. 虚劳虚烦不得眠，舌质红脉细数

3. 五虚劳极羸瘦，肌肤甲错，两目黯黑

4. 虚劳腰痛，少腹拘急，小便不利

21. 酸枣仁汤证的辨证要点（   ）

22. 宜缓攻瘀血，兼顾扶正治疗的（   ）

（四）X型题（多项选择题）

23. 血痹的发病原因，主要有（   ）

    A. 气血不足   B. 阳气不足

    C. 阴血不足   D. 感受风邪

    E. 感受湿邪

24. 虚劳篇中提到的虚劳脉象有（   ）

    A. 浮大   B. 虚沉弦

    C. 浮弱而涩   D. 虚弱细微

    E. 沉小迟

25. 桂枝加龙骨牡蛎汤所治的症状有（   ）

    A. 男子失精   B. 女子梦交

    C. 腹中痛   D. 少腹弦急，阴头寒

    E. 目眩，发落

26. 酸枣仁汤包含的治所涉及到的脏腑有（   ）

    A. 脾   B. 肾   C. 心   D. 肺   E. 肝

27. 大黄䗪虫丸所含之虫类药有（   ）

    A. 䗪虫   B. 蜣螂   C. 蛴螬   D. 虻虫   E. 水蛭

28. 大黄䗪虫丸所治的症状是（   ）

    A. 梦失精   B. 腹满不能饮食

    C. 肌肤甲错   D. 消瘦

    E. 两目黯黑

四、问答题

29. 试述虚劳病的脉象总纲及其意义。

30. 试以方证为例说明虚劳病治疗特点。

31. 试述黄芪桂枝五物汤的方义与临床运用。

32. 治虚劳为什么重在脾肾？你对治虚劳侧重于甘温扶阳是如何认识的？

33. 试述桂枝加龙骨牡蛎汤、小建中汤、黄芪建中汤、八味肾气丸、酸枣仁汤、大黄䗪虫丸等的不同适应证，并说明其方义。

34. 何谓"缓中补虚"？请结合原文予以说明。

五、病案分析题

35. 病案一：

李某，女，27 岁。患者产后半月，全身肢体麻木 10 天，如虫行蚁爬之感，有时全身肌肉疼痛不适，伴纳差，乏力，面色无华，大小便尚调，舌质淡红，苔薄白，脉细。

36. 病案二：

周某，男，8 岁。两年来腹痛反复发作，经服中西药均不见好转，现症见面色少华，形体消瘦，精神倦怠，腹时痛时止，按软无包块，肝脾未扪及，四肢清冷，午后手足心热而躁烦不安，口干而饮不多，偶见鼻衄，血色淡稀，不思饮食，大便稀溏，脉细弱，舌淡苔白。

参考答案

一、名词解释

1. 养尊处优的人。

2. 是以肌肉麻木和疼痛为主症的疾病。

3. 指经常梦遗、滑精的人。

4. 指腹中有拘急感，但按之不硬。

5. 指心中郁郁而烦，虽卧而不得熟睡。

6. 是治疗虚劳干血的一种治法，"缓中"指缓消在里之瘀血，"补虚"指补益阴血之不足。缓中补虚，即寓补益阴血于缓消瘀血之中，使瘀血去而新血生，正气恢复。

二、填空题：见原文。

三、选择题

（一）A₁型题（单项选择题）

13. B　14. A　15. C　16. A　17. D　18. D　19. D

（二）A₂型题（病历摘要最佳选择题）　20. A

（三）B₁型题（配伍题）　21. B　22. C

（四）X型题（多项选择题）

23. AD　24. ABCDE　25. ABDE　26. CE　27. ACDE　28. BCDE

四、问答题

29. 虚劳的两大纲脉为脉大和脉极虚。脉大指浮取而大，重按无力，阴虚阳浮或阳虚气浮者多见此脉。极虚是指脉轻取而软，重按极无力，精气内伤者多见此脉。脉大与极虚，虽形态不同，实统领虚劳病两类脉象，其临床意义在于表示了虚劳的主要病机是肾元亏损，若非真阴不足，即是元阳亏虚。

30. 治疗虚劳病共七方，反映了虚劳病治疗有四个特点：其一，重视补益脾肾：小建中汤、黄芪建中汤、薯蓣重在补脾益气，肾气丸、桂枝加龙骨牡蛎汤、大黄䗪虫丸重在补肾。其二，重视阴阳：肾气丸益气温肾，酸枣仁汤补益肝阴，大黄䗪虫丸补益肾阴，薯蓣丸、桂枝加龙骨牡蛎汤、小建中汤、黄芪建中汤调补阴阳。其三，扶正祛邪兼顾：薯蓣丸调补脾肾，兼以祛邪；大黄䗪虫丸祛瘀活血，兼以扶正。其四，甘温扶阳：桂枝加龙骨牡蛎汤、小建中汤、黄芪建中汤均属于甘温扶阳的范畴。

31~34. 答案见原文。

五、病案题

35. 本病属血痹，治宜助阳和营，方用黄芪桂枝五物汤加减。

36. 本病属虚劳腹痛，治宜甘温建中、调和阴阳、缓急止痛，方用小建中汤加减。

肺痿肺痈咳嗽上气病脉证并治第七

【考点重点点拨】

1. 了解肺痿、肺痈、咳嗽上气病的概念及合篇意义。

2. 熟悉肺痿的成因、病机及与肺痈的鉴别，肺痈的病因病理、脉症与预后。

3. 掌握肺痿、肺痈、咳嗽上气病的辨证论治。

4. 背诵原文第1、5、6、7、10、13、14条。

一、肺痿

（一）成因、脉症与鉴别

【原文】

问曰：热在上焦者，因咳为肺痿。肺痿之病，何从得之？师曰：或从汗出，或从呕吐，或从消渴①，小便利数，或从便难，又被快药下利，重亡津液，故得之。曰：寸口脉数，其人咳，口中反有浊唾涎沫②者何？师曰：为肺痿之病。若口中辟辟燥，咳即胸中隐隐痛，脉反滑数，此为肺痈，咳唾脓血。脉数虚者为肺痿，数实者为肺痈。（1）

【名词解释】

①消渴：口渴不已，饮水即消。包括消渴病与消渴症。

②浊唾涎沫：浊唾指稠痰，涎沫指稀痰。

【图解原文】

①上焦有热则咳，咳久肺气受损，痿弱不振，形成肺痿。

发汗过多

呕吐频作

消渴小便频数量多　　反复损伤津液　　形成

大便燥结攻下太过　　阴虚则生内热　　虚热肺痿

②肺痿与肺痈的鉴别，见下表。

肺痿与肺痈鉴别表

鉴别点	肺痿	肺痈
病因	上焦有热	风热舍肺
病机	阴虚内热，肺气痿弱	邪热壅肺，蓄结痈脓
性质	属虚	属实
脉象	数虚	滑数（数实）
症状	多浊唾涎沫	胸中隐痛，口中干燥，咳唾脓血，痰腥臭

【考点提示】

肺痿的病因、病机及与肺痈的鉴别。

（二）证治

1. 虚热肺痿

【原文】

大逆上气，咽喉不利，止逆下气者，麦门冬汤主之。（10）

麦门冬汤方：

麦门冬七升　半夏一升　人参二两　甘草二两　粳米三合　大枣十二枚

上六味，以水一斗二升，煮取六升，温服一升，日三夜一服。

【图解原文】

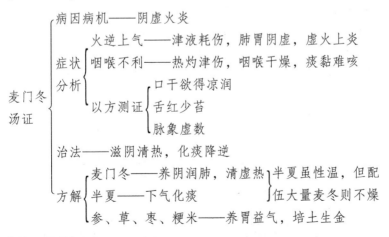

【辨治提要】

①辨证要点：咳嗽气喘，咽喉不利，口干欲得凉润，舌红少苔，脉虚数。

②病机：阴虚挟痰。

③治法方剂：滋阴清热，化痰降逆，麦门冬汤。

【难点剖析】

虚热肺痿，火逆上气，咽喉不利，为何还要用辛温燥烈的半夏：半夏与大剂量麦冬配伍，取半夏之用，化痰降逆散结，去其辛温燥热之性，化痰降逆而不伤阴。

【临床点睛】

①西医学的慢性咽炎、慢性支气管炎、百日咳、肺结核、矽肺等表现肺阴亏虚，虚火上炎者，均可用此方治疗。

②使用本方的关键是麦门冬用量要大。

【考点提示】

①虚热肺痿的症状、病机、治法、方药。

②麦门冬汤的配伍特点、病案应用。

2. 虚寒肺痿

【原文】

肺痿吐涎沫而不咳者，其人不渴，必遗尿，小便数，所以然者，以上虚不能制下故也。此为肺中冷，必眩，多涎唾，甘草干姜汤以温之。若服汤已渴者，属消渴。（5）

甘草干姜汤方：

甘草四两，炙　干姜二两，炮

上㕮咀，以水三升，煮取一升五合，去滓，分温再服。

【图解原文】

甘草干姜汤证
- 病因病机——上焦阳虚，肺气痿弱
- 症状分析
  - 多涎唾——肺气痿弱不振，津液不布
  - 遗尿小便数——肺气虚寒不能制约下焦
  - 头眩——上焦阳虚，清阳不升
- 治法——温肺复气，温阳散寒
- 方解
  - 炙甘草——甘温补中益气
  - 干姜——辛温温复脾肺之阳

  辛甘合化，培土生金

【辨治提要】

①辨证要点：虚寒肺痿的主症是多涎唾，口淡不渴，小便频数。

②病机：上焦阳虚，肺气痿弱。

③治法方剂：温肺复气，温阳散寒，甘草干姜汤。

【临床点睛】

①本方除治疗虚寒肺痿外，还常用于眩晕、咳喘、胸痛、胃痛、腹痛、呕吐、吐酸、泄泻、痛经、遗尿、劳淋、过敏性鼻炎等属于虚寒者。

【考点提示】

虚寒肺痿的症状、病机、治法、方药。

二、肺痈

（一）病因病机、脉症及预后

【原文】

问曰：病咳逆，脉之何以知此为肺痈？当有脓血，吐之则死，其脉何类？师曰：寸口脉微而数，微则为风，数则为热；微则汗出，数则恶寒。风中于卫，呼气不入；热过于荣，吸而不出。风伤皮毛，热伤血脉。风舍于肺，其人则咳，口干喘满，咽燥不渴，多唾浊沫，时时振寒。热之所过，血为之凝滞，蓄结痈脓，吐如米粥。始萌可救，脓成则死。（2）

【图解原文】

肺痈初起 { 寸口脉浮数 / 自汗出 / 发热恶寒，咳嗽 } 风热袭表，风中于卫（即表证期）

成痈期 { 咳嗽喘满，口干咽燥 / 多唾浊沫，或咳痰腥臭 / 时时振寒发热，脉象滑数或数实 } 风热邪毒，留滞在肺

溃脓期——可吐出大量米粥样的脓血痰，腥臭异常——热盛肉腐，蓄结痈脓（风舍于肺）

（二）证治

1. 邪实壅滞

【原文】

肺痈，喘不得卧，葶苈大枣泻肺汤主之。（11）

葶苈大枣泻肺汤方：

葶苈熬令黄色，捣丸如弹丸大　　大枣十二枚

上先以水三升，煮枣取二升，去枣，纳葶苈，煮取一升，顿服。

肺痈胸满胀，一身面目浮肿，鼻塞清涕出，不闻香臭酸辛，咳逆上气，喘鸣迫塞，葶苈大枣泻肺汤主之。（15）

【图解原文】

葶苈大枣泻肺汤证
- 病因病机——邪实壅滞，肺失宣降
- 症状分析
  - 胸部胀满而不能平卧——邪犯于肺，肺气壅滞
  - 一身面目浮肿——肺失通调，津液不布，水气停留
  - 鼻塞清涕出，不闻香臭酸辛——肺窍不利
  - 咳逆上气，喘鸣迫塞——肺失宣降
- 治法——开泻肺气，行水祛饮
- 方解
  - 葶苈子——辛苦寒，能开泻肺气，清热利水
  - 大枣——甘温安中，缓和药性

【辨治提要】

①辨证要点：肺痈，脓未成，胸闷气急，喘不得卧。

②病机：邪实壅滞，肺失宣降。

③治法：开泻肺气，行水祛饮，葶苈大枣泻肺汤。

【临床点睛】

本方多配合其他药物用治渗出性胸膜炎、喘息性支气管炎、肺源性心脏病心力衰竭、风湿性心脏病心力衰竭等，属实邪壅肺，气机阻滞，喘息不得平卧者。

【考点提示】

肺痈邪实壅肺的症状、治法、方药。

附方

【原文】

《千金》苇茎汤　治咳有微热，烦满，胸中甲错，是为肺痈。

苇茎二升　薏苡仁半升　桃仁五十枚　瓜瓣半升

上四味，以水一斗，先煮苇茎得五升，去滓，纳诸药，煮取二升，服一升，再服，当吐如脓。

【图解原文】

苇茎汤证
- 病因病机——肺热炽盛，蓄结痈脓
- 症状分析
  - 咳有微热——肺为热灼，清肃失调
  - 烦满——肺中成痈蓄脓，肺气胀满
  - 胸中甲错——郁热凝滞在胸，肌肤失荣
- 治法方剂——清肺化痰，活血排脓。苇茎汤
- 方解
  - 苇茎——清肺泻热
  - 薏苡仁、瓜瓣——下气排脓，善消内痈
  - 桃仁——活血祛瘀

【辨治提要】

①辨证要点：咳嗽，咳吐腥臭黄痰、脓血，胸闷，甚至隐隐作痛。

②病机：肺热炽盛，蓄结痈脓。

③治法方剂：清肺化痰，活血排脓，苇茎汤。

【临床点睛】

本方为治疗肺痈常用方剂，无论肺痈将成或已成，均可服用。

【考点提示】

苇茎汤的病机、方药组成。

2. 血腐脓溃

【原文】

咳而胸满，振寒脉数，咽干不渴，时出浊唾腥臭，久久吐脓如米粥者，为肺痈，桔梗汤主之。(12)

桔梗汤方：

桔梗一两　甘草二两

上二味，以水三升，煮取一升，分温再服。则吐脓血也。

【图解原文】

$$
桔梗汤证 \begin{cases}
病因病机——肺痈已成，血腐脓溃 \\
症状 \\ 分析 \begin{cases}
咳而胸满——热毒壅肺，肺气不利 \\
振寒脉数——邪热壅肺，正邪相争 \\
咽干不渴——热邪在血分 \\
时出浊唾腥臭，久久吐脓如米粥——热盛肉腐成脓
\end{cases} \\
治法——清热解毒，消肿排脓 \\
方解 \begin{cases}
桔梗——宣肺祛痰排脓 \\
生甘草——清热解毒
\end{cases}
\end{cases}
$$

【辨治提要】

①辨证要点：咳嗽胸痛，咯吐腥臭脓血，状如米粥，气喘身热，口渴。

②病机：肺痈已成，血腐脓溃。

③治法方剂：清热解毒，消肿排脓，桔梗汤。

【临床点睛】

桔梗汤为肺痈脓溃之主治方，但因药少力弱，临床上常合用《千金》苇茎汤。

【考点提示】

肺痈血腐脓溃的治法、方药。

三、咳嗽上气

（一）辨证及预后

【原文】

上气①面浮肿，肩息，其脉浮大，不治；又加利尤甚。(3)

上气喘而躁者，属肺胀，欲作风水，发汗则愈。(4)

【名词解释】

①上气：气逆而上。

【图解原文】

①咳嗽上气属正虚气脱（虚）

上气面浮肿

呼吸困难以致张口抬肩 ⎤ 肾气衰竭，不能摄纳

脉象浮大无力，按之无根 ⎦

②咳嗽上气属邪实气闭（实）

上气喘逆，烦躁不安——肺胀，由风邪外袭，水饮内停所致——发汗则愈

（二）证治

1. 寒饮郁肺

【原文】

咳而上气，喉中水鸡声①，射干麻黄汤主之。（6）

射干麻黄汤方：

射干十三枚　麻黄四两　生姜四两　细辛　紫菀　款冬花各三两　五味子半升　大枣七枚　半夏大者，洗，八枚

上九味，以水一斗二升，先煮麻黄两沸，去上沫，纳诸药，煮取三升，分温三服。

【名词解释】

①水鸡声：水鸡即田鸡，俗称蛙。水鸡声形容喉间痰鸣声连连不断，好像田鸡的叫声。

【图解原文】

射干麻
黄汤证
{
病因病机———寒饮郁肺
症状 { 咳嗽气喘——寒饮郁肺，肺气失宣
分析 { 喉中痰鸣似水鸡声——痰涎阻塞，痰气相击
治法——散寒宣肺，降逆化痰。
方解 {
射干——消痰开结
麻黄——宣肺平喘
半夏、生姜、细辛——温散寒饮
款冬花、紫菀——温肺止咳
五味子——收敛肺气，制约麻、辛、姜、夏之过散
大枣——安中扶正，调和诸药
}
}

【辨治提要】

①辨证要点：咳而上气，喉中有水鸡声，伴有胸膈满闷，不能平卧，舌苔白滑，脉浮弦或浮紧等症。

②病机：寒饮郁肺，外有风寒。

③治法方剂：散寒宣肺，降逆化痰，射干麻黄汤。

【临床点睛】

本方对哮喘、喘息性支气管炎、支气管肺炎、百日咳等病以咳喘喉中痰鸣，咳痰色白为特征者，不论老幼，均有较好疗效。

【考点提示】

①寒饮郁肺咳嗽上气的症状、治法、方药。

②方证比较。

射干麻黄汤与小青龙汤鉴别表

方名	药物组成		功用		主治	
	相同点	不同点	相同点	不同点	相同点	不同点
射干麻黄汤	麻黄 细辛 半夏 五味子	射干、紫菀 大枣、生姜 款冬花	温肺散寒 止咳平喘	化痰止咳功胜	寒饮喘咳	饮重于寒 或无表证
小青龙汤		桂枝、芍药 甘草、干姜		解表散寒力强		寒重于饮 多兼表证

2. 痰浊壅肺

【原文】

咳逆上气，时时吐唾浊^①，但坐不得眠，皂荚丸主之。(7)

皂荚丸方：

皂荚八两，刮去皮，用酥炙

上一味，末之，蜜丸梧子大，以枣膏和汤服三丸，日三夜一服。

【名词解释】

①吐唾浊：吐出浊黏稠痰。

【图解原文】

皂荚丸证 {
 病因病机——痰浊壅肺
 症状
分析 {
  咳逆上气——痰浊壅滞于肺，肺失清肃
  时时吐唾浊——黏稠痰液，随咳嗽而吐出
  但坐不得眠——卧则痰浊阻塞气道，呼吸更加困难
}
 治法——宣壅导滞，利窍涤痰。
 方解 {
  皂荚——辛咸，宣壅导滞，利窍涤痰
  酥炙蜜丸——调其燥烈之性
  枣膏调服——顾护脾胃，以免损伤中气
}
 服法：日三夜一服——峻剂缓攻
}

【辨治提要】

①辨证要点：咳喘，吐唾浊，但坐不得眠。

②病机：痰浊壅肺。

③治法方剂：宣壅导滞，利窍涤痰，皂荚丸。

【临床点睛】

本方常用于急性支气管炎、顽固性哮喘、肺心病、肺痈、喉风、中风等证属痰涎壅塞，形气俱实者。

【考点提示】

痰浊壅肺的症状、治法、方药。

皂荚丸的制法、服法。

3. 饮热迫肺

【原文】

咳而上气，此为肺胀，其人喘，目如脱状①，脉浮大者，越婢加半夏汤主之。(13)

越婢加半夏汤方：

麻黄六两 石膏半斤 生姜三两 大枣十五枚 甘草二两 半夏半升

上六味，以水六升，先煎麻黄，去上沫，纳诸药，煮取三升，分温三服。

【名词解释】

①目如脱状：两目胀突，如将脱出的样子。

【图解原文】

越婢加
半夏汤证
├ 病因病机——水饮内蕴，复感风热
├ 症状
│　├ 上气喘咳，甚则憋胀
│　├ 胸满气促，两目胀突如脱
│　└（风热之邪与水饮相合，饮热交阻，壅塞于肺）
├ 分析
│　├ 浮脉——主表，亦主在上
│　└ 大脉——主热，亦主邪实（风热挟饮上逆）
├ 治法方剂——宣肺泄热，化饮降逆。越婢加半夏汤
└ 方解
　　├ 麻黄宣肺平喘
　　├ 石膏清泻肺热（二者相配，辛凉清解，宣降肺气）
　　├ 生姜、半夏——散饮降逆
　　└ 甘草、大枣——安中补脾

【辨治提要】

①辨证要点：其人喘，目如脱状为主症，还可见口渴喜饮，身形如肿，恶寒发热，苔薄黄，脉浮大。

②病机：水饮内蕴，复感风热。

③治法方剂：宣肺泄热，化饮降逆，越婢加半夏汤。

【临床点睛】

①本方对支气管哮喘、支气管炎、肺气肿等病急性发作而见饮热迫肺证时最为有效。

②本方麻黄用量大，且配加石膏，既可清热除烦化饮，又能防麻黄发散太过，是其配伍要点。

【考点提示】

饮热迫肺的症状、治法、方药。

4. 寒饮挟热

【原文】

咳而脉浮者，厚朴麻黄汤主之。(8)

厚朴麻黄汤方：

厚朴五两　麻黄四两　石膏如鸡子大　杏仁半升　半夏半升　干姜二两

细辛二两　小麦一升　五味子半升

上九味，以水一斗二升，先煮小麦熟，去滓，纳诸药，煮取三升，温服一升，日三服。

脉沉者，泽漆汤主之。(9)

泽漆汤方：

半夏半升　紫参五两　泽漆三斤，以东流水五斗，煮取一斗五升　生姜五两白前五两　甘草　黄芩　人参　桂枝各三两

上九味，㕮咀，纳泽漆汁中，煮取五升，温服五合，至夜尽。

【表解原文】

厚朴麻黄汤证与泽漆汤证鉴别表

方证	病机	主症	治疗	药物				
厚朴麻黄汤证	饮热偏上而近于表	咳嗽胸满、烦躁脉浮	散饮除热宣肺止咳	厚朴 干姜	麻黄 细辛	石膏 小麦	杏仁 五味子	半夏
泽漆汤证	饮结胸胁而偏于里	咳嗽，胸胁引痛，脉沉，或身肿，或小便不利	逐水消饮	泽漆 黄芩	紫参 人参	半夏 桂枝	生姜 甘草	白前

【临床点睛】

①厚朴麻黄汤常用于急性支气管炎、支气管哮喘、上呼吸道感染等而见本方证者。

②泽漆汤多用于肺气肿、肺心病、细菌性胸膜炎、结核性胸膜炎、胸腔积液及肺部癌肿等。

【考点提示】

两方证的比较。

【原文】

肺胀，咳而上气，烦躁而喘，脉浮者，心下有水，小青龙加石膏汤主之。(14)

小青龙加石膏汤方：

麻黄　芍药　桂枝　细辛　甘草　干姜各三两　五味子　半夏各半升石膏二两

上九味，以水一斗，先煮麻黄去上沫，纳诸药，煮取三升。强人服

一升，羸者减之，日三服，小儿服四合。

【图解原文】

```
              ┌ 病因病机——外寒内饮夹热
              │      ┌ 喘咳上气，胸胁胀满——水饮犯肺，肺气失于宣降
              │ 症状 │
              │ 分析 ┤ 烦躁——饮邪郁而化热，热扰心神
              │      │
 小青龙加      │      └ 脉浮——风寒袭表
 石膏汤证 ┤ 治法——解表化饮，清热除烦。
              │      ┌ 麻黄、桂枝——解表散寒
              │      │ 干姜、细辛、半夏——温肺化饮
              │ 方解 ┤ 芍药、五味子——收敛逆气，以防宣散太过
              │      │ 甘草——调和诸药
              └      └ 石膏——清热除烦
```

【辨治提要】

①辨证要点：肺气胀满、喘咳、烦躁、脉浮。

②病机：外寒内饮夹热。

③治法：解表化饮，清热除烦，小青龙加石膏汤。

【临床点睛】

本方常用于支气管哮喘、慢性支气管炎、肺气肿等病属寒饮素盛，因气候变化而诱发者。

【考点提示】

①小青龙加石膏汤证的症状、治法、方药。

②方证比较。

小青龙加石膏汤、厚朴麻黄汤、射干麻黄汤、越婢加半夏汤鉴别表

方名	病机	症状	治法	药物
小青龙加石膏汤	内饮外寒挟热	咳喘、烦躁、脉浮可有发热恶寒表证	解表化饮清热除烦	麻黄　桂枝　芍药　半夏　干姜　细辛　甘草　石膏　五味子
厚朴麻黄汤	饮热迫于上而近于表	咳喘、胸满、脉浮	化饮除热止咳平喘	厚朴　麻黄　杏仁　石膏　半夏　干姜　细辛　小麦　五味子

续表

方名	病机	症状	治法	药物
射干麻黄汤	寒饮郁肺	咳喘、喉中痰鸣、苔白滑、脉浮紧	散寒宣肺降逆化痰	射干 麻黄 细辛 生姜 半夏 款冬花 紫菀 大枣 五味子
越婢加半夏汤	饮热壅滞于肺	喘咳气急、目如脱状、脉浮大	宣肺泄热化饮降逆	麻黄 石膏 生姜 大枣 甘草 半夏

巩固与练习

一、名词解释

1. 快药　2. 浊唾涎沫　3. 肩息　4. 目如脱状　5. 肺胀

二、填空题

6. 曰：寸口脉_____，其人_____，口中反有_____者何？师曰：为肺痿之病。若口中_____，咳即_____，脉_____，此为肺痈，咳唾脓血。脉者为肺痿，为肺痈。

7. 肺痿者，其人不渴，必，_____，所以然者，以上虚不能制下故也。此为肺中冷，_____，多，_____主之。

8. 大逆下气，止逆下气者，_____主之。

9. 咳而上气，_____，射干麻黄汤主之。

10. 咳而上逆，_____，_____，皂荚丸主之。

三、选择题

（一）A₁型题（单项选择题）

11. 治疗虚寒性肺痿的主方是甘草干姜汤，其方中药物炮制与组合比例是（　　）
   A. 生甘草倍于炮干姜　　　　B. 炙甘草、干姜等分
   C. 炙甘草倍于炮干姜　　　　D. 炮干姜倍于炙甘草

12. 麦门冬汤中麦冬与半夏比例为（　　）
   A. 4∶1　　　B. 5∶1　　　C. 6∶1　　　D. 7∶1

13. 射干麻黄汤主治（　　）
   A. 饮热迫肺　　　　　　B. 寒饮郁肺
   C. 痰浊壅肺　　　　　　D. 寒饮夹热

14. 饮热迫肺的主方是（　　）

　　A. 越婢加半夏汤　　　　　　　B. 射干麻黄汤

　　C. 厚朴麻黄汤　　　　　　　　D. 小青龙加石膏汤

15. 厚朴麻黄汤主治咳嗽喘促，痰声辘辘，咽喉不利，胸满烦躁，脉浮苔滑的咳逆上气病，其病机为（　　）

　　A. 寒饮郁肺　　　　　　　　　B. 饮邪乘肺

　　C. 寒饮夹热　　　　　　　　　D. 痰热壅肺

16. 泽漆汤证的病机为（　　）

　　A. 痰饮迫肺　　　　　　　　　B. 饮热乘肺

　　C. 寒邪束肺，饮热迫肺　　　　D. 寒饮夹热，饮溢正虚

17. 下列各方证的病机何者与痰饮无关（　　）

　　A. 皂荚丸证　　　　　　　　　B. 小青龙加石膏汤证

　　C. 麦门冬汤证　　　　　　　　D. 越婢加半夏汤证

18. 肺胀产生的原因是（　　）

　　A. 重感寒邪，肺气郁闭　　　　B. 寒饮逆阻，肺气失降

　　C. 痰浊黏塞，肺气不利　　　　D. 外寒内饮，肺失宣肃

（二）A₂型题（病历摘要最佳选择题）

19. 某男，48 岁，食道癌放疗后，口干、咽痛、动则气逆，乏力，舌红少津，脉细数，治宜（　　）

　　A. 射干麻黄汤　　　　　　　　B. 麦门冬汤

　　C. 甘草干姜汤　　　　　　　　D. 越婢加半夏汤

　　E. 小青龙汤

（三）B₁型题（配伍题）

A. 麻黄

B. 皂荚

C. 干姜

D. 杏仁

20. 仲景治疗咳嗽，若痰浊黏稠多用（　　）

21. 仲景治疗咳嗽，温肺化饮多用（　　）

（四）X型题（多项选择题）

22. 肺痿的成因包括（　　）

　　A. 发汗太过　　　　　　　　　B. 呕吐频繁

C. 消渴、小便利数　　　　　　D. 大便难，又被攻下太过

E. 素体阳虚，肺中虚冷

23. 治疗饮邪所致咳嗽上气的主方有（　　　）

A. 厚朴麻黄汤　　　　　　　　B. 射干麻黄汤

C. 越婢加半夏汤　　　　　　　D. 小青龙加石膏汤

E. 泽漆汤

24. 肺胀的主方是（　　　）

A. 厚朴麻黄汤　　　　　　　　B. 射干麻黄汤

C. 泽漆汤　　　　　　　　　　D. 小青龙加石膏汤

E. 越婢加半夏汤

25.《金匮要略》中因饮邪而致肺失肃降的病证是（　　　）

A. 肺痿　　　B. 肺胀　　　C. 肺痈　　　D. 支饮　　　E. 溢饮

四、问答题

26. 虚热肺痿与虚寒肺痿如何辨治？两主方配伍特点是什么？

27. 越婢加半夏汤证、小青龙加石膏汤证、射干麻黄汤证在病机、症状、治则方面有何不同？

28. 肺胀病有何特点？其用药特点又是怎样？

29. 肺痈是如何辨证分期的？葶苈大枣泻肺汤的治疗机制及适应证是什么？

30. 咳嗽上气的辨证论治有何规律？

五、病案分析题

31. 陈某，女，48岁。素有咳嗽史。近1周来，恶寒发热，无汗咳嗽，咳吐稠黏痰，胸闷气急，经服感冒发汗药多次，未见好转。刻诊见面色晦滞，形体消瘦，皮肤干燥，体温39℃。舌红苔白不润，脉细数。

32. 朱某，男，49岁，1周来感冒咳嗽，自购小柴胡冲剂，川贝枇杷糖浆等药治疗，恶寒头痛发热略为减轻，但咳嗽、胸闷气急、口渴、心烦、尿短色黄未见好转。刻诊见脉浮滑，苔薄黄。

参考答案

一、名词解释

1. 指泻下峻猛之药。

2. 浊唾指稠痰，涎沫指稀痰。

3. 气喘而抬肩呼吸，又称摇肩，抬肩大喘，是呼吸极端困难的表现。

4. 是形容两目胀突，如将脱出的样子。

5. 病名，是一种较为特殊的咳嗽上气，因外有表邪，内有饮邪郁热，内外合邪，闭塞肺气，肺气胀满所致。又根据表邪有风寒与风热而分为外寒内饮郁热肺胀与风热内饮郁热肺胀。

二、填空题：见原文。

三、选择题

（一）A₁型题（单项选择题）

11. C　12. D　13. B　14. A　15. C　16. D　17. C　18. D

（二）A₂型题（病历摘要最佳选择题） 19. B

（三）B₁型题（配伍题） 　20. B　21. C

（四）X型题（多项选择题）

22. ABCDE　23. ABCDE　24. DE　25. BD

四、问答题

26. 虚寒、虚热肺痿从病因、病机、临床表现，治法及方药组成进行分析。

27. 越婢加半夏汤证、小青龙加石膏汤证、射干麻黄汤证在病机上皆为内饮外邪，内外合邪；在症状上都有咳逆喘促，咳吐痰涎的证候，但三证亦有明显区别。论述三证在病机、症状、治则方面的区别。

28. "肺胀"，即肺气胀满，主症为咳嗽、气喘、胸满。肺胀病的病因病机为水饮内停，外感风寒，肺失宣降，肺气逆满，引发肺胀。肺胀的特点有二：就疾病的性质而论，则皆为实性咳喘；就病机而言，则同属内因外邪。其方药有越婢加半夏汤证与小青龙加石膏汤证，具体分析其用药特点。

29~30. 见原文。

五、病案题

31. 提示：本病属虚热肺痿，拟用麦门冬汤治疗。

32. 提示：本病属寒饮夹热、上迫于肺的咳嗽上气，拟用厚朴麻黄汤加减治疗。

奔豚气病脉证治第八

【考点重点点拨】

1. 了解奔豚气的概念及成因。
2. 掌握奔豚气病的主症、辨证论治。
3. 背诵原文第1、2、3条。

（一）成因与主症

【原文】

师曰：病有奔豚^①，有吐脓，有惊怖，有火邪，此四部病，皆从惊发得之。

师曰：奔豚病，从少腹起，上冲咽喉，发作欲死，复还止，皆从惊恐得之。（1）

【名词解释】

①奔豚：豚为小猪，有谓系江豚。此处奔豚指奔豚气病，指气之上冲症状如豚之奔窜。

（二）证治

1. 肝郁化热

【原文】

奔豚气上冲胸，腹痛，往来寒热，奔豚汤主之。（2）

奔豚汤方：

甘草　芎䓖　当归各二两　半夏四两　黄芩二两　生葛五两　芍药二两
生姜四两　甘李根白皮一升

上九味，以水二斗，煮取五升，温服一升，日三夜一服。

2. 阳虚寒逆

【原文】

发汗后，烧针令其汗，针处被寒，核起而赤者，必发奔豚，气从小腹上至心，灸其核上各一壮，与桂枝加桂汤主之。（3）

桂枝加桂汤方：

桂枝五两　芍药三两　甘草二两（炙）　　生姜三两　　大枣十二枚

上五味，以水七升，微火煮取三升，去滓，温服一升。

3. 阳虚饮动

【原文】

发汗后，脐下悸者，欲作奔豚，茯苓桂枝甘草大枣汤主之。(4)

茯苓桂枝甘草大枣汤方：

茯苓半斤　甘草二两（炙）　大枣十五枚　桂枝四两

上四味，以甘烂水一斗，先煮茯苓，减二升，纳诸药，煮取三升，去滓，温服一升，日三服。

【图解原文】

```
          ┌ 病因 ┌ 惊恐（1）
          │      └ 发汗、烧针过汗（3）、(4)
          │
          │ 主症──从少腹起，上冲咽喉，发作欲死，复还止（1）
奔豚       │
气病       │      ┌ 肝郁化热──气上冲胸，腹痛，往来寒热──
          │      │      奔豚汤──养血平肝，和胃降逆（2）
          │      │ 阳虚寒逆──针处核起而赤，气从少腹上冲心──
          └ 证治 ┤      外用艾灸，灸其核上──温经散寒──
                 │      内服桂枝加桂汤，调和阴阳，平冲降逆（3）
                 └ 阳虚饮动，欲作奔豚──脐下动悸──茯苓桂枝甘草大
                        枣汤──培土制水，以防冲逆（4）
```

巩固与练习

一、名词解释

1. 烧针　　2. 脐下悸

二、填空题

3. _____，腹痛，往来寒热，_____主之。

4. 发汗后，烧针令其汗，针处被寒，核起而赤者，_____，_____灸其核上各一壮，_____与主之。

5. 发汗后，脐下悸者，_____，_____主之。

三、选择题

（一）A₁型题（单项选择题）

6. 治疗肝郁化热奔豚的主药是（　　）

　　A. 桑白皮　　　B. 柴胡　　　　C. 生葛　　　　D. 李根白皮

7. 桂枝加桂汤中，加重桂枝（或肉桂）的目的是（　　）

　　A. 温经　　　　B. 解表　　　　C. 平冲　　　　D. 化气

8. 桂枝加桂汤证的病机是（　　）

　　A. 心阳不足，下焦寒水上冲　　　B. 心阳不足，下焦寒气上冲

　　C. 脾阳不足，停水上逆　　　　　D. 肾阳虚弱，虚寒上逆

9. 在治疗奔豚气时，需要先煮的药物是（　　）

　　A. 李根白皮　　B. 桂枝　　　　C. 生葛　　　　D. 茯苓

（二）A₂型题（病历摘要最佳选择题）

10. 某女，47岁，素来心情不好，近半年来，忽然发作气从少腹上冲，直达咽喉，腹中疼痛，胸闷难忍，数分钟后自行缓解如常人，每周必有发作，伴失眠、多梦、脱发。舌红苔薄白，脉细。治宜（　　）

　　A. 桂枝汤　　　　　　　B. 桂枝加桂汤

　　C. 茯苓桂枝甘草大枣汤　D. 奔豚汤

　　E. 甘麦大枣汤

（三）B₁型题（配伍题）

A. 桂枝汤　　　　　　　　B. 桂枝加桂汤

C. 茯苓桂枝甘草大枣汤　　D. 奔豚汤

11. 奔豚气病，因误汗伤阳，水饮有上冲之势者，治宜（　　）

12. 奔豚气病，因肝郁化热，气逆上冲者，治宜（　　）

（四）X型题（多项选择题）

13. 下列哪些药物用于治疗肝郁化热奔豚（　　）

　　A. 李根白皮、甘草　　　B. 葛根、黄芩

　　C. 柴胡、黄芩　　　　　D. 生姜、半夏

　　E. 当归、川芎、芍药

14. 阳虚寒逆所致的奔豚气用桂枝加桂汤治疗时应注意（　　）

　　A. 微火煮　　　　　　　B. 温服

　　C. 温服取微似汗　　　　D. 啜热稀粥发之

　　E. 不汗更作服

15. 奔豚汤中包含的治法有（　　　）

A. 和肝血　　　　B. 降逆气　　　　C. 缓急痛

D. 清肝热　　　　E. 和胃气

四、问答题

16. 何谓奔豚气？其成因与症状特点是什么？

17. 试述桂枝加桂汤证与茯苓桂枝甘草大枣汤证异同点。

五、病案分析题

18. 陈某，女，32 岁。形体肥胖，常见胸闷心慌，眩晕泛恶，近日气温炎热，晚上睡觉彻夜用电风扇纳凉而感冒发热，遂用百服宁及感冒冲剂发汗退热，因服用太过，致全身大汗淋漓，热虽退而身体感到甚为疲劳，昨日起突见小腹膀胱部位悸动，始感忐忑不安，惊恐不宁，入夜坐卧不安。刻诊见脉寸微尺弦，舌淡胖，苔薄白。

一、名词解释

1. 烧针是针灸治疗中的一种方法，用时先将毫针刺入患者应刺的穴位，再将艾绒裹在柄针上，点燃艾绒，依靠针体传热的作用以治疗疾病。

2. 脐下悸指脐下有跳动的感觉。

二、填空题：见原文。

三、选择题

（一）A_1 型题（单项选择题）　6. D　7. C　8. B　9. D

（二）A_2 型题（病历摘要最佳选择题）　10. D

（三）B_1 型题（配伍题）　11. C　12. D

（四）X 型题（多项选择题）　13. ABDE　14. AB　15. ABCD

四、问答题

16. 奔亦作奔，即奔跑之意；豚亦作纯，音义相同。豚为小猪，有谓系江豚。奔豚又称奔豚气，是形容气从少腹上冲胸咽症状，如豚之奔窜故名。奔豚气病的成因有三种：一为从惊恐得之，这是最主要的成因；二为外感太阳病发汗太过后，损伤心阳，寒气乘虚上逆得之；三为因误汗后伤阳，引动下焦宿饮得之。奔豚气病症状特点为气从少腹上至心下，或上冲咽喉，痛苦异常，发后气平冲止复如常人。

17. 共同点：病位都在心、肾；病机皆为心阳不足，下焦阴邪（寒邪或饮邪）上逆，性质皆属病从寒化。不同点：桂枝加桂汤证病属下焦寒气上逆；茯苓桂枝甘草大枣汤证病属下焦寒水上逆。前者已作奔豚，病情较重，后者欲作奔豚，病情较轻；前者为无形寒气上逆，病势较急，后者为有形水饮发难，病势缓慢；前者方中重用桂枝，以伐肾寒，助阳平冲，后者方中茯苓独重，以伐肾水，利水平冲。

五、病案分析题

18. 提示：属于阳虚饮动欲作奔豚，拟用茯苓桂枝甘草大枣汤治疗。

胸痹心痛短气病脉证并治第九

【考点重点点拨】

1. 了解胸痹心痛短气病三者的含义及其合篇的意义。
2. 熟悉胸痹心痛短气病的病机。
3. 掌握胸痹心痛短气病的辨证论治。
4. 背诵原文第1、3、5、7、9条。

一、病因病机

【原文】

师曰：夫脉当取太过不及①，阳微阴弦②，即胸痹而痛，所以然者，责其极虚也。今阳虚知在上焦，所以胸痹、心痛者，以其阴弦故也。(1)

【名词解释】

①太过不及：脉象改变，盛于正常的为太过，弱于正常的为不及。太过主邪盛，不及主正虚。

②阳微阴弦：关前为阳，关后为阴。阳微，指寸脉微；阴弦，指尺脉弦。

【图解原文】

不及——阳微——正虚（上焦阳气不足，胸阳不振）上焦阳虚，
太过——阴弦——邪实（阴寒邪盛，痰饮内停）阴邪上乘

【考点提示】

胸痹的主脉、病机：阳微阴弦。

【原文】

平人无寒热，短气不足以息者，实也。(2)

【图解原文】

短气不足以息 ⎰ 痰饮 / 瘀血 / 宿食 ⎱ 有形实邪，阻滞心胸，气机不畅——实也

【考点提示】

胸痹心痛短气病的基本病机为正虚邪实。上条强调邪实，本条强调正虚。

二、证治

（一）胸痹证治

1. 主证

【原文】

胸痹之病，喘息咳唾，胸背痛，短气，寸口脉沉而迟，关上小紧数，瓜蒌薤白白酒汤主之。（3）

瓜蒌薤白白酒汤方：

瓜蒌实一枚（捣）　薤白半升　白酒七升

上三味，同煮，取二升，分温再服。

2. 重证

【原文】

胸痹不得卧，心痛彻背者，瓜蒌薤白半夏汤主之。（4）

瓜蒌薤白半夏汤方：

瓜蒌实一枚（捣）　薤白三两　半夏半斤　白酒一斗

上四味，同煮，取四升，温服一升，日三服。

【图解原文】

瓜蒌薤白白酒汤证、瓜蒌薤白半夏汤证

- 病因病机——胸阳不振，痰浊阻滞
- 症状分析
  - 喘息咳唾，短气——胸阳不振，寒饮上乘，肺失肃降
  - 胸背痛——痰浊阻滞，胸阳不宣，心脉痹阻
  - 寸口脉沉而迟——胸阳不振
  - 关上小紧数——中焦有停饮，阴寒内盛
  - 重证不得平卧，心痛彻背——痰饮壅塞较盛
- 治法——通阳宣痹，行气祛痰
- 方解
  - 瓜蒌——苦寒滑利，豁痰下气，宽畅胸膈
  - 薤白——辛温通阳，散结止痛
  - 白酒——通阳助药势
  - 重证加半夏——加强辛温化痰逐饮之力

【辨治提要】

①辨证要点：喘息咳唾（甚则不能平卧），胸背痛（甚则心痛彻背），短气为主症。尤其是"胸背痛，短气"是辨证的关键。舌淡苔白腻，脉弦或弦滑。

②病机：胸阳不振，痰浊阻滞。

③治法方剂：通阳宣痹，行气祛痰，瓜蒌薤白白酒（半夏）汤。

【临床点睛】

常以本方为主治疗冠心病心绞痛、支气管哮喘、肋间神经痛、胸部软组织损伤、非化脓性肋软骨炎等。

【考点提示】

胸痹主证及重证的症状、病机、治法，方药。

3. 虚实异治

【原文】

胸痹心中痞①，留气结在胸，胸满，胁下逆抢心②，枳实薤白桂枝汤主之；人参汤亦主之。(5)

枳实薤白桂枝汤方：

枳实四枚　厚朴四两　薤白半斤　桂枝一两　瓜蒌一枚（捣）

上五味，以水五升，先煮枳实厚朴，取二升，去滓，纳诸药，煮数沸，分温三服。

人参汤方：

人参　甘草　干姜　白术各三两

上四味，以水八升，煮取三升，温服一升，日三服。

【名词解释】

①心中痞：胸中及胃脘有痞塞不通之感。

②胁下逆抢心：胁下气逆上冲心胸。

【图解原文】

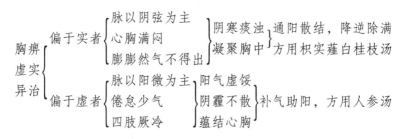

$$
方解\begin{cases}
枳实薤白桂枝汤\begin{cases}
枳实、厚朴——行气散结，消痞除满 \\
瓜蒌——豁痰下气，宽畅胸膈 \\
薤白、桂枝——通阳散结，平降逆气
\end{cases} \\
人参汤\begin{cases}
人参、甘草——补气以助阳气运行 \\
白术——健脾以消痰浊 \\
干姜——温阳散结以消痞满
\end{cases}
\end{cases}
$$

【辨治提要】

①辨证要点：胸痹主症的基础上，添"心中痞"，"胁下逆抢心"等症，偏于实者，脉以阴弦为主，心胸满闷，膨膨然气不得出；偏于虚者，脉以阳微为主，倦怠少气，甚则四肢厥冷，出冷汗。

②病机：实者，阴寒痰浊，凝聚胸中；虚者，阳气虚馁，阴邪蕴结心胸。

③治法方剂：实者，通阳散结，降逆除满，枳实薤白桂枝汤；虚者，补气助阳，人参汤。

【临床点睛】

①枳实薤白桂枝汤广泛用治各种胸胁疾病属于痰浊阻滞者。临床见阳虚证以心脾证候为主者，都可用人参汤治之。

②仲景同病异治的思想，同为胸痹偏于实的用枳实薤白桂枝汤；偏于虚的用人参汤。

【考点提示】

胸痹虚实异治，偏实、偏虚各自的症状、病机、治法，方药。

4. 轻证

【原文】

胸痹，胸中气塞，短气，茯苓杏仁甘草汤主之；橘枳姜汤亦主之。（6）

茯苓杏仁甘草汤方：

茯苓三两　杏仁五十个　甘草一两

上三味，以水一斗，煮取五升，温服一升，日三服。不瘥，更服。

橘枳姜汤方：

橘皮一斤　枳实三两　生姜半斤

上三味，以水五升，煮取二升，分温再服。

【图解原文】

胸痹轻证 { 胸中气塞 / 短气 } 饮阻气滞 { 偏于饮邪——宣肺化饮，茯苓杏仁甘草汤 / 偏于气滞——行气散结，橘枳姜汤 }

【考点提示】

胸痹轻证的症状、病机、治法、方药。

5. 急证

【原文】

胸痹缓急者，薏苡附子散主之。(7)

薏苡附子散方：

薏苡仁十五两　大附子十枚（炮）

上二味，杵为散，服方寸匕，日三服。

【图解原文】

薏苡附子散证 { 病因病机——阴寒凝聚不散，阳气痹阻不通 / 症状分析——胸痹缓急——胸背痛突然发作，痛势急剧 / 治法——温阳通痹，止痛缓急。 / 方解 { 薏苡仁——"主筋急拘挛"（《本经》） / 炮附子——温通阳气 } / 剂型——散剂，急切间便于服用 }

【辨治提要】

①辨证要点：胸背痛等症突然发作，痛势急剧。

②病机：阴寒凝聚不散，阳气痹阻不通。

③治法方剂：温阳通痹，止痛缓急，薏苡附子散。

【临床点睛】

目前有用薏苡附子散或改为汤剂适当加味，治疗心绞痛取得疗效；也有用薏苡附子散合芍药甘草汤加味，重用薏苡仁60～90g，治疗坐骨神经痛。

【考点提示】

胸痹缓急的病机、治法、方药。

（二）心痛证治

1. 轻证

【原文】

<u>心中痞，诸逆①，心悬痛②，桂枝生姜枳实汤主之。（8）</u>

桂枝生姜枳实汤方：

桂枝　生姜各三两　枳实五枚

上三味，以水六升，煮取三升，分温三服。

【名词解释】

①诸逆：泛指阴寒、痰饮向上冲逆。

②心悬痛：心窝部向上牵引疼痛。

【图解原文】

桂枝生姜
枳实汤证
├病因病机——寒饮上逆
├症状┤心中痞——寒饮停聚，阳气不运
│分析┤心悬痛——寒饮冲逆
├治法——温阳化饮，下气降逆
└方解┤桂枝——温阳化饮，平降冲逆
　　　┤生姜——散寒化饮，开结除痞
　　　└枳实——开结下气，消痞除满

【辨治提要】

①辨证要点：胸闷短气，心中痞，心窝部向上牵引疼痛，或见呕逆、嗳气等上逆症状。

②病机：寒饮上逆。

③治法方剂：温阳化饮，下气降逆，桂枝生姜枳实汤。

【考点提示】

心痛轻证的表现、病机、治法，方药。

2. 重证

【原文】

<u>心痛彻背，背痛彻心，乌头赤石脂丸主之。（9）</u>

乌头赤石脂丸方：

蜀椒一两，一法二分　乌头一分（炮）　附子半两（炮），一法一分　干姜一两，一法一分　赤石脂一两，一法二分上五味，末之，蜜丸如梧子大，先食服一丸，日三服。不知，稍加服。

【图解原文】

乌头赤石脂丸证
- 病因病机——阴寒痼结
- 症状分析：
  - 心痛彻背，背痛彻心
  - 伴发四肢厥冷
  - 冷汗出，面色白舌淡胖紫暗苔白腻
  - 脉沉紧甚至微细欲绝
  （阳气衰微，阴寒极盛之危候）
- 治法方剂——温阳逐寒，止痛救逆。乌头赤石脂丸
- 方解：
  - 乌、附、椒、姜——大辛大热，逐寒止痛
  - 赤石脂——收敛阳气，防止辛热之品温散太过
- 剂型：蜜为丸——缓和药性，解乌、附之毒。
- 服法：首次服小量，"不知，稍加服"

【辨治提要】

①辨证要点：心痛彻背，背痛彻心，形寒怕冷，四肢厥冷，舌淡胖紫暗苔白腻，脉沉紧甚至微细欲绝。

②病机：阴寒痼结。

③治法方剂：温阳逐寒，止痛救逆。乌头赤石脂丸。

【临床点睛】

①乌头赤石脂丸为古人治疗"真心痛"的救急药。目前可辨证采用本方治疗冠心病心绞痛，救治心肌梗死先兆以及沉寒痼冷性脘腹痛等。

②治疗痛证，包括关节炎、胸痛、腹痛，尤其是疼痛重证，仲景喜用附子或乌头，或两者并用。这是仲景用药的特点之一。

【考点提示】

心痛重证的症状、病机、治法、方药。

巩固与练习

一、名词解释

1. 太过不及　2. 胁下逆抢心　3. 心悬痛　4. 阳微阴弦

二、填空题

5. 夫脉当取太过不及，_____，即胸痹而痛，所以然者，责其极虚也。

6. 胸痹之病，_____，_____，短气，寸口脉沉而迟，关上小紧数，_____主之。

7. _____，_____者，栝蒌薤白半夏汤主之。

8. 胸痹心中痞，_____，_____，_____，枳实薤白桂枝汤主之。_____亦主之。

9. 胸痹，胸中气塞，短气，_____主之，_____亦主之。

10. 胸痹缓急者，_____主之。

11. _____，_____，_____，桂枝生姜枳实汤主之。

12. 胸痹不得卧，_____者，栝蒌薤白半夏汤主之。

13. 心痛彻背，背痛彻心，_____主之。

三、选择题

（一）A₁型题（单项选择题）

14. 患者胸痛彻背，咳吐白黏痰，喘息不能平卧，舌苔白腻，关脉弦滑，治疗宜选用（　　）

    A. 瓜蒌薤白白酒汤　　　　　　B. 瓜蒌薤白半夏汤

    C. 枳实薤白桂枝汤　　　　　　D. 桂枝生姜枳实汤

15. 乌头与附子同用的方剂是（　　）

    A. 乌头赤石脂丸　　　　　　　B. 乌头桂枝汤

    C. 大乌头煎　　　　　　　　　D. 乌头汤

16. 胸痹急证的病机是（　　）

    A. 胸阳衰微，寒饮上乘　　　　B. 胸阳衰微，寒湿闭阻

    C. 胸阳不振，气滞血瘀　　　　D. 胸阳不振，寒痰闭阻

17. 胸痹的治疗原则应是（　　）

    A. 温助心阳　　　　　　　　　B. 扶正祛邪

    C. 宣痹通阳　　　　　　　　　D. 活血化瘀

18. 栝蒌薤白白酒汤证的病机是（　　）

    A. 痰涎壅塞，胸中痹阻　　　　B. 胸阳不振，痰饮上乘

    C. 饮邪上乘，胸中气滞　　　　D. 寒饮内停，逆而上冲

19. 薏苡附子散证的病机是（　　　）

    A. 胸阳不振，寒痰闭阻　　　　　　B. 胸阳不振，气滞血瘀

    C. 胸阳衰微，寒湿闭阻　　　　　　D. 胸阳衰微，寒饮上乘

（二）A_2 型题（病历摘要最佳选择题）

20. 刘某，男，73 岁。患冠心病、心肌梗死，住某军医院。脉症：心痛彻背，背痛彻心，面色发绀，汗出肢冷，舌质紫黯，脉象沉细。本案属何种病证（　　　）

    A. 瓜蒌薤白白酒汤证　　　　　　　B. 瓜蒌薤白半夏汤证

    C. 人参汤证　　　　　　　　　　　D. 枳实薤白桂枝汤证

    E. 乌头赤石脂丸证

（三）B_1 型题（配伍题）

    A. 痰浊壅盛，闭塞心肺，肺气不降，症见喘息咳唾，心痛彻背，短气，不得平卧

    B. 阴寒痼结，心窝部疼痛牵引到背，背部疼痛牵引到心窝部，心背互相牵引疼痛

    C. 寒饮停胃，饮随气逆，症见心悬痛，心中痞，干呕气塞

    D. 胸阳衰微，寒湿闭阻，症见四肢厥冷，筋脉拘急，胸背痛突然加重，且痛势急剧

21. 瓜蒌薤白半夏汤的治疗证候是（　　　）

22. 薏苡附子散的治疗证候是（　　　）

（四）X 型题（多项选择题）

23. 下列方剂治疗胸痹的有（　　　）

    A. 人参汤　　　　　　　　　　　　B. 薏苡附子散

    C. 桂枝生姜枳实汤　　　　　　　　D. 乌头赤石脂丸

    E. 橘枳姜汤

24. 治疗胸痹兼证病机偏实的药物有（　　　）

    A. 枳实　　　B. 薤白　　　C. 桂枝　　　D. 厚朴　　　E. 瓜蒌

25. 主治心痛彻背的方剂有（　　　）

    A. 瓜蒌薤白白酒汤　　　　　　　　B. 瓜蒌薤白半夏汤

    C. 枳实薤白桂枝汤　　　　　　　　D. 薏苡附子散

    E. 乌头赤石脂丸

26. 主治心中痞的方剂有（　　　）

A. 人参汤   B. 橘枳姜汤

C. 茯苓杏仁甘草汤   D. 枳实薤白桂枝汤

E. 桂枝生姜枳实汤

27. 乌头赤石脂丸的配伍特点有（　　）

A. 辛散与收涩药同用使寒去而不伤正

B. 用甘草解乌头毒性

C. 用蜂蜜制以丸剂使峻药缓用

D. 乌头附子同用峻逐阴寒

E. 用薏苡仁协助乌头缓急止痛

28. 枳实薤白桂枝汤的药物是（　　）

A. 枳实　　B. 薤白　　C. 桂枝　　D. 厚朴　　E. 瓜蒌

四、问答题

29. 试析"阳微阴弦"的含义。

30. 试析瓜蒌薤白白酒汤、瓜蒌薤白半夏汤、枳实薤白桂枝汤的异同点。

31. 试析乌头赤石脂丸的配伍与制剂意义。

32. 举例说明仲景治疗胸痹心痛的用药规律。

33. 胸痹、心痛的病机和主症特点是什么？

34. 如何理解第5条与第6条"同病异治"方法？

35. 瓜蒌薤白半夏汤与乌头赤石脂丸同治"心痛彻背"，两方证如何鉴别？

五、病案分析题

36. 张某，男，56岁，干部，2000年12月5日初诊。该患者有胸闷憋气，左上胸阵发性疼痛3年，曾诊断为冠心病心绞痛。今因天气寒冷而胸中憋闷加重，左上胸时有疼痛，其痛牵引到背部，短气，喘息咳唾，脉沉迟，舌质淡胖，苔白。（要求：写出诊断、病机、治法、方药）

参考答案

一、名词解释

1. 太过不及指脉象的异常。脉盛于正常的太过，主邪盛；脉弱于正常的为不及，主正虚。

2. 胁下逆抢心指胁下气逆上冲心胸。

3. 心悬痛指心窝部感到如同悬挂动摇那样的牵掣作痛。

4. 关前为阳，关后为阴。阳微，指寸脉微；阴弦，指尺脉弦。阳微阴弦，即寸脉微尺脉弦。

二、填空题：见原文。

三、选择题

（一）A₁型题（单项选择题）　14. B　15. A　16. B　17. C　18. B　19. C

（二）A₂型题（病历摘要最佳选择题）　20. E

（三）B₁型题（配伍题）　21. A　22. D

（四）X型题（多项选择题）

23. ABE　24. ABCDE　25. BE　26. ADE　27. ACD　28. ABCDE

四、问答题

29. "阳微阴弦"不但是胸痹、心痛的主要脉象，而且是胸痹、心痛的病机。"阳微"指寸脉微是不足，为上焦阳气不足，胸阳不振之象；"阴弦"指尺脉弦是太过，为阴寒太盛，水饮内停之征。"阳微"与"阴弦"并见，说明胸痹心痛的病机为上焦阳虚，阴邪上乘，邪正相搏，壅塞胸位，阳气不通，不通则痛，故产生胸痹、心痛。胸阳不振是导致胸痹、心痛的关键，但仅有胸阳之虚，而无阴邪之盛，便不会发生胸痹、心痛。只有胸阳不振、阴邪上乘阳位，两者相互搏结，才能发生胸痹、心痛，故"阳微"与"阴弦"是胸痹、心痛不可缺少的两个方面。

30. 瓜蒌薤白白酒汤、瓜蒌薤白半夏汤、枳实薤白桂枝汤三方均有瓜蒌、薤白，均具有涤痰宽胸、通阳宣痹功效，都可用治胸痹，但同中有异。瓜蒌薤白白酒汤为胸痹基本方，治胸阳不振，寒痰闭阻之胸痹典型证；瓜蒌薤白半夏汤在瓜蒌薤白白酒汤的基础上，加半夏增强化痰降逆之功，用治痰浊壅滞，闭塞心肺，肺气不降之胸痹重证；枳实薤白桂枝汤在瓜蒌薤白白酒汤的基础上，去白酒之升散，加桂枝散寒降逆，枳实、厚朴同用理气散结，消痞泄满，治寒痰气滞，病机偏实之胸痹兼胃胁气机阻滞证。

31. 乌头赤石脂丸是治疗阴寒痼结的心痛重证之主方，其适应证候是"心痛彻背，背痛彻心"。本方的配伍与制剂：①以乌头为代表，蜀椒、附子、干姜等大辛大热之品的使用。②赤石脂的作用。③蜂蜜的作用。④丸剂的意义。

32. 治疗胸痹心痛，仲景用药有如下规律：凡以瓜蒌、薤白为主组成的方剂，则专为治胸痹而设。如瓜蒌薤白白酒汤、瓜蒌薤白半夏汤均是治疗胸痹的主要方剂。凡瓜蒌、薤白与桂枝、枳实、生姜配伍运用的方剂，则是为治疗胸痹与心痛或短气合并证候而设。如枳实薤白桂枝汤治疗胸痹心痛合并发生之证，故既用瓜蒌、薤白治胸痹，又用桂枝、枳实治心痛，胸胃同治。凡以乌头、附子为主组成之方剂，则为治沉寒痼冷之心痛而设。如乌头赤石脂丸则是治疗阴寒痼结，寒气攻冲所致心痛彻背、背痛彻心之证，故乌头、附子同用，以攻逐阴邪。

33~35. 见原文。

五、病案分析

36. 诊断：胸痹。

病机：上焦阳虚，寒饮上乘，胸阳痹阻。

治法：通阳散结，豁痰下气。

方药：瓜蒌薤白白酒汤。

组成：瓜蒌、薤白、白酒。

腹满寒疝宿食病脉证治第十

【考点重点点拨】

1. 了解腹满、寒疝、宿食三病的概念及合篇的意义。
2. 熟悉腹满的寒热虚实辨别与治则，宿食病的证治。
3. 掌握腹满、寒疝的证治。
4. 背诵原文第1、2、3、17、21、24条。

一、腹满

（一）辨证与治则

1. 虚寒证

【原文】

趺阳脉微弦，法当腹满，不满者必便难，两胠^①疼痛，此虚寒从下上也，当以温药服之。（1）

腹满时减，复如故，此为寒，当与温药。（3）

【名词解释】

①胠：胸胁两旁当臂之处。

【图解原文】

趺阳脉微——中阳不足，脾胃虚寒 ⎰土虚木贼 ⎰腹满，大便难，
趺阳脉弦——下焦肝肾寒气上逆中焦 ⎱寒气充斥中焦 ⎱两胁疼痛
腹满时减，复如故——虚寒腹满（脏寒生满病）——当与温药

【考点提示】

虚寒腹满时轻时重，按之不痛，趺阳脉微弦，治用温药。

2. 实热证

【原文】

病者腹满，按之不痛为虚，痛者为实，可下之；舌黄未下者，下之黄自去。（2）

【图解原文】

腹满拒按 多为水饮、宿食、燥屎、瘀血等有形之
苔黄　　 邪积滞于肠胃，属实热证

腹满喜按 多为阳虚兼无形之气呆滞于胃肠，属虚寒证
苔白

【考点提示】
实热腹满持续不减，按之疼痛，舌苔黄，治用下法。

3. 表里俱寒证

【原文】
寸口脉弦，即胁下拘急而痛，其人啬啬[①]恶寒也。（5）

【名词解释】
①啬啬：恶寒如瑟缩之状。

【图解原文】

其人啬啬恶寒——外感寒邪
寸口脉弦，胁下拘急而痛——寒邪滞留肝经

【原文】
夫中寒家，喜欠，其人清涕出，发热色和者，喜嚏。（6）
中寒，其人下利，以里虚也，欲嚏不能，其人肚中寒。一云痛。（7）

【图解原文】

腹满表里 前条里寒轻仅见喜欠，表寒重而见发热、流清涕、善嚏（轻证）
俱寒证　 后条里寒甚而见下利乃至洞泄，表寒轻而仅见欲嚏不能（重证）

4. 寒实证

【原文】
　其脉数而紧乃弦，状如弓弦，按之不移。脉数弦者，当下其寒；脉紧大而迟者，必心下坚；脉大而紧者，阳中有阴，可下之。（20）

【图解原文】
本条论述腹满寒实可下证的脉象和治法。

5. 邪盛正衰危重证

【原文】
病者痿黄[①]，躁而不渴，胸中寒实，而利不止者死。（4）

【名词解释】

①痿黄:"痿"同"萎",痿黄是指肤色枯黄而无光泽。

【图解原文】

本条论述腹满寒实内结伴里阳衰竭危证的症状及预后。

(二)证治

1. 里实兼表寒证

【原文】

病腹满,发热十日,脉浮而数,饮食如故,厚朴七物汤主之。(9)

厚朴七物汤方:

厚朴半斤　甘草　大黄各三两　大枣十枚　枳实五枚　桂枝二两　生姜五两

上七味,以水一升,煮取四升,温服八合,日三服。呕者加半夏五合;下利去大黄;寒多者加生姜至半斤。

【图解原文】

厚朴七物汤证
- 病因病机——腹满里实兼表寒
- 症状分析
  - 发热十日——病程较久
  - 脉浮而数——表证仍在
  - 病腹满——邪热入里,里证为主
  - 饮食如故——其人胃气素强,病变的重点在肠
- 治法方剂——行气除满,泻热去积,表里双解,厚朴七物汤
- 方解
  - 厚朴、枳实、大黄——厚朴三物汤行气除满以去里实
  - 桂枝汤去芍药——但满而不痛,故去芍药知酸敛 调和营卫以解表寒
- 加减——呕者加半夏五合,下利去大黄,寒多者加生姜至半斤

【辨治提要】

①辨证要点:脘腹胀满,身热,微恶风寒,大便不通。

②病机:腹满里实兼表寒。

③治法方剂:行气除满,泻热去积,表里双解。厚朴七物汤。

【临床点睛】

本方常用于急性肠炎、痢疾初起以及其他热性病初起，属表里同病者。

【考点提示】

腹满里实兼表寒证的症状、治法、方药。

2. 里实兼少阳证

【原文】

按之心下满痛者，此为实也，当下之，宜大柴胡汤。(12)

大柴胡汤方：

柴胡半斤　黄芩三两　芍药三两　半夏半升（洗）　枳实四枚（炙）大黄二两　大枣十二枚　生姜五两

上八味，以水一斗二升，煮取六升，去滓，再煎，温服一升，日三服。

【图解原文】

大柴胡汤证
- 病因病机——腹满里实兼少阳证
- 症状分析：按之心下满痛属实证，结合《伤寒论》，可见
  - 往来寒热
  - 胸胁苦满
  - 心烦喜呕
  - 苔黄，脉弦有力
- 治法——和解少阳并攻逐阳明，双解表里。
- 方解
  - 柴胡、黄芩、芍药、半夏、生姜——和解少阳
  - 大黄、枳实——攻逐阳明热结
  - 大枣——安中
- 煎法：去渣再煎——因属和解剂

【辨治提要】

①辨证要点：胃脘两胁胀痛，寒热往来，郁郁微烦，呕不止，大便干结或下利，舌红苔薄黄，脉弦有力。

②病机：腹满里实兼少阳证。

③治法方剂：和解少阳并攻逐阳明，双解表里，大柴胡汤。

【临床点睛】

本方多用于治疗急性胆囊炎、急性胰腺炎等急腹症。凡见少阳阳明

合病，或肝胆胃肠不和，或胁痛、腹满、便秘等，皆可用之。

【考点提示】

腹满里实兼少阳证的症状、治法、方药。

3. 里实胀重于积

【原文】

痛而闭者，厚朴三物汤主之。(11)

厚朴三物汤方：

厚朴八两　大黄四两　枳实五枚

上三味，以水一斗二升，先煮二味，取五升，纳大黄，煮取三升，温服一升。以利为度。

【图解原文】

厚朴三物汤证 {
　病因病机——里实胀重于积
　症状分析：痛而闭——气滞不行，实热内结，气滞重于实积
　治法——行气除满，通便泻热。
　方解 {
　　厚朴——行气除满
　　大黄、枳实——通腑去积泄热
　　服法：以利为度，中病即止
　}
}

【临床点睛】

本方重用厚朴，功专行气，主治肠胃间胀重于积；小承气汤重用大黄荡涤，主治肠胃间积重于胀之证。

4. 里实积胀俱重

【原文】

腹满不减，减不足言，当须下之，宜大承气汤。(13)

大承气汤方：见前"痉病"中。

【图解原文】

①本条论述腹满积胀俱重的证治。

②症状病机：腹满不减，减不足言——里热实证。

③治法方剂：峻下热结，荡涤胃肠，大承气汤。

【考点提示】

腹满里实四汤证比较，见下表。

腹满里实四汤证比较表

不同点	厚朴七物汤证	大柴胡汤证	厚朴三物汤证	大承气汤证
脉症	腹满，发热，饮食如故，脉浮数	心下满痛，往来寒热，心烦喜呕，脉弦有力	腹部痞满胀痛，便秘	腹满不减，痞满燥实俱全
病位	满痛在脐腹，病位在肠兼表	满痛在心下，病位在胃胆	满痛在中脘，病位在胃	满痛在脐周，病位在胃肠
病机	表证未罢，邪热入里，壅滞于肠	病邪在里，并及少阳，阳明少阳合病	实热内积胃腑，气机壅滞，胀重于急	燥屎内结胃肠，积胀俱重
治则	双解表里	和解攻里	行气除满	荡涤肠胃
用药特点	以桂枝汤解表，厚朴三物汤攻里	以小柴胡汤和解少阳，大黄、黄芩、枳实攻逐阳明热结	君厚朴行气除满，臣大黄、枳实通腑泄热	重用大黄、厚朴攻逐积滞，佐芒硝、枳实软坚除痞

5. 寒饮逆满

【原文】

腹中寒气，雷鸣切痛[①]，胸胁逆满，呕吐，附子粳米汤主之。（10）

附子粳米汤方：

附子一枚（炮）　半夏半升　甘草一两　大枣十枚　粳米半斤

上五味，以水八升，煮米熟，汤成，去滓，温服一升，日三服。

【名词解释】

①雷鸣切痛：肠鸣重如同雷鸣、腹痛剧如刀切之状。

【图解原文】

附子粳米汤证 {
病因病机——中焦虚寒，水饮内停
症状分析 {
雷鸣切痛——寒饮滞留胃肠
胸胁逆满，呕吐——寒饮上逆
}
治法——温中散寒，化饮降逆。
方解 {
炮附子——温中散寒止痛
半夏——化饮降逆
粳米、甘草、大枣——补益脾胃
}
}

【辨治提要】

①辨证要点：腹中冷痛、呕吐、肠鸣辘辘、苔白滑、脉沉迟等。

②病机：中焦虚寒，水饮内停。

③治法方剂：温中散寒，化饮降逆，附子粳米汤。

【临床点睛】

本方常用于治疗霍乱四逆以及属中焦虚寒停饮的胃痉挛、消化性溃疡等疾病。

【考点提示】

腹满寒饮逆满证的症状、治法、方药。

6. 寒饮腹痛

【原文】

寒气厥逆①，赤丸主之。(16)

赤丸方：

茯苓四两　半夏四两（洗）　乌头二两（炮）　细辛一两

上四味，末之，纳真朱为色，炼蜜丸，如麻子大，先食酒饮下三丸，日再夜一服，不知，稍增之，以知为度。

【名词解释】

①厥逆：并言症状与病机，犹如《伤寒论·辨太阳病脉证并治》第337条所指出："厥者，阴阳气不相顺接，便为厥；厥者，手足逆冷者是也。"

【图解原文】

赤丸证
- 病因病机——脾肾阳虚，阴寒内盛，水饮停聚
- 症状分析
  - 腹满痛——阴寒内盛，寒饮滞留
  - 肢厥——阳虚饮阻
- 治法——散寒止痛，化饮降逆
- 方解
  - 乌头、细辛——驱腹中沉寒痼冷，止痛救逆
  - 茯苓、半夏——化饮降逆
  - 朱砂——重镇降逆
- 剂型：炼蜜为丸——缓解毒性，峻药缓攻
- 服法：小剂连服，以求缓图；以知为度，中病即止

【辨治提要】

①辨证要点：腹满痛，肢厥，呕吐，心下悸，舌质淡红，多齿痕，苔白滑，脉沉细而迟。

②病机：脾肾阳虚，阴寒内盛，水饮停聚。

③治法方剂：散寒止痛，化饮降逆，赤丸。

【临床点睛】

赤丸常用治：因寒饮上逆所致寒疝、腹痛、心下悸、哮喘；因寒痰蒙窍所致癫痫；以痛痹为主的风湿性关节炎以及胃积水等病证。

【考点提示】

寒饮腹痛证的症状、治法、方药。

7. 脾虚寒盛

【原文】

心胸中大寒痛，呕不能饮食，腹中寒，上冲皮起，出见有头足[1]，上下痛而不可触近，大建中汤主之。(14)

大建中汤方：

蜀椒二合（汗）　干姜四两　人参二两

上三味，以水四升，煮取二升，去滓，纳胶饴一升，微火煎取一升半，分温再服，如一炊顷，可饮粥二升，后更服，当一日食糜[2]，温覆之。

【名词解释】

①上冲皮起，出见有头足：腹皮因寒气攻而出现犹如头、足般的块状肠型在起伏蠕动。

②食糜：喝粥。

【图解原文】

大建中汤证｛
病因病机——脾胃阳虚，中焦寒盛

症状分析｛
呕吐不能饮食——胃寒气逆
上冲皮起，出见有头足，上下痛而不可触近——寒气攻冲
｝

治法——温阳建中，祛寒止痛。

方解｛
蜀椒、干姜——温中散寒
人参、饴糖——补气缓中
｝

药后饮食调护：药后饮粥，当一日食糜，温覆之
｝

【辨治提要】

①辨证要点：胃脘剧痛，寒气上攻，呕逆，腹部时起头足，痛时拒

按，手足逆冷，苔薄白，脉沉伏。

②病机：脾胃阳虚，中焦寒盛。

③治法方剂：温阳建中，祛寒止痛，大建中汤。

【难点剖析】

本条"上下痛而不可触近"看似实证，为何辨为虚证：因其痛并非像实证那样固定不移而是上下走窜，其满不像实证那样减不足言而是时增时减。

【临床点睛】

大建中汤常被用于治疗虚寒性吐利、疝瘕以及慢性胃炎、胃痉挛、消化性溃疡、内脏下垂等病证。

【考点提示】

①脾虚寒盛证的症状、治法、方药。

②方证比较：本方证与附子粳米汤证同属于脾胃虚寒性腹满痛，比较如下。

大建中汤证与附子粳米汤证比较表

不同点	大建中汤证	附子粳米汤证
主症	满为上冲皮起，出见有头足，痛为不可触近，呕不能饮食	满为胸胁逆满，痛为雷鸣切痛，仅呕吐而无不能饮食
病机	脾胃阳虚，阴寒内盛	脾胃虚寒，饮停上逆
治法	大建中气，温中散寒	温中散寒，化饮降逆
用药特点	散寒止痛用干姜，降逆止呕用蜀椒，补脾胃用人参、饴糖，作用较强	散寒止痛用炮附子，降逆止呕用半夏，温补脾胃用粳米、甘草、大枣，作用较缓

8. 寒实积滞

【原文】

胁下偏痛，发热，其脉紧弦，此寒也，以温药下之，宜大黄附子汤。(15)

大黄附子汤方：

大黄三两　附子三枚（炮）　细辛二两

上三味，以水五升，煮取二升，分温三服；若强人，煮二升半，分温三服。服后如人行四五里，进一服。

【图解原文】

大黄附子汤证 {
　病因病机——寒实内结
　症状
　分析 {
　　胁下偏痛——内停沉寒，阳气不运，积滞成实
　　发热——阴寒内盛，阳气被遏，营卫失调
　　脉紧弦——主寒主痛
　}
　治法——温阳散寒，通便止痛
　方解 {
　　大黄——泻下通便
　　附子、细辛——温阳散寒止痛并制大黄寒凉之性
　}
}

【辨治提要】

①辨证要点：胁下偏痛，腹满，大便不通，舌苔白润，脉紧弦。

②病机：寒实内结。

③治法方剂：温阳散寒，通便止痛，大黄附子汤。

【临床点睛】

大黄附子汤常被用于治疗寒疝胸腹绞痛、脐痛拘挛急迫等症以及属于寒实内结性慢性痢疾、慢性肾功能不全、肠梗阻等疾病。

【考点提示】

寒实积滞证的症状、治法、方药。

二、寒疝

（一）证治

1. 阴寒痼结

【原文】

腹痛，脉弦而紧，弦则卫气不行，即恶寒，紧则不欲食，邪正相搏，即为寒疝。绕脐痛，若发则白汗①出，手足厥冷，其脉沉弦者，大乌头煎主之。(17)

乌头煎方：

乌头大者五枚（熬，去皮，不咬咀）

上以水三升，煮取一升，去滓，纳蜜二升，煎令水气尽，取二升，强人服七合，弱人服五合。不瘥，明日更服，不可一日再服。

【名词解释】

①白汗：剧痛时所出冷汗。

【图解原文】

乌头煎证
- 病因病机——阳虚阴盛，阴寒痼结
- 症状分析
  - 绕脐痛，脉弦紧——寒邪凝结
  - 发则白汗出，手足厥冷——阴寒内结，阴阳气不相顺接，虚阳外浮
  - 脉弦紧转变为沉弦——阴寒痼结，里阳更虚
- 治法——起沉寒，缓急痛
- 方解
  - 乌头——大辛大热，力起沉寒痼冷，温通经脉，缓急止痛
  - 蜂蜜——缓急补虚，延长药效，并制乌头之毒性
- 服法：强人服七合，弱人服五合，不可一日再服

【辨治提要】

①辨证要点：寒疝腹痛，绕脐剧痛，痛甚则唇青面白，肢冷汗出，不欲食。

②病机：阳虚阴盛，阴寒痼结。

③治法方剂：起沉寒，缓急痛，大乌头煎。

【临床点睛】

本方为辛热峻剂，可用治内寒重的胃肠神经官能症、胃肠痉挛、痛痹等病证。

【考点提示】

寒疝阴寒痼结的症状、治法、方药。

2. 血虚内寒

【原文】

寒疝腹中痛，及胁痛里急者，当归生姜羊肉汤主之。(18)

当归生姜羊肉汤方：

当归三两　生姜五两　羊肉一斤

上三味，以水八升，煮取三升，温服七合，日三服。若寒多者，加生姜成一斤；痛而呕者，加橘皮二两、白术一两。加生姜者，亦加水五升，煮取三升二合，服之。

【图解原文】

当归生姜
羊肉汤证
├ 病因病机——血虚内寒
├ 症状分析：腹中痛引及胁肋——肝经失却血之
│　　　　　　　　　　　　　　　濡养与气之温煦
├ 治法——养血散寒止痛
└ 方解 { 当归——养血
　　　　 生姜——散寒
　　　　 羊肉——补虚生血 }

【辨治提要】

①辨证要点：腹痛，胁下及腹部牵引疼痛，喜温喜按。

②病机：血虚内寒。

③治法方剂：养血散寒止痛，当归生姜羊肉汤。

【临床点睛】

①本方多用作食疗强身，尤其是产后及失血后的调养。

②可用治血虚内寒性产褥热、产后恶露不尽、肌衄、久泻以及低血压性眩晕、十二指肠球部溃疡等，使用时应酌情加味。

【考点提示】

寒疝血虚内寒的症状、治法、方药。

3. 寒疝兼表

【原文】

寒疝腹中痛，逆冷，手足不仁，若身疼痛，灸刺诸药不能治，抵当①乌头桂枝汤主之。(19)

乌头桂枝汤方：

乌头

上一味，以蜜二斤，煎减半，去滓。以桂枝汤五合解之②，得一升后，初服二合；不知即服三合，又不知，复加至五合。其知者，如醉状，得吐者，为中病。

桂枝汤方：

桂枝三两（去皮）　芍药三两　甘草二两（灸）　生姜三两　大枣十二枚

上五味，剉，以水七升，微火煮取三升，去滓。

【名词解释】

①抵当：只宜。

②解之：混合、稀释。

【图解原文】

乌头桂枝汤证
- 病因病机——素有内寒，复感外寒
- 症状 { 寒疝腹中痛，逆冷，手足不仁——阳衰里寒
- 分析 { 身疼痛——外感寒邪
- 治法——双解表里寒邪
- 方解 { 大乌头煎——起沉寒以缓急痛
         桂枝汤——和营卫以解表寒
- 煎服法 { 乌头必须蜜煎，以减其毒性，并延长药效
          以桂枝汤药汁溶解大乌头煎所熬浸膏
          服用当小剂量递增，不知者可渐增用量，以知为度
- 服药反应：如醉状、呕吐表现为中病"瞑眩"反应

【辨治提要】

①辨证要点：寒疝腹痛，畏寒喜热，身体疼痛，手足逆冷。

②病机：素有内寒，复感外寒。

③治法方剂：双解表里寒邪，乌头桂枝汤。

【临床点睛】

本方常用治痛风、风湿与类风湿关节炎、坐骨神经痛等辨证属于风寒湿邪外侵且以寒邪为甚者。

【考点提示】

①寒疝兼表的症状、治法、方药。

②方证比较。

寒疝三方证比较表

不同点	当归生姜羊肉汤证	大乌头煎证	乌头桂枝汤证
主症	胁腹绵绵作痛	发作性绕脐剧痛	绕脐剧痛且身痛
兼症	里急	肢冷汗出	肢冷不仁

续表

不同点	当归生姜羊肉汤证	大乌头煎证	乌头桂枝汤证
病机	血虚有寒	阳虚阴盛	表里俱寒
治法	养血散寒	起沉寒而缓急痛	双解表里寒邪

（二）误治变证

【原文】

夫瘦人绕脐痛，必有风冷，谷气不行①，而反下之，其气必冲，不冲者，心下则痞也。（8）

【名词解释】

①谷气不行：水谷不化而大便秘结不行。

三、宿食

（一）脉症

【原文】

脉紧如转索无常者，有宿寒也。（25）

脉紧头痛，风寒，腹中有宿食不化也。一云寸口脉紧。（26）

（二）证治

1. 宿食在下

【原文】

问曰：人病有宿食，何以别之？师曰：寸口脉浮而大，按之反涩，尺中亦微而涩，故知有宿食，大承气汤主之。（21）

脉数而滑者，实也，此有宿食，下之愈，宜大承气汤。（22）

下利不饮食者，有宿食也，当下之，宜大承气汤。（23）

2. 宿食在上

【原文】

宿食在上脘，当吐之，宜瓜蒂散。（24）

瓜蒂散方：

瓜蒂一分（熬黄）　赤小豆一分（煮）

上二味，杵为散，以香豉七合煮取汁，和散一钱匕，温服之，不吐者少加之，以快吐为度而止。

【图解原文】

宿食 ⎰ 脉症——脉紧如转索无常，头痛，风寒，有宿食（25、26）

宿食 ⎰ 证治 ⎰ 宿食在上——瓜蒂散——涌吐宿食（24）

宿食在下——寸口脉浮大，按之反涩，尺中亦微而涩，或数滑，下利不欲食——大承气汤——荡涤宿食（21～23）

【考点提示】

宿食在下用大承气汤治疗；宿食在上，用瓜蒂散治疗。

巩固与练习

一、名词解释

1. 雷鸣切痛　2. 上冲皮起，出见有头足　3. 谷气不行　4. 寒疝

二、填空题

5. 趺阳脉微弦，法当_____，不满者必_____，_____，此虚寒从下上也，当以_____服之。

6. 腹满不减，_____，当须下之，宜_____。

7. 寒疝腹中痛，_____及者，_____主之。

8. 按之心下满痛者，当下之，宜_____。

9. 腹中寒气，_____，胸胁逆满，_____，_____主之。

10. 心胸中大寒痛，呕不能饮食，腹中寒，_____，_____，上下痛而不可触近，_____主之。

11. 胁下偏痛，发热，其脉，此寒也，以温药下之，宜_____。

三、选择题

（一）A₁型题（单项选择题）

12. 赤丸证的病机为（　　）

    A. 脾胃虚寒　　　　　　　　B. 寒实内结

    C. 血虚内寒　　　　　　　　D. 寒饮上逆

13. 实证腹满辨证的特点之一是（　　）

    A. 腹满时减，复如故　　　　B. 按之不痛

    C. 腹满不减，减不足言　　　D. 以上均不是

14. 生大黄四两，厚朴八两，枳实五枚，此方方义与下列哪方最相似（　　）

    A. 厚朴三物汤　　　　　　　B. 小承气汤

    C. 大承气汤　　　　　　　　D. 调胃承气汤

15. 大黄附子汤的病机为（　　）

    A. 阳明腑实　　　　　　　　B. 虚寒便秘

    C. 津枯便结　　　　　　　　D. 寒实内结

16. 乌头为剧毒药，服用乌头桂枝汤后，下列脉症中只有哪项不是中毒现象（　　）

    A. 如醉状　　　　　　　　　B. 呼吸迫促

    C. 心跳加快　　　　　　　　D. 脉有歇止

17. 赤丸的药物组成中（　　）

    A. 乌头、桂枝、芍药、甘草、生姜、大枣、蜜

    B. 蜀椒、干姜、人参、饴糖、蜜

    C. 茯苓、乌头、半夏、细辛、蜜、朱砂

    D. 乌头、麻黄、芍药、黄芪、甘草、蜜

18. 附子粳米汤证的病机是（　　）

    A. 脾胃虚寒，水湿内停　　　B. 脾胃虚寒，运化无力

    C. 脾胃虚寒，胃失和降　　　D. 脾胃阳虚，阴寒内盛

（二）A₂型题（病历摘要最佳选择题）

19. 李某，男，23岁，工人。患者近月以来饮食不节，暴饮暴食，致胃脘胀闷，嗳气频频，伴食欲不振，大便不利，小便短赤，日晡手心潮热，口渴欲饮，胸下及少腹疼痛拒按，脉洪大而滑，舌质红，苔黄腻。本案可用何方治疗（　　）

    A. 大承气汤　　　　　　　　B. 大黄附子汤

    C. 厚朴三物汤　　　　　　　D. 附子粳米汤

    E. 瓜蒂散

（三）B_1 型题（配伍题）

A. 寒饮逆满证见腹中寒气，雷鸣切痛，胸胁逆满，呕吐

B. 里兼表寒，症见腹满发热，脉浮数，饮食如故

C. 脾虚寒盛，症见心胸中大寒痛，呕不能食，腹中寒，上冲皮起，出见有头足、上下痛而不可触近

D. 阴寒痼结，症见绕脐痛，发则白汗出，手足厥冷，其脉沉弦

20. 附子粳米汤治疗的证候是（   ）

21. 大乌头煎治疗的证候是（   ）

（四）X 型题（多项选择题）

22. 用大承气汤治疗的宿食可下证包括（   ）

    A. 腹满而欲得大便   B. 泻下如败卵

    C. 不欲饮食   D. 嗳腐吞酸

    E. 绕脐疼痛

23. 附子粳米汤的组成是（   ）

    A. 半夏   B. 附子   C. 甘草   D. 大枣   E. 粳米

24. 下列哪些方剂可以治疗寒疝（   ）

    A. 厚朴七物汤   B. 当归生姜羊肉汤

    C. 大柴胡汤   D. 大乌头煎

    E. 乌头桂枝汤

25. 下列方剂中大黄应后下煎服的有（   ）

    A. 厚朴七物汤   B. 厚朴三物汤

    C. 大柴胡汤   D. 大承气汤

    E. 大黄附子汤

26. 腹满、寒疝、宿食三病合为一篇是因为（   ）

    A. 都由饮食所伤致病   B. 病位都与胃肠有关

    C. 都有便秘   D. 都有腹胀或腹痛症状

    E. 三病可以互相转化

四、问答题

27. 试比较附子粳米汤证与大建中汤证。

28. 虚寒性与实热性腹满的鉴别要点，请列表说明。

29. 厚朴七物汤证、大柴胡汤证、厚朴三物汤证、大承气汤证的脉症、病位、病机、治则、用药特点有何不同，请列表说明。

30. 实热性腹满四方的鉴别与临床运用？

31. 虚寒性腹满三方的配伍特点与区别？

32. 大黄附子汤的配伍特点与病机？

33. 寒疝三方的区别与临床运用？

五、病案分析

34. 王某，女，28 岁，教师，1991 年 2 月 17 日初诊。3 年前因经期受寒，出现少腹冷痛，以后每遇寒冷，腹痛即发。今因感受风寒，绕脐腹痛，痛剧则冷汗出，畏寒怕冷，手足不温，身体疼痛，脉沉而弦，舌质淡，苔薄白。

要求：写出诊断（病名）、病机、治法、方药。

参考答案

一、名词解释

1. 雷鸣，形容肠鸣的声音较响；切痛，形容腹痛剧烈。

2. 上冲皮起，出现有头足是形容腹中寒气攻冲，腹皮突起如有头足样的块状物。

3. 谷气不行指大便不通。

4. 寒疝：病症名，是一种阴寒内盛的腹中急痛证，与后世所说的疝气不同，与一般虚寒腹痛也不同。其典型证候为绕脐腹痛剧烈，肢厥冷汗，脉沉紧，因内外寒邪俱盛，寒邪与阳气搏结所致。

二、填空题：见原文。

三、选择题

（一）**A₁ 型题（单项选择题）** 12. D 13. C 14. A 15. D 16. A 17. C 18. A

（二）**A₂ 型题（病历摘要最佳选择题）** 19. A

（三）**B₁ 型题（配伍题）** 20. A 21. D

（四）**X 型题（多项选择题）** 22. ABCD 23. ABCDE 24. BDE

25. BD　26. BD

四、问答题

27. 附子粳米汤与大建中汤证皆为脾胃虚寒证，均以散寒止痛为治，但两者的病机、症状及病位不尽相同，具体论述。

28.

虚寒性与实热性腹满的鉴别要点

不同点	虚寒证	实热证
主症	腹部胀满时减，复如故	腹部胀满无已时
舌诊	舌质淡，多齿痕，苔薄白	舌质红，苔黄厚
脉诊	脉细虚弦迟	脉滑数
腹诊	按之不痛，喜按喜温	按之痛，拒按
病机	脾胃虚寒，气机阻滞	实邪积滞胃肠，气机闭塞
治法	温补	寒下

29~33. 见原文解析。

五、病案分析

34. 诊断：寒疝。

病机：内外皆寒，表里兼病。

治法：解表温里，散寒止痛。

方药：乌头桂枝汤。

组成：乌头、桂枝、芍药、甘草、生姜、大枣、蜜。

五脏风寒积聚病脉证并治第十一

【考点重点点拨】

1. 了解热在三焦和大、小肠有寒有热的病变。
2. 熟悉积、聚、谷气三者的区别。
3. 掌握肝着、脾约、肾着的概念及其证治。
4. 背诵原文第7条、第15条、第16条。

一、五脏风寒

(一) 五脏中风

【原文】

肺中风者，口燥而喘，身运①而重，冒而肿胀。(1)

【名词解释】

①身运：身体运转动摇。

【原文】

肝中风者，头目眲，两胁痛，行常伛①，令人嗜甘。(4)

【名词解释】

①行常伛：行走时经常曲背垂肩。

【原文】

心中风者，翕翕发热，不能起，心中饥，食即呕吐。(8)

脾中风者，翕翕发热，形如醉人，腹中烦重，皮目眲眲而短气。(13)

(二) 五脏中寒

【原文】

肺中寒，吐浊涕。(2)

肝中寒者，两臂不举，舌本燥，喜太息，胸中痛，不得转侧，食则

吐而汗出也。(5)

　　心中寒者，其人苦病心如啖蒜状，剧者心痛彻背，背痛彻心，譬如蛊注。其脉浮者，自吐乃愈。(9)

【图解原文】

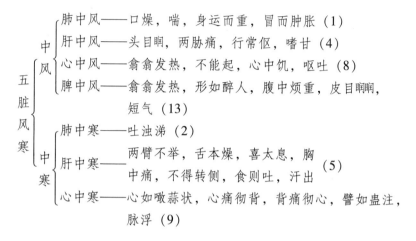

二、五脏病证治举例

(一) 肝着

【原文】

肝着^①，其人常欲蹈其胸上^②，先未苦时，但欲饮热，旋覆花汤主之。(7)

旋覆花汤方：

旋覆花三两　葱十四茎　新绛少许

上三味，以水三升，煮取一升，顿服之。

【名词解释】

①肝着：着，本义为附着，依附。引申为留滞之意。肝着指肝经气血郁滞，着而不行所致之病名。

②蹈其胸上：蹈原为足踏之意，此处可理解为推、揉、捶、按胸部。

【图解原文】

旋覆花
汤证
{
　病因病机——肝经气血郁滞，着而不行
　症状
　分析
{
　　其人常欲蹈其胸上——肝经气血郁滞，着而不行
　　先未苦时，但欲饮热——初起病在气分，热饮
　　　　　　　　　　使气机通畅
}
　治法——行气活血、通络散结
　方解
{
　旋覆花——下气而善通肝络
　新绛（茜草）——活血化瘀
　葱茎——通阳散结
}
}

【辨治提要】

①辨证要点：胸胁胀满，局部喜叩击，常欲热饮，脉当弦涩。

②病机：肝经气血郁滞，着而不行。

③治法方剂：行气活血、通络散结，旋覆花汤。

【临床点睛】

本方加减用治肋间神经痛、冠心病、慢性肝胆疾患、慢性胃炎等病。

【考点提示】

肝着的症状、病机、治法、方药。

（二）脾约

【原文】

趺阳脉浮而涩，浮则胃气强，涩则小便数，浮涩相搏，大便则坚，其脾为约①，麻子仁丸主之。（15）

麻子仁丸方：

麻子仁二升　芍药半斤　枳实一斤　大黄一斤　厚朴一尺　杏仁一升

上六味，末之，炼蜜和丸梧子大，饮服十九，日三服，以知为度。

【名词解释】

①其脾为约：约者约束，指胃热强盛而脾阴不足，脾为胃所制约。

【图解原文】

麻子仁丸证
- 病因病机——胃强热结，脾弱阴亏
- 症状分析
  - 趺阳脉浮而涩——胃热脾病，输精失司，偏渗膀胱
  - 小便数——胃热迫津偏渗膀胱
  - 大便坚——胃强脾弱，脾不布津，肠道失润
- 治法——泄热通腑、滋阴润肠。
- 方解
  - 麻仁、杏仁、白芍——养阴润燥
  - 大黄、枳实、厚朴——泄热通腑
  - 炼蜜为丸——甘缓润肠

【辨治提要】

①辨证要点：大便坚，小便频数，食欲偏旺，趺阳脉浮涩。

②病机：胃强热结，脾弱阴亏。

③治法方剂：泄热通腑、滋阴润肠，麻子仁丸。

【临床点睛】

本方多用治习惯性便秘、肛肠术后便秘；高血压、糖尿病伴有排便困难者。

【考点提示】

脾约的症状、病机、治法、方药。

(三) 肾着

【原文】

肾着之病，其人身体重，腰中冷，如坐水中，形如水状，反不渴，小便自利，饮食如故，病属下焦，身劳汗出，衣里冷湿，久久得之，腰以下冷痛，腹重如带五千钱，甘姜苓术汤主之。(16)

甘草干姜茯苓白术汤方：

甘草　白术各二两　干姜　茯苓各四两

上四味，以水五升，煮取三升，分温三服，腰中即温。

【图解原文】

病因病机——寒湿留滞经络肌肉，阳气痹着

甘姜苓术汤证

症状分析
- 腰中冷，如坐水中，形如水状｜寒湿留滞腰部经络肌肉
- 身体重，腹重如带五千钱｜阳气痹阻不行
- 口不渴
- 小便自利｜内脏无病，邪在经络肌肉
- 饮食如故

治法——温阳散寒，健脾胜湿。

方解
- 干姜、甘草——辛甘扶阳，温中散寒
- 茯苓、白术——健脾利湿

【辨治提要】

①辨证要点：腰及腰下冷痛，身体沉重，饮食如故，口不渴，舌淡苔白润。

②病机：寒湿留滞经络肌肉，阳气痹着。

③治法方剂：温阳散寒，健脾胜湿，甘姜苓术汤。

【难点剖析】

证名"肾着"，却从脾论治：本证寒湿之邪侵袭腰部经络肌肉，因腰为肾之府，故名"肾着"，其实并未涉及肾。土能胜湿，脾主肌肉，故从脾论治。

【临床点睛】

本方多用治寒湿腰腿痛、寒湿痹证等。

【考点提示】

肾着的症状、病机、治法、方药。

（四）心伤

【原文】

心伤者，其人劳倦，即头面赤而下重，心中痛而自烦，发热，当脐跳，其脉弦，此为心脏伤所致也。（10）

（五）癫狂

【原文】

邪哭①使魂魄不安者，血气少也；血气少者属于心，心气虚者，其人则畏，合目欲眠，梦远行，而精神离散，魂魄妄行。阴气衰者为癫，阳气衰者为狂。(12)

【名词解释】

①邪哭：病人精神失常，无故悲伤哭泣，如有邪鬼作祟。

三、三焦病证举例

（一）三焦竭部

【原文】

问曰：三焦竭部①，上焦竭善噫②，何谓也？师曰：上焦受中焦气未和，不能消谷，故能噫耳。下焦竭，即遗溺失便，其气不和，不能自禁制，不须治，久则愈。(18)

【名词解释】

①三焦竭部：三焦各部所属脏腑的功能衰退。

②噫：嗳气。

（二）热在三焦与大小肠寒热

【原文】

师曰：热在上焦者，因咳为肺痿；热在中焦者，则为坚；热在下焦者，则尿血，亦令淋秘①不通。大肠有寒者，多鹜溏②；有热者，便肠垢③。小肠有寒者，其人下重便血，有热者，必痔。(19)

【名词解释】

①淋秘：淋指小便淋漓涩痛；秘指小便闭塞不通。

②鹜溏：鹜即鸭。鹜溏，指水粪杂下，状如鸭粪。

③肠垢：大便黏滞垢腻。

【图解原文】

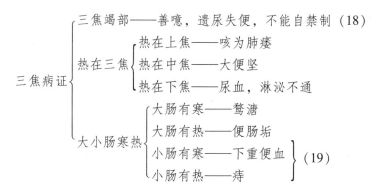

四、积、聚、谷气

【原文】

问曰：病有积、有聚、有谷气①，何谓也？师曰：积者，脏病也，终不移；聚者，腑病也，发作有时，辗转痛移，为可治；谷气者，胁下痛，按之则愈，复发为谷气。诸积②大法，脉来细而附骨者，乃积也。寸口，积在胸中；微出寸口，积在喉中；关上，积在脐旁；上关上，积在心下；微下关，积在少腹；尺中，积在气冲。脉出左，积在左；脉出右，积在右；脉两出，积在中央。各以其部处之。(20)

【名词解释】

①谷气：水谷之气停积留滞之病。

②诸积：泛指由气、血、食、痰、虫等积滞引起的多种疾病。

【图解原文】

相同点：都可出现腹中结块、胀痛

积——病在脏，痛有定处，推之不移，多属血分，为阴凝所结

聚——病在腑，痛无定处，推之能移，多属气分，为气滞所聚

谷气——水谷壅滞胃肠，肝胃气滞，胁下痛，按之暂愈，
          不久复聚又痛

五、五脏死脉

【原文】

肺死脏，浮之虚，按之弱如葱叶，下无根者，死。(3)

肝死脏，浮之弱，按之如索不来[①]，或曲如蛇行[②]者，死。(6)

【名词解释】

①如索不来：脉象如绳索之悬空飘浮游移，应手即去，不能复来。

②曲如蛇行：脉象如蛇行之状，曲折逶迤而不能畅达，无柔和感。

【原文】

心死脏，浮之实如麻豆，按之益躁疾者，死。(11)

脾死脏，浮之大坚，按之如覆杯洁洁，状如摇者，死。(14)

肾死脏，浮之坚，按之乱如转丸[①]，益下入尺中者，死。(17)

【名词解释】

①转丸：脉象躁动如弹丸之乱转。

【图解原文】

五脏死脉
{
肺死脏——浮之虚，按之弱如葱叶，下无根者，死 (3)
肝死脏——浮之弱，按之如索不来，或曲如蛇行者，死 (6)
心死脏——浮之实如麻豆，按之益躁疾者，死 (11)
脾死脏——浮之大坚，按之如覆杯洁洁，状如摇者，死 (14)
肾死脏——浮之坚，按之乱如转丸，益下入尺中者，死 (1)
}

巩固与练习

一、名词解释

1. 蹋其胸上　2. 脾约　3. 鹜溏

二、填充题

4. _____，其人常欲蹋其胸上，_____，但欲饮热，_____主之。

5. 趺阳脉浮而涩，浮则_____，涩则_____，浮涩相搏，大便则坚，_____，_____主之。

6. 肾着之病，其人＿＿＿＿＿＿＿，＿＿＿＿＿＿＿，如坐水中，形如水状，反不渴，＿＿＿＿＿＿＿，饮食如故，病属＿＿＿＿＿＿＿，身劳汗出，衣里冷湿，久久得之，＿＿＿＿＿＿＿，腹重如带五千钱，＿＿＿＿＿＿＿主之。

三、选择题

（一）A₁ 型题（单项选择题）

7. 肾着乃寒湿痹着于（　　　）

    A. 肾   B. 膀胱

    C. 腰部   D. 以上皆不是

8. 肝着，其人常欲蹈其胸上，先未苦时，但欲饮热，其病机属（　　　）

    A. 肝气郁滞   B. 瘀血内阻

    C. 气血郁滞   D. 水饮停聚

9. 脾约证的脉象应为（　　　）

    A. 趺阳脉浮而数   B. 趺阳脉紧而数

    C. 趺阳脉浮而涩   D. 趺阳脉沉而紧

10. 体内肿块，痛无定处，发作有时，时聚时散，推之能动，病在气分，此为（　　　）

    A. 积   B. 聚   C. 痞   D. 疝

11. 谷气的病机是（　　　）

    A. 食积胃肠

    B. 食积于胃，土壅侮木

    C. 肝郁乘脾

    D. 脾虚气滞

12. 肝着病的治疗要领是（　　　）

    A. 养血   B. 通络

    C. 清肝   D. 柔肝

（二）A₂ 型题（病历摘要最佳选择题）

13. 某女，50 岁，腰痛 1 个月，诊见：腰部重着转侧不利，两侧髋关节痛，行动拘急，纳差，便溏，舌苔白腻。治宜（　　　）

    A. 清热利湿   B. 健脾散寒化湿

    C. 温阳通络　　　　　　　D. 活血祛瘀

    E. 祛风通络

（三）B₁型题（配伍题）

A. 肝着

B. 脾约

C. 肾着

D. 心伤

14. 旋覆花汤主治（　　　）

15. 攻中润下之法主治（　　　）

（四）X型题（多项选择题）

16. 旋覆花汤的药物组成有（　　　）

    A. 旋覆花　　　　　　　　B. 代赭石

    C. 葱　　　　　　　　　　D. 新绛

    E. 陈皮

17. 麻子仁丸的药物组成包括（　　　）

    A. 麻子仁　　　　　　　　B. 杏仁　芍药

    C. 大黄　枳实　厚朴　　　D. 炙甘草

    E. 白蜜

四、问答题

18. 何谓肝着？其主症及辨治思路是什么？

19. 脾约的主症是什么？如何治疗？

20. 试析甘草干姜茯苓白术汤的治疗作用。

21. 试述积、聚、谷气的区别。

五、病案分析题

22. 李某，女，50岁，某服装厂工人。久患心肌缺血，平素心前区时有微疼，心悸气短。患者近来因劳累和生气后发病自觉胸胁痞满胀疼，气向上攻，频频打嗝，动则心悸气憋，失眠多梦。于1981年11月26日前来就医，不料途中又被摩托车碰倒，右侧肘部皮肤被擦伤，出现头痛身痛，尤其胸胁胀痛难忍。苔白，脉滑弦细。

一、名词解释

1. 蹈，原为足蹈之义，此处可理解为用手推、揉、捶、按胸部。

2. 指胃热强盛而脾阴不足，脾为胃所制约。

3. 鹜即鸭。鹜溏，指水粪杂下，状如鸭便。

二、填充题：见原文。

三、选择题

（一）A₁型题（单项选择题）

7. C 8. C 9. C 10. B 11. D 12. B

（二）A₂型题（病历摘要最佳选择题）

13. B

（三）B₁型题（配伍题）

14. A 15. B

（四）X型题（多项选择题）

16. ACD 17. ABCE

四、问答题

18. 见前文。

19. 见前文。

20. 甘姜苓术汤系治疗肾着的主方，故本方又名肾着汤。由于肾着之病，只是寒湿久侵于腰部，并非内脏受损，故治疗不必温肾，只需暖土健脾除湿。俾脾阳大振，湿气即消，即尤在泾所云："燠土以胜水"。本方重用干姜之温，白术之燥，合茯苓、甘草利湿和中，意即在此。后世医家运用此方，凡属于脾阳不足而有寒湿者，如呕吐腹泻，妊娠水肿，老年人小便失禁及妇女腰冷带下等，亦颇有效，乃是根据方药作用的扩充运用。

21. 积和聚都是体内的肿块，但两者病机、症状、治则不同。积病在脏，痛有定处，推之不移，多属血分，为阴凝所结。前者病程较长，病情较重，治疗较难，宜活血化瘀；后者病程较短，病情较轻，治疗较易，法当行气散结。气为谷气壅塞脾胃，土壅而木郁，以胁下痛为主，按摩则疼痛缓解，但不久又复发。治宜理气消食，当谷气消，则病愈，故治之较积、聚均易。

五、病案题

22. 本病属肝着，拟用旋覆花汤加减治疗。

痰饮咳嗽病脉证并治第十二

【考点重点点拨】

1. 了解痰饮的概念，痰饮与咳嗽的关系及与咳嗽上气的区别，支饮变证的治疗。

2. 熟悉痰饮的成因与分类。

3. 掌握痰饮的治疗原则及辨证论治。

4. 背诵原文第 2、15、16、17、18、21、22、23、24 条。

一、成因、脉症与分类

（一）成因与脉症

【原文】

夫病人饮水多，必暴喘满；凡食少饮多，水停心下，甚者则悸，微者短气。

脉双弦者①，寒也，皆大下后善虚；脉偏弦②者，饮也。（12）

【名词解释】

①脉双弦：左右两手脉象皆弦。

②脉偏弦：左手或右手脉象见弦。

【原文】

脉浮而细滑，伤饮。（19）

（二）四饮与主症

【原文】

问曰：夫饮有四，何谓也？师曰：有痰饮、有悬饮、有溢饮、有支饮。（1）

问曰：四饮何以为异？师曰：其人素盛今瘦①，水走肠间，沥沥有声②，谓之痰饮；饮后水流在胁下，咳唾引痛，谓之悬饮；饮水流行，归于四肢，当汗出而不汗出，身体疼重，谓之溢饮；咳逆倚息③，短气不得卧，其形如肿，谓之支饮。(2)

【名词解释】

①素盛今瘦：痰饮病人在未病之前，身体很丰满；既病之后，身体消瘦。

②沥沥有声：水饮在肠间流动时所发出的声音。

③咳逆倚息：咳嗽气逆，不能平卧，须倚床呼吸。

【原文】

肺饮不弦，但苦喘短气。(13)

支饮亦喘而不能卧，加短气，其脉平也。(14)

(三) 五脏水饮

【原文】

水在心，心下坚筑①，短气，恶水不欲饮。(3)

水在肺，吐涎沫，欲饮水。(4)

水在脾，少气身重。(5)

水在肝，胁下支满，嚏而痛。(6)

水在肾，心下悸。(7)

【名词解释】

①心下坚筑：心下部位满闷痞坚，动悸不宁。

(四) 留饮与伏饮

【原文】

夫心下有留饮，其人背寒冷如手大。(8)

留饮者，胁下痛引缺盆，咳嗽则辄已①。(9)

胸中有留饮，其人短气而渴，四肢历节痛。脉沉者，有留饮。(10)

【名词解释】

①咳嗽则辄已：辄已作转甚、加剧解，即咳嗽时疼痛更加剧烈。

【原文】

膈上病痰，满喘咳吐，发则寒热，背痛腰疼，目泣①自出，其人振

振身瞤②剧，必有伏饮③。（11）

【名词解释】

①目泣：眼睛流泪。

②振振身瞤：身体震颤动摇不能自主。

③伏饮：潜伏于体内，根深蒂痼，难于攻除，伺机而发的一种饮病。

【图解原文】

```
痰饮成因脉症分类
├─ 成因及脉症：病人饮水多，必暴喘满，水停心下，甚者则悸，
│            微者短气；脉偏弦或浮细滑（12、19）
├─ 四饮及主症
│   ├─ 痰饮——素盛今瘦，水走肠间，沥沥有声
│   ├─ 悬饮——饮后水流在胁下，咳唾引痛
│   ├─ 溢饮——饮水流行，归于四肢，当汗出而不汗出，身体疼重      （1、2、13、14）
│   └─ 支饮——咳逆倚息，短气不得卧，其形如肿；气喘，或脉平
├─ 五脏水饮
│   ├─ 水饮凌心——心下坚筑，短气，恶心不欲饮（3）
│   ├─ 水饮射肺——吐涎沫、欲饮水（4）
│   ├─ 水饮困脾——少气、身重（5）
│   ├─ 水饮侵肝——胁下支满、嚏而痛（6）
│   └─ 水饮犯肾——脐下悸（7）
├─ 留饮
│   ├─ 心下留饮——其人背寒冷如手大（8）
│   ├─ 胁下留饮——痛引缺盆，咳嗽则转甚（9）
│   ├─ 胸中留饮——短气而渴（10）
│   └─ 四肢留饮——四肢历节痛，脉沉（10）
└─ 伏饮——膈上病痰，满喘咳唾，发则寒热，背痛腰疼，目泣自出，其人振振身瞤剧（11）
```

【考点提示】

四饮的分类与主症：见下表。

痰饮、悬饮、溢饮、支饮鉴别表

证名	病位	病机	主要症状
痰饮	胃肠	脾阳虚弱，水谷不P110化饮留于胃肠	素盛今瘦，肠间沥沥有声，胸胁支满，目眩，短气，脐下悸，吐涎沫
悬饮	胁下	水停胁下，肝肺气机不利，升降失常，气饮相搏	咳唾，胁下引痛
溢饮	四肢肌表	水饮流于四肢肌表，肌腠闭塞，壅阻于经络肌肉	当汗出不汗出，发热恶寒，身热疼重
支饮	胸膈	饮停胸膈，水邪壅肺，气机不利	咳逆倚息，短气不得卧，其形如肿，冒眩，心下悸，腹满

二、治疗原则

【原文】

病痰饮者，当以温药和之。(15)

【图解原文】

【考点提示】

论述痰饮病的治则。

三、四饮证治

（一）痰饮

1. 饮停心下

【原文】

心下有痰饮，胸胁支满①，目眩，苓桂术甘汤主之。（16）

茯苓桂枝白术甘草汤方：

茯苓四两　桂枝　白术各三两　甘草二两

上四味，以水六升，煮取三升，分温三服，小便则利。

【名词解释】

①胸胁支满：胸胁有支撑胀满感。

【图解原文】

苓桂术甘汤证 ┤
　病因病机——脾胃阳虚，痰饮中阻
　症状分析 ┤
　　胸胁支满——饮停中州，阻碍气机升降
　　目眩——清阳不升，浊阴上蒙清窍
　　小便不利——脾虚不运
　治法——温阳化饮，健脾利水
　方解 ┤
　　茯苓——淡渗利水，化饮降浊 ┐
　　桂枝——辛温通阳，振奋阳气 ┘温阳化饮
　　白术——健脾燥湿 ┐
　　甘草——和中益气 ┘补土制水

【辨治提要】

①辨证要点：胸胁支满、目眩，小便不利。

②病机：脾胃阳虚，痰饮中阻。

③治法方剂：温阳化饮，健脾利水，苓桂术甘汤。（温药和之的代表方）

【临床点睛】

本方常用治慢性支气管炎、支气管哮喘、脑积水、内耳眩晕症、神经衰弱等属脾虚有痰饮者；冠心病、风湿性心脏病、肺心病、心肌炎等具有水饮上泛者。

【考点提示】

饮停心下的症状、治法、方药。

2. 饮及脾肾

【原文】

夫短气，有微饮①，当从小便去之，苓桂术甘汤主之；方见上。肾气丸亦主之。方见脚气中。(17)

【名词解释】

①微饮：饮邪之轻微者。

【表解原文】

苓桂术甘汤与肾气丸鉴别表

方名	病机	兼证	治法
苓桂术甘汤	脾阳虚不能运化水湿，水停心下	胸胁支满，目眩，心下悸动	健脾渗湿 通阳利水
肾气丸	肾阳虚不能化气利水，水泛心下	畏寒足冷，腰酸，少腹拘急不仁	温肾蠲饮 化气利水

【考点提示】

饮及脾肾的不同表现、病机、治法、方药。

3. 下焦饮逆

【原文】

假令瘦人，脐下有悸，吐涎沫而癫眩①，此水也，五苓散主之。(31)

五苓散方：

泽泻一两一分　猪苓三分（去皮）　茯苓三分　白术三分　桂二分（去皮）

上五味，为末，白饮服方寸匕，日三服，多饮暖水，汗出愈。

【名词解释】

①癫眩：癫当作颠，《说文》："颠，顶也。"头位于身体之顶部，故癫眩即头目眩晕之意。

【图解原文】

五苓散证
- 病因病机——饮停下焦，气化不利，水饮逆动
- 症状分析
  - 脐下有悸——水饮动于下
  - 吐涎沫——水饮逆于中
  - 颠眩——水饮犯于上
- 治法——温化下焦，通利水道。
- 方解
  - 茯苓、泽泻、猪苓——淡渗利水
  - 桂枝——解肌发汗以散饮，化膀胱之气以利水
  - 白术——健脾利水
- 多饮暖水，汗出愈——温行水气以发汗，使水饮内外分消

【辨治提要】

①辨证要点：形体消瘦，脐下筑筑悸动，吐涎沫，头目眩晕，小便不利。

②病机：饮停下焦，气化不利，水饮逆动。

③治法方剂：温化下焦，通利水道，五苓散。

【临床点睛】

凡水湿蓄积，小便不利的水肿、癃闭；水饮上冲的眩晕、晕厥、脑积水、过敏性鼻炎、顽固性头痛、三叉神经痛、视网膜水肿、梅尼埃病、急性吐泻；水湿外溢，郁于肌肤的湿痹、湿疹、风疹等病证，见舌苔白滑或腻，脉弦紧者，以五苓散加减治疗均有效。

【考点提示】

下焦饮逆的症状、治法、方药。

4. 饮逆致呕

【原文】

先渴后呕，为水停心下，此属饮家，小半夏茯苓汤主之。方见上。

(41)

【图解原文】

小半夏加
茯苓汤证
{
病因病机——水饮上逆

症状分析 {
先渴——病人本有停饮，津不上承
后呕——饮水过多，水停心下上逆
此属饮家——素有水饮内停
}

治法方剂——降逆止呕，引水下行。小半夏加茯苓汤

方解 {
小半夏汤——蠲饮降逆
茯苓——增强利水之力
}
}

【辨治提要】

①辨证要点：呕吐清水，心下痞，眩悸，舌苔白滑，脉弦。

②病机：水饮上逆。

③治法方剂：降逆止呕，引水下行，小半夏加茯苓汤。

【临床点睛】

本方可治病毒性心肌炎、冠状动脉供血不足、高血压病属风湿痰浊上扰者；肾炎尿毒症、胃脘痛、食道癌、晕车晕船等出现呕吐而与痰饮有关者。

【考点提示】

饮逆致呕的症状、治法、方药。

5. 留饮欲去

【原文】

病者脉伏①，其人欲自利②，利反快，虽利，心下续坚满③，此为留饮欲去故也，甘遂半夏汤主之。(18)

甘遂半夏汤方：

甘遂（大者）三枚 半夏十二枚（以水一升，煮取半升，去滓）芍药五枚 甘草如指大一枚（炙）一本作无

上四味，以上二升，煮取半升，去滓，以蜜半升，和药汁煎取八合，顿服之。

【名词解释】

①脉伏：脉象重按着骨始得，细而有力。

②自利：不用攻下药而大便自行下利。

③续坚满：心下仍然有坚满之症存在。

【图解原文】

甘遂半
夏汤证
- 病因病机——水饮停留，阳气不通
- 症状
分析
  - 脉伏——水饮停留，阳气不通，脉道不利
  - 欲自利，利反快——正气驱邪外出，留饮欲去
  - 虽利，心下续坚满——留饮病根未除，新饮日积
- 治法方剂——因势利导，攻逐留饮。甘遂半夏汤
- 方解
  - 半夏——既能降逆，又能蠲饮散结，为治饮要药
  - 甘遂——攻逐心下留饮，驱水从大便而出
  - 甘草、芍药、白蜜——酸收甘缓以安中
  - 甘草与甘遂合用，相反相成，激发留饮尽去。
- 服法：顿服——中病即止，不可久服

【辨治提要】

①辨证要点：脘腹痞满，下利，心下续坚满，苔白滑，脉沉伏。

②病机：水饮停留，阳气不通。

③治法方剂：因势利导，攻逐留饮，甘遂半夏汤。

【临床点睛】

本方多用于结核性胸膜炎、风湿性胸膜炎、胸腔积液、心包积液，见痰饮咳喘、呼吸困难、胸部痞满者。

【考点提示】

留饮欲去的症状、治法、方药。

6. 肠间饮聚成实

【原文】

腹满，口舌干燥，此肠间有水气，己椒苈黄丸主之。(29)

防己椒目葶苈大黄丸方：

防己　椒目　葶苈（熬）　大黄各一两

上四味，末之，蜜丸如梧子大，先食饮服一丸，日三服，稍增，口中有津液。渴者，加芒硝半两。

【图解原文】

己椒苈黄丸证
- 病因病机——水走肠间，饮聚成实
- 症状分析
  - 胀满——脾胃运化失职肺气不能通调，水邪留滞肠间
  - 口舌干燥——水饮不化，津液不能上承
- 治法——宣上运中，导水下行，前后分消
- 方解
  - 防己——苦泄，渗透肠间水气 ⎫
  - 椒目——辛散，除心腹留饮 ⎭ 导水气从小便而出
  - 葶苈——开宣肺气，通利肠道 ⎫
  - 大黄——荡涤肠胃 ⎭ 逐水从大便而出
- 服后反应及加减
  - 口中有津液——饮去病解之征
  - 口渴——热滞肠道，加芒硝泻热破结

【辨治提要】

①辨证要点：肠间有水，肠鸣腹胀，口舌干燥，二便不利，舌苔黄腻，脉弦滑。

②病机：水走肠间，饮聚成实。

③治法：宣上运中，导水下行，前后分消，己椒苈黄丸。

【临床点睛】

本方对肺源性心脏病、心包炎、胸膜炎、哮喘、肝硬化腹水、急性肾功能衰竭、幽门梗阻等属饮邪内结、痰热壅滞的实证，均有一定疗效。

【考点提示】

①肠间饮聚成实的症状、治法、方药。

②己椒苈黄丸与甘遂半夏汤、五苓散三方均能去除水饮，鉴别如下。

己椒苈黄丸、甘遂半夏汤、五苓散鉴别表

方名	药物组成	功效	主治
己椒苈黄丸	防己、椒目、葶苈子、大黄	通利二便，分消水饮	肠间饮聚成实，病邪滞于中，腹满口燥，二便不利

续表

方名	药物组成	功效	主治
甘遂半夏汤	甘遂、半夏、芍药、甘草、白蜜	攻下逐水，通因通用	饮结胃肠，水饮欲去，病势向下，自利，利反快，心下续坚满
五苓散	茯苓、猪苓、白术、泽泻、桂枝	化气利水	肠间停水，饮邪逆动，脐下动悸，头眩吐涎，小便不利

（二）悬饮

【原文】

脉沉而弦者，悬饮内痛①。（21）

病悬饮者，十枣汤主之。（22）

十枣汤方：

芫花（熬②）　甘遂　大戟各等份

上三味，捣筛，以水一升五合，先煮肥大枣十枚，取八合，去滓，纳药末。强人服一钱匕，羸人③服半钱，平旦温服之；不下者，明日更加半钱，得快下后，糜粥自养。

【名词解释】

①内痛：胸胁部牵引疼痛。

②熬：《说文》："熬，干煎也"。此指用文火焙干的一种炮制方法。

③羸人：身体瘦弱的人。

【图解原文】

十枣汤证 {
　病因病机——水流胁下，阻碍气机，饮气相搏
　症状 { 脉沉——病在里，弦脉——主饮癖积聚、主痛
　分析 { 悬饮内痛——饮邪积聚在胸胁之间，气与饮相搏击
　治法——蠲饮破癖
　方解 {
　　甘遂——善行经隧水湿
　　大戟——善泄脏腑水湿
　　芫花——善攻胸胁癖饮
　　大枣——健脾扶正，使峻下而不伤正
　}
　服药量 {
　　强人服一钱匕，羸人服半钱——体质壮实者用量应大，体质虚弱者用量宜小
　　不下者，明日更加半钱——本方药物峻猛有毒，只有明确药量不够才可加量
　}
　服用时间：平旦温服——有助水饮祛除，减少正气损伤
}

【辨治提要】

①辨证要点：咳唾引痛，心下痞硬满，牵引胸胁作痛，干呕短气，苔白滑，脉沉弦。

②病机：水流胁下，阻碍气机，饮气相搏。

③治法方剂：蠲饮破癖，十枣汤。

【临床点睛】

①本方目前临床用法：以诸药为末，装入胶囊，每日1次，每次1.5～3g，早晨空腹用枣汤送服，五六日为一疗程。

②本方常用治渗出性胸膜炎、肝硬化、急慢性肾炎、晚期血吸虫病所致的胸水、腹水或全身水肿体质尚实者。

【考点提示】

悬饮的症状、病机、治法、方药。

(三) 溢饮

【原文】

病溢饮者，当发其汗，大青龙汤主之；小青龙汤亦主之 (23)。

大青龙汤方：

麻黄六两（去节）　　桂枝二两（去皮）　　甘草二两（炙）　　杏仁四十个（去皮尖）　　生姜三两　　大枣十二枚　　石膏如鸡子大（碎）

上七味，以水九升，先煮麻黄，减二升，去上沫，纳诸药，煮取三升，去滓，温服一升，取微似汗。汗多者，温粉粉之。

小青龙汤方：

麻黄三两（去节）　　芍药三两　　五味子半升　　干姜三两　　甘草三两（炙）　　细辛三两　　桂枝三两（去皮）　　半夏半升（汤洗）

上八味，以水一斗，先煮麻黄减二升，去上沫，纳诸药，煮取三升，去滓，温服一升。

【表解原文】

大小青龙汤证同中有异，相同的是均为表里同病，证候上均有恶寒发热，身体疼重，病机上均与外感风寒，肺失宣降，饮溢四肢有关。鉴别见下表。

大青龙汤证与小青龙汤证鉴别表

方证	病机特点	脉症	治法
大青龙汤证	外寒内热，表证偏重	无汗而喘，烦躁而渴，脉象浮紧，舌苔薄黄	散寒化饮，清热除烦
小青龙汤证	外寒内饮，表证较轻	咳喘痰多，胸痞干呕，脉象弦紧，舌苔白滑	温里化饮，止咳平喘

（四）支饮

1. 膈间支饮

【原文】

膈间支饮，其人喘满，心下痞坚，面色黧黑①，其脉沉紧，得之数十日，医吐下之不愈，木防己汤主之。虚者②即愈；实者③三日复发，复与不愈者，宜木防己汤去石膏加茯苓芒硝汤主之。(24)

木防己汤方：

木防己三两　石膏十二枚如鸡子大　桂枝二两　人参四两

上四味，以水六升，煮取二升，分温再服。

木防己加茯苓芒硝汤方：

木防己　桂枝各二两　人参　茯苓各四两　芒硝三合

上五味，以水六升，煮取二升，去滓，纳芒硝，再微煎，分温再服，微利则愈。

【名词解释】

①黧黑：黑而晦暗。

②虚者：痞结虚软。

③实者：坚结成实。

【图解原文】

【辨治提要】

①辨证要点：气喘胸满、心下痞坚、面色黧黑、小便不利、脉沉紧。

②病机：饮热阻滞膈间。

③治法：补虚通阳，降逆利水，木防己汤。

【临床点睛】

本方常用于痹证、胸腔积液、渗出性胸膜炎、渗出性心包炎及慢性支气管炎、肺心病等。

【考点提示】

膈间支饮的症状、病机、治法、方药。

2. 支饮冒眩

【原文】

心下有支饮，其人苦冒眩①，泽泻汤主之。(25)

泽泻汤方：

泽泻五两　白术二两

上二味，以水二升，煮取一升，分温再服。

【名词解释】

①冒眩：冒，如有物冒蔽之意；眩，视物旋转。冒眩，即头昏目眩。

【图解原文】

泽泻汤证
- 病因病机——脾虚饮泛，蒙蔽清阳
- 症状
  - 心下有支饮——胃中有水饮
  - 头昏目眩——饮停于中，浊阴不能下行，清阳不能上达
- 分析
- 治法——健脾化饮，降逆止眩。
- 方解
  - 泽泻——利水消饮，导浊阴下行
  - 白术——健脾制水，培土以断水饮之源

【辨治提要】

①辨证要点：气喘胸满、心下痞坚、面色黧黑、小便不利、脉沉紧。

②病机：脾虚饮泛，蒙蔽清阳。

③治法：健脾化饮，降逆止眩，泽泻汤。

【临床点睛】

本方广泛用于梅尼埃病、突发性耳聋、慢性支气管炎等病。

【考点提示】

支饮冒眩的表现、病机、治法、方药（泽泻与白术的用量比例）。

3. 支饮腹满

【原文】

支饮胸满者，厚朴大黄汤主之。(26)

厚朴大黄汤方：

厚朴一尺　大黄六两　枳实四枚

上三味，以水五升，煮取二升，分温再服。

【表解原文】

病机：饮热郁肺，腑气不通。

厚朴大黄汤与厚朴三物汤、小承气汤的药物组成相同，但剂量不同，故功用与主治亦有区别，鉴别如下表。

厚朴三物汤、小承气汤与厚朴大黄汤鉴别表

方名	药物组成			配伍特点	功用	主治
	厚朴	枳实	大黄			
厚朴三物汤	八两	五枚	四两	枳、朴为君，行气力强，泻下力弱	行气除满，泄热通腑	实热内结，气机不畅之腹满痛，大便闭结
小承气汤	二两	三枚	四两	大黄为君，泻下荡积为主，理气为辅	泻热通便，消积除满	燥屎积滞，热结旁流之下利谵语，潮热，腹满痛
厚朴大黄汤	一尺	四枚	六两	厚朴为君，理气为主	理气逐饮，荡涤实邪通腑	饮阻气逆，腑气不通之心下时痛，兼腹满便秘

4. 支饮不得息

【原文】

支饮不得息，葶苈大枣泻肺汤主之。方见肺痈中。(27)

【图解原文】

葶苈大枣
泻肺汤证
{
病因病机——支饮阻肺，肺气不利
治法——泻肺逐饮，开闭利气。
方解 {
葶苈——泻肺下气，破水逐饮
大枣——安中护正，缓解葶苈峻猛之性
}
}

【辨治提要】

①辨证要点：呼吸困难，胸满，或张口抬肩，口吐稀涎，咽干不欲饮，脉滑数。

②病机：支饮阻肺，肺气不利

③治法：泻肺逐饮，开闭利气，葶苈大枣泻肺汤。

【临床点睛】

本方多用治渗出性胸膜炎、肺源性心脏病等属饮热壅肺之急证实证。

【考点提示】

肺痈邪实壅滞与支饮不得息都用葶苈大枣泻肺汤，属异病同治。

5. 支饮呕吐

【原文】

呕家本渴，渴者为欲解。今反不渴，心下有支饮故也，小半夏汤主之。(28)

小半夏汤方：

半夏一升　生姜半斤

上二味，以水七升，煮取一升半，分温再服。

【图解原文】

小半夏汤证
{
病因病机——饮停心下，胃失和降
症状分析 {
渴者为欲解
呕家不渴为心下有支饮
}
治法——散寒化饮，降逆止呕。
方解 {
半夏——辛温，涤痰化饮，降逆止呕
生姜——辛散，温中降逆，消散寒饮
}
}

【辨治提要】

①辨证要点：痰饮呕吐，呕吐物多为清水痰涎，饮食不下，口不渴，苔白滑。

②病机：饮停心下，胃失和降。

③治法：散寒化饮，降逆止呕，小半夏汤。

【临床点睛】

本方用治梅尼埃病、消化道疾病，或放化疗引起的呕吐及神经性呕吐。

【考点提示】

支饮呕吐的症状、病机、治法、方药。

【原文】

<u>卒呕吐，心下痞，膈间有水，眩悸者，小半夏加茯苓汤主之。</u>（30）

小半夏加茯苓汤方：

半夏一升　生姜半斤　茯苓三两一法四两

上三味，以水七升，煮取一升五合，分温再服。

【图解原文】

本条与41条均用小半夏加茯苓汤治疗，二者同中有异，鉴别如下。

30条：水停膈间，病位偏上
41条：水停心下，病位偏下
→ 饮阻气逆 胃失和降 出现呕吐
→ 证属支饮兼有痞眩悸 / 证属狭义痰饮兼口渴欲饮
→ 化饮降逆 引水下行
→ 小半夏加茯苓汤

6. 支饮咳嗽

【原文】

咳家其脉弦，为有水，十枣汤主之。方见上。(32)

夫有支饮家，咳烦，胸中痛者，不卒死，至一百日或一岁，宜十枣汤。方见上。(33)

7. 随证施治

【原文】

咳逆倚息不得卧，小青龙汤主之。方见上及肺痈中。(35)

青龙汤下已，多唾口燥，寸脉沉，尺脉微，手足厥逆，气从小腹上冲胸咽，手足痹①，其面翕热如醉状②，因复下流阴股，小便难，时复冒者，与茯苓桂枝五味甘草汤，治其气冲。(36)

桂苓五味甘草汤方：

茯苓四两　桂枝四两（去皮）　甘草三两（炙）　五味子半升

上四味，以水八升，煮取三升，去滓，分温三服。

【名词解释】

①手足痹：手足麻木。

②面翕热如醉状：面部泛起一阵微红且热，如醉酒之状。

【原文】

冲气即低，而反更咳，胸满者，用桂苓五味甘草汤，去桂加干姜、细辛，以治其咳满（37）。

苓甘五味姜辛汤方：

茯苓四两　甘草　干姜　细辛各三两　五味子半升

上五味，以水八升，煮取三升，去滓，温服半升，日三服。

咳满即止，而更复渴，冲气复发者，以细辛、干姜为热药也。服之当遂渴，而渴反止者，为支饮也。支饮者，法当冒，冒者必呕，呕者复纳半夏，以去其水。(38)

桂苓五味甘草去桂加干姜细辛半夏汤方：

茯苓四两　甘草　细辛　干姜各二两　五味子　半夏各半升

上六味，以水八升，煮取三升，去滓，温服半升，日三服。

水去呕止，其人形肿者，加杏仁主之。其证应纳麻黄，以其人遂痹，故不纳之。若逆而纳之者，必厥，所以然者，以其人血虚，麻黄发其阳故也。(39)

苓甘五味加姜辛半夏杏仁汤方：

茯苓四两　甘草三两　五味半升　干姜三两　细辛三两　半夏半升　杏仁半升（去皮尖）

上七味，以水一斗，煮取三升，去滓，温服半升，日三服。

若面热如醉，此为胃热上冲熏其面，加大黄以利之。(40)

苓甘五味加姜辛半杏大黄汤方：

茯苓四两　甘草三两　五味半升　干姜三两　细辛三两　半夏半升　杏仁半升　大黄三两

上八味，以水一斗，煮取三升，去滓，温取半升，日三服。

【图解原文】

咳逆倚息不得卧：外寒引动内饮——小青龙汤——
　　　　温肺散寒，逐饮止咳（35）

随证施治 {

冲气上逆——上证服汤后，多唾口燥，脉寸沉尺微，
　　　　厥逆，气冲，手足痹，面翕热如醉，
　　　　小便难，时复冒——苓桂五味甘草汤
　　　　——敛气平冲（36）

变证 {

支饮复出——上证冲气低，而更咳胸满——苓甘五味
　　　　姜辛汤——温肺涤饮，泄满止咳（37）

饮遏冒呕——上证咳满止，复渴，冲气复发，进前汤
　　　　不渴而冒呕——苓甘五味姜辛半夏汤——
　　　　温肺涤饮，降逆止呕（38）

饮溢身肿——上证水去呕止，身形浮肿——苓甘五味姜
　　　　辛夏杏汤——蠲饮宣肺（39）

支饮未尽，胃热上熏——上证面热如醉——苓甘五味姜
　　　　辛夏杏大黄汤——蠲饮泄热清胃（40）

【考点提示】

桂苓五味甘草汤的适应证、病机、治法。

四、预后

【原文】

脉弦数，有寒饮，冬夏难治。（20）

久咳数岁，其脉弱者，可治；实大数者，死。其脉虚者，必苦冒，其人本有支饮在胸中故也，治属饮家。（34）

【图解原文】

预后
- 寒饮、脉弦数：寒饮夹热——冬夏难治（20）
- 久咳数岁
  - 脉弱——可治
  - 脉虚——苦冒 （34）
  - 脉实大数——死

提示：脉症相符，预后较好；脉症不符，预后较差。

巩固与练习

一、名词解释

1. 痰饮 2. 咳逆倚息 3. 伏饮 4. 癫眩

二、填空题

5. 心下有痰饮，_____，_____，苓桂术甘汤主之。

6. 夫短气，有_____，当从_____去之，_____主之；肾气丸亦主之。

7. 腹满，_____，此肠间有水气，_____主之。

8. 病溢饮者，当_____，_____主之；_____亦主之。

9. 呕家本渴，渴者为_____。今反_____，心下有故也，_____主之。

10. 夫饮有四，何谓也？师曰：有_____有_____有_____有。

11. 师曰：其人素盛今瘦，_____，_____，谓之痰饮；饮后水流在胁下，谓之悬饮；饮水流行，当汗出而不汗出，身体疼痛，谓之_____；咳逆倚息，短气不得卧，其形如肿，谓之_____。

12. 病痰饮者，当以_____。

13. _____，为水停心下，此属饮家，_____主之。

14. _____以下有支饮，其人苦冒眩主之。

15. 支饮不得息、_____主之。

16. 卒呕吐____，_____，_____，_____，小半夏加茯苓汤主之。

17. 病者脉伏，其人欲自利，_____虽利，_____，_____

此为故也，甘遂半夏汤主之。

三、选择题

（一）A₁型题（单项选择题）

18. 下列诸种弦脉中，痰饮病多见（　　）

    A. 紧弦　　　B. 微弦　　　C. 偏弦　　　D. 沉弦

    E. 双弦

19. 痰饮病的治疗大法是"温药和之"，最主要的代表方是（　　）

    A. 小半夏汤　　　　　　B. 泽泻汤　　　　　　C. 小青龙汤

    D. 茯苓桂枝白术甘草汤　　E. 大青龙汤

20. 下列各方，何者服后应"多饮暖水"（　　）

    A. 泽泻汤　　　　　　　B. 茯苓泽泻汤　　　C. 猪苓散

    D. 五苓散　　　　　　　E. 麻黄附子汤

21. 下列何方配伍了相反的药物（　　）

    A. 十枣汤　　　　　　　B. 木防已汤　　　　C. 已椒苈黄丸

    D. 泽泻汤　　　　　　　E. 甘遂半夏汤

22. 下列诸方中何者用蜜（　　）

    A. 干姜人参半夏丸　　　B. 鳖甲煎丸　　　　C. 甘遂半夏汤

    D. 十枣汤　　　　　　　E. 厚朴大黄汤

23. 已椒苈黄丸的主要作用为（　　）

    A. 温化水饮　　　　　　B. 利水化饮　　　　C. 通阳利水

    D. 表里分消　　　　　　E. 前后分消

24. 服十枣汤得快下后的调理方法是（　　）

    A. 内服煮饼　　　　　　B. 糜粥自养　　　　C. 避风保暖

    D. 多饮开水　　　　　　E. 温覆衣被

25. 溢饮的病位是在（　　）

    A. 胃肠　　　B. 胸胁　　　C. 四肢　　　D. 头面　　　E. 胸膈

26. 下列哪首方剂既能治支饮，又能治溢饮（　　）

    A. 厚朴大黄汤　　　　　　　　B. 小青龙汤

    C. 麻黄杏仁薏苡甘草汤　　　　D. 葶苈大枣泻肺汤

    E. 十枣汤

27. 泽泻汤中泽泻与白术之比为（　　　）

    A. 4：3   B. 4：2   C. 5：3   D. 3：4   E. 5：2

28. 泽泻汤证的主症是（　　　）

    A. 苦眩   B. 目眩   C. 冒眩   D. 悸眩   E. 癫眩

29. 病者患有支饮，遇寒发作，医用小青龙汤治之，咳喘好转，但出现冲气上逆之证说明患者素体（　　　）

    A. 血虚   B. 气虚   C. 阴虚

    D. 体实   E. 下焦阳虚

30. 饮邪欲解的征象是（　　　）

    A. 先渴后呕   B. 呕后不渴

    C. 口燥，但欲漱水不欲咽   D. 口舌干燥

    E. 先呕却渴

31. 支饮水去呕止，其人形肿者，仲景不用麻黄，而加何药（　　　）

    A. 黄芪   B. 防己   C. 茯苓

    D. 白术   E. 杏仁

（二）A$_2$型题（病历摘要最佳选择题）

32. 林幼春，青年木工。近日身发热，渴欲饮水，但水入则吐，饮食亦少进，常感胃脘满胀，舌苔淡黄不燥，小便黄短，先服不换金正气散无效，又转香砂二陈汤，胃胀虽得减而呕吐未止，历时半月，证情转剧。切脉浮数，身仍有热，胃胀时呕，吐水则胀减，水食皆难入，小便不利（摘自《赵守真治验回忆录》）

    治疗此病最佳的方剂为（　　　）

    A. 五苓散   B. 小半夏汤   C. 苓桂术甘汤

    D. 泽泻汤   E. 小半夏加茯苓汤

（三）B型题（配伍题）

A. 胁下   B. 肠胃   C. 肌表   D. 胸膈   E. 脾

33. 悬饮水液停聚的部位在（　　　）

34. 支饮水液停聚的部位在（　　　）

    A. 肾气丸   B. 葶苈大枣泻肺汤

    C. 桂枝加桂汤   D. 苓桂甘枣汤

E. 苓甘五味姜辛汤

35. 发汗后，脐下悸者，欲作奔豚，治宜（　　　）

36. 冲气已平而无表证，体虚支饮咳喘胸满，不能用小青龙汤者，改用（　　　）

    A. 顿服 　　　　　　　　B. 强人服一钱匕，羸人服半钱

    C. 冷服 　　　　　　　　D. 服后覆衣被

    E. 热服

37. 甘遂半夏汤的煎服法为（　　　）

38. 十枣汤的煎服法为（　　　）

（四）X 型题（多项选择题）

39. 治溢饮的主方是（　　　）

    A. 大青龙汤 　　　B. 泽泻汤 　　　C. 小半夏汤

    D. 小青龙汤 　　　E. 葶苈大枣泻肺汤

40. 《金匮要略》痰饮的治本方法有（　　　）

    A. 健脾 　　B. 补肝 　　C. 益肾 　　D. 养心 　　E. 清肺

41. 痰饮的形成与哪几脏关系最为密切（　　　）

    A. 肺 　　B. 肾 　　C. 肝 　　D. 脾 　　E. 心

42. 伏饮的临床特征是（　　　）

    A. 满喘咳吐 　　　　B. 发则寒热 　　　C. 胁下引缺盆

    D. 背痛腰疼，目泣自出 　　E. 其人振振身剧

43. 葶苈大枣泻肺汤可治（　　　）

    A. 肺痈喘不得卧者 　　　　　　B. 支饮不得卧者

    C. 溢饮不得卧得 　　　　　　　D. 肺痿不得卧者

    E. 悬饮内痛者

44. 头目眩晕可见于哪些方证（　　　）

    A. 泽泻汤证 　　　　　　　　B. 五苓散证

    C. 苓桂术甘汤证 　　　　　　D. 小半夏加茯苓汤证

    E. 小半夏汤证

45. 五苓散的主症包括（　　　）

    A. 形体消瘦 　　　　　　　　B. 脐下筑筑悸动

  C. 吐涎沫   D. 头目眩晕

  E. 小便不利

46. 伏饮的临床特征是（ ）

  A. 满喘咳吐，发则寒热   B. 背痛腰疼，目泣自出

  C. 振振身𥈭   D. 胁下痛引缺盆

  E. 面色黧黑

47. 木防己汤证最典型的症状是（ ）

  A. 喘满   B. 面色黧黑

  C. 心下痞坚   D. 脉沉紧

  E. 目眩

四、问答题

48. 痰饮病的治疗大法是什么？应如何理解？

49. 苓桂术甘汤和肾气丸为何同治微饮短气？

50. 甘遂半夏汤、己椒苈黄丸、五苓散同治痰饮病，三证有何不同？

51. 何谓四饮？试述其不同病位、病机及主症。

52. 大小青龙汤的区别与临床运用。

53. 甘遂半夏汤配伍特点怎样？如何应用？

54. 十枣汤配伍特点怎样？如何理解其对悬饮与支饮的异病同治？

55. 厚朴三物汤、小承气汤与厚朴大黄汤三方药味相同，为何能分治不同病证？

五、病案分析题

56. 朱某，男，56岁。因病退休在病，患病已有2年，百般治疗无效。其所患之病，为头目昏眩，终日昏昏沉沉，如在云雾中，其两眼懒睁，两手发颤，不能握笔写字，颇以为苦，切脉弦而软，视其舌肥大异常，苔呈白滑而根部略腻。（写出病机、病名、治法、所用方剂）

57. 刘某，男，22岁。10天前开始恶寒发热，咳引胸痛，在院外作感冒治，寒热减轻，而咳嗽胸痛加重，收住入院，经X线透视：右侧胸腔大量积水，心脏左移。胸水化验：色黄微混，细胞总数 $2.9 \times 10^9/L$，白细胞 $1.2 \times 10^9/L$，单核细胞64%，多核细胞36%，李凡试验

阳性。诊断为"渗出性胸膜炎，右胸积液"。观患者形体壮实，症见咳嗽气短，右胸胁痛，口干不饮，大便干结，苔薄白，脉弦滑。写出病机、病名、治法、所用方剂。

参考答案

一、名词解释

1. 是由体内游溢精微遇寒凝聚化而为饮，饮邪潴留于人体局部而成，痰饮有广义和狭义之分，广义痰饮分痰饮、悬饮、溢饮、支饮四类。

2. 咳逆倚息，指咳嗽气逆，不能平卧，须倚床呼吸。

3. 指潜伏于体内，根深蒂固，难于根除，伺机而发的一种饮病。

4. 癫作颠，"颠，顶也"头位于身体之顶部，故癫眩即头眩晕之意。

二、填空题：见原文。

三、选择题

（一）A₁型题（单项选择题）

18. C 19. D 20. D 21. E 22. C 23. E 24. B 25. C 26. B
27. E 28. C 29. E 30. E 31. E

（二）A₂型题（病历摘要最佳选择题） 32. A

（三）B₁型题（配伍题）

33. A 34. D 35. D 36. E 37. A 38. B

（四）X型题（多选题）

39. AD 40. AC 41. ABD 42. ABDE 43. AB 44. ABCD
46. ABC 47. AC

四、问答题

48. 痰饮病的治疗大法为"以温药和之"。所谓"温药"是指功能振奋阳气，开发腠理，通行水道的温性的药物。"和之"是温和调理之意，要求所用温药既不可过于温散，也不宜专事温补。饮病相对于水肿病而言，病位局限，水液的排泄去路多无障碍，并不以标急为病变重点，故不以行消开导为法。饮为阴邪，易损伤人体阳气；遇寒则聚，得温则化。"温药和之"之法，能振奋人体阳气，开发腠理，通行水道，化痰蠲饮，使旧饮渐去，新饮不生，实为治疗痰饮的根本之法。

49. 见原文解释。

50. 甘遂半夏汤证、己椒苈黄丸证、五苓散证皆因痰饮为患，病位均在于肠。其所异者，甘遂半夏汤功能逐水散饮，证属饮结于胃，水饮欲去，病势向下，主症为下利，心下续坚满；五苓散意在化气利水，病属肠间停水，饮邪上逆，病势向上，主症为脐下动悸，头眩吐涎，小便不利；而己椒苈黄丸旨在通利二便，分消水饮，证属饮结于肠，留而不动，故症见腹满口燥，二便不利。

51～55. 见原文。

五、病案分析题

56. 病机：水停心下，浊阴上冒。病名：支饮（冒眩）。
治法：健脾化饮，降逆止眩。　方剂：泽泻汤。

57. 病机：饮在胸胁，积聚不散。　病名：悬饮。
治法：逐水散结。方剂：十枣汤。

消渴小便不利淋病脉证并治第十三

【考点重点点拨】

1. 了解消渴、小便不利、淋病的概念及合篇意义。
2. 熟悉消渴病的病机，淋病的症状与治疗禁忌。
3. 掌握消渴、小便不利、淋病的脉因证治。
4. 背诵原文2、3、10、12条。

一、消渴

（一）病机与脉症

【原文】

寸口脉浮而迟，浮即为虚，迟即为劳，虚则卫气不足，劳则荣气竭。趺阳脉浮而数，浮即为气①，数即消谷②而大坚③（一作紧），气盛则溲数，溲数即坚，坚数相搏，即为消渴。(2)

【名词解释】

①浮即为气：此脉浮非邪气在表，而是胃气亢盛，故云："浮即为气。"

②数即消谷：趺阳脉数，是热结于中，胃热盛则消谷而善饥。《灵枢·师传》："胃中热则消谷。"

③大坚：《医宗金鉴》《金匮要略方论本义》等均作"大便坚"，即大便干结。

【原文】

趺阳脉数，胃中有热，即消谷引食，大便必坚，小便即数。(8)

厥阴之为病，消渴①，气上冲心，心中疼热，饥而不欲食，食即吐，下之不肯止。(1)

【名词解释】

①消渴：渴饮无度的症状。

【图解原文】

消渴的
病机、
脉症及
治禁
{
病机——上消：营卫气血不足，心肺阴虚燥热

中消：胃热气盛

脉症——寸口脉浮迟，浮为虚，迟为劳，荣卫不足，
跌阳脉数，胃中有热，消谷引食，
大便坚，小便数　　　　　　　　　}（2、8）

治禁——厥阴病消渴，气上冲心，心中疼热，饥不欲食，
食即吐——不可下，下之不肯止（1）
}

【考点提示】

①消渴的概念：临床特点为口渴多饮多食而消瘦，小便频数量多。

②上消证以口渴多饮为主症，因于心肺阴虚燥热；中消证以消谷善饥，小便数，大便坚为主症，缘于胃热气盛。

（二）证治

1. 肺胃热盛、津气两伤

【原文】

渴欲饮水，口干舌燥者，白虎加人参汤主之。方见痉湿暍篇。（12）

【图解原文】

白虎加人参汤证
{
病因病机——肺胃热盛，津气两伤

症状分析：渴欲饮水，口干舌燥——热盛伤津耗气

治法——清热益气，生津止渴

方解{
白虎汤——清热生津
人参——益气养阴
}
}

【辨治提要】

①辨证要点：口渴喜饮，饮不解渴，或消谷善饥，舌红，脉洪数。

②病机：肺胃热盛，津气两伤。

③治法方剂：清热益气，生津止渴，白虎加人参汤。

【临床点睛】

本方常用治多种急性发热性疾病、中暑、夏季热、风湿热、糖尿病等属于热盛而津气两伤者。

【考点提示】

肺胃热盛、津气两伤的症状、治法、方药。

2. 肾气亏虚

【原文】

男子消渴，小便反多，以饮一斗，小便一斗①，肾气丸主之。方见脚气中。(3)

【名词解释】

①饮一斗、小便一斗：饮水多，小便亦多。

【图解原文】

$$
肾气丸证
\begin{cases}
病因病机——肾气亏虚、不能主水化气\\
症状分析：以饮一斗，小便一斗——肾气衰微，\\
\qquad\qquad\qquad\qquad\qquad\qquad 不能主水化气\\
治法——阴中求阳，温补肾气\\
方解：见虚劳病篇
\end{cases}
$$

【辨治提要】

①辨证要点：渴喜热饮，小便清长，以饮一斗，小便一斗，或尿有甘味，腰酸足肿，阳痿，羸瘦，舌淡苔少乏津，脉沉细无力。

②病机：肾气亏虚、不能主水化气。

③治法：阴中求阳，温补肾气，肾气丸。

【临床点睛】

本方对肾气不足引起的小便不利、淋病、糖尿病、尿崩症后期、老年人小便频数或尿失禁、小儿遗尿诸病证，均有良效。

【考点提示】

消渴肾气亏虚证的症状、治法、方药。

二、小便不利

(一) 膀胱气化不行

【原文】

脉浮，小便不利，微热，消渴者，宜利小便，发汗，五苓散主之。(4)

渴欲饮水，水入则吐者，名曰水逆^①，五苓散主之。(5)

【名词解释】

①水逆：此指饮水即吐。

【图解原文】

五苓散证 {
病因病机——膀胱气化不利

症状分析 {
消渴，小便不利——表邪未解入里化热，致膀胱气化不利

渴欲饮水——膀胱气化失职，津不上承

水入则吐——水蓄下焦，致中焦不能受纳
}

治法方剂——化气利水

方解（见痰饮病篇）
}

【辨治提要】

①辨证要点：消渴，小便不利，或兼有表证，或渴欲饮水，水入则吐。

②病机：膀胱气化不利。

③治法：化气利水，五苓散。

【临床点睛】

本方对急慢性肾炎、胃肠炎、泌尿系感染、外伤性尿潴留、尿崩症、早期肾功能不全等属膀胱气化不利有关的病证，有较好疗效。

【考点提示】

五苓散的主症、治法、方药及病案应用。

（二）上燥下寒水停

【原文】

小便不利者，有水气①，其人若渴，栝楼瞿麦丸主之。（10）

栝楼瞿麦丸方：

栝楼根二两　茯苓　薯蓣各三两　附子一枚（炮）　瞿麦一两

上五味，末之，炼蜜丸梧子大，饮服三丸，日三服；不知，增至七八丸，以小便利，腹中温为知②。

【名词解释】

①水气：水湿之邪。

②知：病愈。《方言·第三》："南楚病愈者谓之知。"

【图解原文】

栝蒌瞿麦丸证 ┬ 病因病机——上燥下寒水停
　　　　　　├ 症状分析 ┬ 有水气，腹中冷——下焦虚寒
　　　　　　│　　　　　├ 小便不利——阳虚不化，水滞不行
　　　　　　│　　　　　└ 口渴——肾阳虚不能蒸化津液，津不上承，上焦反生燥热
　　　　　　├ 治法——润燥生津，温阳利水
　　　　　　└ 方解 ┬ 栝楼根——润燥生津而止渴
　　　　　　　　　　├ 山药——甘淡益脾而制水
　　　　　　　　　　├ 茯苓、瞿麦——淡渗以利水，引水气从小便而出
　　　　　　　　　　└ 附子——温肾阳而化气

【辨治提要】

①辨证要点：口渴，小便不利。据方测证，在上可兼眩晕、烦热、失眠；在下可有畏寒肢冷腹冷、腰以下肿等症。

②病机：上燥下寒水停。

③治法：润燥生津，温阳利水，栝楼瞿麦丸。

【临床点睛】

本方多用治慢性肾炎、尿毒症、心源性水肿、前列腺肥大所致的癃闭、小便不利等属上燥下寒水停证。

【考点提示】

栝楼瞿麦丸的主症、病机、治法、方药及病案应用。

(三) 湿热夹瘀，脾肾亏虚

【原文】

小便不利，蒲灰散主之；滑石白鱼散、茯苓戎盐汤并主之。(11)

蒲灰散方：

蒲灰七分　滑石三分

上二味，杵为散，饮服方寸匕，日三服。

滑石白鱼散方：

滑石二分　乱发二分（烧）　白鱼二分

上三味，杵为散，饮服半钱匕，日三服。

茯苓戎盐汤方：

茯苓半斤　白术二两　戎盐弹丸大一枚

上三味，先将茯苓、白术煎成，入戎盐，再煎，分温三服。

【图解原文】

湿热夹瘀
脾肾亏虚
├ 湿热郁于膀胱——化瘀利窍泄热——蒲灰散（11）
├ 湿热郁于血分——止血消瘀，清热利湿——滑石白鱼散（11）
└ 湿热脾肾两虚——益肾清热，健脾利湿——茯苓戎盐汤（11）

(四) 水热互结伤阴

【原文】

脉浮，发热，渴欲饮水，小便不利者，猪苓汤主之。(13)

猪苓汤方：

猪苓（去皮）　茯苓　阿胶　滑石　泽泻各一两

上五味，以水四升，先煮四味，取二升，去滓，纳胶烊消，温服七合，日三服。

【图解原文】

猪苓
汤证
├ 病因病机——水热互结，郁热伤阴
├ 症状
│ 分析
│ ├ 脉浮发热——客热内入，里热郁蒸于皮毛
│ └ 渴欲饮水、小便不利——热盛伤阴，水与热结，
│   膀胱气化不利
├ 治法——滋阴润燥，利水除热
└ 方解
   ├ 猪苓——甘淡微苦，苦能下降直达少阴，甘淡能渗利水湿
   ├ 茯苓——淡渗利水
   ├ 泽泻——宣泄肾浊
   ├ 滑石——甘寒而滑，善清下焦之邪热而利小便
   └ 阿胶——甘咸，滋阴润燥

【辨治提要】

①辨证要点：渴欲饮水，小便不利，或淋漓涩痛，舌红脉浮。

②病机：水热互结，郁热伤阴。

③治法方剂：滋阴润燥，利水除热。猪苓汤。

【临床点睛】

凡属水热互结伤阴的肾炎、肾结核、肾盂肾炎、泌尿系感染、肾积水、肾结石、尿路结石、乳糜尿有尿频尿急尿血者，均可用本方化裁治疗。

【考点提示】

猪苓汤的主症、病机、治法、方药及病案应用。

猪苓汤与五苓散鉴别。

三、淋病

（一）主症

【原文】

淋之为病，小便如粟状①，小腹弦急②，痛引脐中（石淋）(7)

【名词解释】

①小便如粟状：小便排出粟状之物。

②弦急：拘急。

（二）治禁

【原文】

淋家不可发汗，发汗则必便血①。（9）

【名词解释】

①便血：这里指尿血。

【图解原文】

淋病 { 主症——小便如粟状，小腹弦急，痛引脐中（7）
       治禁——淋家不可发汗，发汗则便血（9）

巩固与练习

一、名词解释

1. 小便如粟状　2. 水逆　3. 饮一斗，小便一斗

二、填空题

4. 渴欲饮水，_____，白虎加人参汤主之。

5. 男子消渴，_____，_____，_____，肾气丸主之。

6. 脉浮，_____，微热消渴者，_____，_____，五苓散主之。

7. 渴欲饮水，_____，名曰_____，五苓散主之。

8. 小便不利，有水气，其人苦渴，_____主之。

9. 淋之为病，_____，_____，痛引脐中。

10. 淋家不可发汗，_____。

三、选择题

（一）A₁型题（单项选择题）

12. 下列哪项不是消渴病的病机（　　）

    A. 肺胃热盛　　　　　　　　B. 胃热

    C. 肾虚　　　　　　　　　　D. 肝气郁结

    E. 津气两伤

13. 下列各组原文，均出自本篇，哪一项可以诊断为杂病消渴（　　）

    A. 渴欲饮水，水入则吐

    B. 脉浮小便不利，微热消渴

    C. 男子消渴，小便反多，以饮一斗，小便一斗

    D. 脉浮，发热，渴欲饮水，小便不利

    E. 苦渴，小便不利

14. 本篇所谓"淋之病，小便如粟状，小腹弦急，痛引脐中"属后世何种淋证（　　）

    A. 气淋　　　B. 膏淋　　　C. 石淋　　　D. 劳淋　　　E. 血淋

15. 栝蒌瞿麦丸由茯苓、薯蓣、附子、栝蒌根、瞿麦组成，其中治上燥的是哪味药（　　）

    A. 薯蓣　　　B. 茯苓　　　C. 栝蒌根　D. 瞿麦　　　E. 附子

16. 下列各方，何方无渴欲饮水之症（　　）

    A. 蒲灰散　　　　　　　　　B. 白虎加人参汤

    C. 猪苓汤　　　　　　　　　D. 五苓散

    E. 栝蒌瞿麦丸

17. 蒲灰散可治小便不利，该证病属（　　）

    A. 脾虚不运，水湿停留　　B. 水热互结，郁热伤阴

    C. 湿热内阻，兼夹瘀血　　D. 肾阳不足，下寒上燥

    E. 湿热壅盛，膀胱气化不利

18. 小便不利，脘痞食少，气短乏力，腰膝酸软者，治宜（　　）

    A. 蒲灰散　　　　　　　　　B. 茯苓戎盐汤

    C. 猪苓汤　　　　　　　　　D. 滑石白鱼散

    E. 五苓散

19. 茯苓戎盐汤所治疗的小便不利，其病机为（　　）

    A. 脾肾两虚，兼夹湿热　　B. 肾阳不足，水湿内停

    C. 脾阳不足，水饮停聚　　D. 水热互结，郁热伤阴

    E. 肺失宣肃，膀胱气化不利

20. 栝蒌瞿麦丸的病机为（　　）

    A. 水饮停胃　　　　　　　　B. 肺热伤津

  C. 水热互结，郁热伤阴   D. 肾阳不足，水气内停

  E. 肾阳不足，下寒上燥

21. 《金匮要略》治疗中消的主方是（ ）

  A. 文蛤散   B. 猪苓汤

  C. 白虎加人参汤   D. 栝蒌瞿麦丸

  E. 五苓散

22. 小便不利，灼热刺痛，尿色深红，或夹有血块之血淋，治宜选用（ ）

  A. 五苓散   B. 蒲灰散

  C. 文蛤散   D. 滑石白鱼散

  E. 茯苓戎盐汤

（二）A$_2$型题（病历摘要最佳选择题）

23. 杨某某，男，52 岁，患糖尿病，某医院邀请会诊，观其人体肥胖，素食肥甘，现证口渴喜热饮，小便量多，起泡沫，腰腿酸软，性欲减退，舌淡无苔，脉象沉细。（摘自《金匮要略浅注》）

  此病症属（ ）

  A. 上消   B. 中消

  C. 下消   D. 厥阴消渴

  E. 伤津消渴

24. 林某某，青年木工，近日身发热，渴欲饮水，但水入则吐，饮食亦少进，常感胃脘满胀，舌苔淡黄不燥，小便短黄，先进不换金正气散无效，又转香砂二陈汤，胃胀虽得减，而呕吐未止，历时半月，证情转剧，切脉浮数，身仍有热，胃胀时呕，吐水则胀减水食皆难入，小便不利。（摘自《赵守真治验回忆录》）

  本病机属于（ ）

  A. 水气内阻，津液不生   B. 胃中燥热

  C. 胃中虚热   D. 中焦湿热

  E. 外感热邪

（三）B 型题（配伍题）

  A. 便血   B. 筋脉拘急

C. 尿血   D. 痓

E. 寒栗而振

25. 疮病不可发汗，发汗则必（　　）

26. 淋病不可发汗，发汗则必（　　）

  A. 肾气丸   B. 栝蒌瞿麦丸

  C. 百合知母汤   D. 百合地黄汤

  E. 白虎加人参汤

27. 烦渴引饮，小便不多，属消渴证者，可选用（　　）

28. 消渴不解，消谷善饥，小便频数而甜，属消渴病者，可选用
（　　）

（四）X型题（多项选择题）

29. 石淋的症状可见（　　）

  A. 小便如粟状   B. 小腹弦急

  C. 痛引脐中   D. 小便总量少

  E. 小便频数

30. 消渴病的病因病机主要有（　　）

  A. 胃热   B. 肺胃津伤

  C. 肾虚   D. 情志化火

  E. 湿热下注

31. 下列各方用栝蒌根者为（　　）

  A. 栝蒌桂枝汤   B. 栝蒌薤白白酒汤

  C. 栝蒌牡蛎散   D. 栝蒌薤白半夏汤

  E. 栝蒌瞿麦丸

32. 五苓散证与猪苓汤证的共同症状为（　　）

  A. 发热   B. 脉浮

  C. 渴欲饮水   D. 小便不利

  E. 小便涩痛

33. 栝蒌瞿麦丸的治疗作用是（　　）

  A. 化瘀利窍   B. 生津润燥

  C. 渗湿利水   D. 行气活血

E. 温阳化气

34.《金匮要略》中，白虎加人参汤主治的病症有（　　）

A. 虚劳　　　　　　　　　　B. 中暍

C. 痉病　　　　　　　　　　D. 消渴

E. 小便不利

35. 猪苓汤的配伍特点是（　　）

A. 利水不伤阴　　　　　　　B. 滋阴不敛邪

C. 温阳不伤津　　　　　　　D. 润燥不碍阳

E. 辛散不耗气

36. 猪苓汤的组成方药有（　　）

A. 猪苓　　B. 茯苓　　C. 泽泻　　D. 滑石　　E. 阿胶

37. 栝蒌瞿麦丸除栝蒌根、瞿麦外还有（　　）

A. 茯苓　　　　　　　　　　B. 猪苓

C. 薯蓣　　　　　　　　　　D. 白术

E. 炮附子

38. 肾气丸的配伍特点是（　　）

A. 补阳为主　　　　　　　　B. 阴中求阳

C. 阳中求阴　　　　　　　　D. 补阴为主

E. 健脾益肾

39. 具有化瘀清热作用的方剂是（　　）

A. 五苓散　　　　　　　　　B. 猪苓汤

C. 蒲灰散　　　　　　　　　D. 滑石白鱼散

E. 茯苓戎盐汤

40. 从蒲灰散、滑石白鱼散、茯苓戎盐汤三方的用药特点可以看出，治小便不利当在下那两法中求之（　　）

A. 温阳化气　　　　　　　　B. 宣肺降气

C. 清热利湿　　　　　　　　D. 行气利水

E. 活血化瘀

四、问答题

41. 试述栝蒌瞿麦丸的组成及其配伍特点。

42. 五苓散证与猪苓汤证在症状、病机、治则上有什么异同？

43. 为什么肾气丸既治虚劳腰痛之小便不利，又治男子消渴之小便反多？

44. 蒲灰散、滑石白鱼散、茯苓戎盐汤三方，治疗小便小利如何区别应用？

45. 试述消渴的脉症、病因、病机。

46. 消渴病怎样辨证治疗？

47. 治疗小便不利有五苓散、猪苓汤、蒲灰散、瓜楼瞿麦丸等方剂，临床应如何辨证选用？

48. 肾气丸与栝楼瞿麦丸的区别与临床运用？

五、病案分析题

49. 卢某，男，59 岁，务农。发病已 2 月余，口渴多饮逐渐加重，有难忍的饥饿感，食量增加，倍于常人，饮水量每日 2～3 热水瓶，腰隐作痛，小便频数，每日 10 余行，每次 300～500ml。身体渐消瘦，脉洪有力，舌红少苔。（写出病机、病名、治法、所用方剂）

50. 余某，男，72 岁。患小便不利已久，曾用八正散、五苓散及西药利尿，效果不佳。诊见：口渴甚苦而不欲饮，少腹胀急难忍，手足微凉，舌质淡胖齿痕，苔黄腻而干，脉沉细而数。（写出病机、病名、治法、所用方剂）

参考答案

一、名词解释

1. 小便如粟状：指小便排出如粟状之物。

2. 水逆：指饮水即吐。

3. 饮一斗，小便一斗：形容饮水多，小便亦多。

二、填空题：见原文。

三、选择题

（一）A₁型题

12. D　13. C　14. C　15. C　16. A　17. C　18. B　19. A　20. E

21. C　22. D

（二）**A₂型题**　23. C　24. A

（三）**B型题**　25. D　26. C　27. E　28. E

（四）**X型题**

29. ABC　30. ABC　31. ACE　32. ABCD　33. BCE　34. BD　35. AB

36. ABCDE　37. ACE　38. AB　39. CD40. DE

四、问答题

41. 答案见原文解析。

42. 答见原文解析。

43. 肾主水，司气化，气化正常，则开阖有度，小便排泄正常。虚劳腰疼是肾阳不足之症，因为肾气虚弱，膀胱气化不利，失其"开"之职，故小便不利；男子消渴一证，因肾虚阳衰，不得化气摄水，失其"阖"之职，故小便反多。小便不利与小便反多，两者表现迥然不同，然两者病机相同，悉为肾阳虚衰，气化失司，开阖异常所致，因此均为肾气丸的适应症。肾气丸擅振奋肾气，小便不利者，则可助肾化气行水；若小便过多，则可助肾化气摄水。

44~48. 答案见原文解析。

六、病案分析题

49. 病机：肺胃热盛、津气两伤。　病名：消渴。

治法：清热益气、生津止渴。　方剂：白虎加人参汤加减。

50. 病机：上燥下寒水停。　病名：小便不利。

治法：润燥生津、温阳利水。　方剂：栝蒌瞿麦丸加减。

水气病脉证并治第十四

【考点重点点拨】

1. 了解水气病的概念、成因、分类，五脏水的症状和病机，水分与血分的区别。

2. 熟悉风水、皮水、正水、石水、黄汗的病因、病机和临床表现。

3. 掌握水气病的治疗大法，风水与皮水的辨证论治，气分的证治。

4. 背诵原文第1、5、18、22、23、24、26、31、32条。

一、分类与辨证

（一）四水与黄汗

【原文】

师曰：病有风水、有皮水、有正水、有石水、有黄汗。风水，其脉自浮，外证骨节疼痛，恶风；皮水，其脉亦浮，外证胕肿①，按之没指，不恶风，其腹如鼓，不渴，当发其汗。正水，其脉沉迟，外证自喘；石水，其脉自沉，外证腹满不喘。黄汗，其脉沉迟，身发热，胸满，四肢头面肿，久不愈，必致痈脓。（1）

寸口脉沉滑者，中有水气，面目肿大，有热，名曰风水。视人之目窠上微拥②，如蚕新卧起状，其颈脉动，时时咳，按其手足上，陷而不起者，风水。（3）

太阳病，脉浮而紧，法当骨节疼痛，反不疼，身体反重而酸，其人不渴，汗出即愈，此为风水。恶寒者，此为极虚发汗得之。渴而不恶寒者，此为皮水，身肿而冷，状如周痹③。胸中窒，不能食，反聚痛，暮躁不得眠，此为黄汗，痛在骨节。咳而喘，不渴者，此为脾胀，其状如肿，发汗即愈。然诸病此者，渴而下利，小便数者，皆不可发汗。（4）

【名词解释】

①胕肿：胕与肤通，胕肿指肌肤浮肿。

②目窠上微拥：眼胞微肿。

③周痹：病名，以全身上下的游走性疼痛为主症。

【图解原文】

四水与黄汗
- 风水——脉浮恶风，骨节疼痛，头面肿，眼胞肿，时咳，颈脉动——肺失通调
- 皮水——肢体肿甚，按之没指，不恶风——肺失通调，脾失健运
- 正水——脉沉迟，腹满而喘——脾肾阳虚，水气上凌于肺
- 石水——脉沉，少腹硬满如石，不喘——肾阳虚，水寒凝聚于下
- 黄汗——发热，胸满，四肢头面肿，可发痈脓——湿热熏蒸，营卫郁滞

【临床点睛】

关于正水，临床主要表现为身体肿重，腹大而喘，脉沉等，其病机为五脏阳气被阻，遏抑不布，津液不化，泛滥全身而致，病变主要在肺脾肾三脏。

【考点提示】

各类水气病的主要病机病位。

水气病的分类、病机、脉症归纳表

分类	病机	脉症
风水	风邪袭表，肺失通调	脉浮，恶风，骨节疼痛，面目肿，迅及全身
皮水	肺失通调，脾失健运	脉浮，不恶风，四肢肿，按之凹陷，腹如鼓
正水	脾肾阳虚，水湿泛滥	脉沉迟，腹满而喘（身肿）
石水	阳虚寒凝，结于下焦	脉沉，腹满不喘（身肿）
黄汗	营卫郁滞，湿热熏蒸	脉沉迟，汗出黄，发热，身肿，骨节疼痛等

（二）五脏水

【原文】

心水者，其身重而少气，不得卧，烦而躁，其人阴肿。(13)

肝水者，其腹大，不能自转侧，胁下腹痛，时时津液微生，小便续通。(14)

肺水者，其身肿，小便难，时时鸭溏。(15)

脾水者，其腹大，四肢苦重，津液不生，但苦少气，小便难。(16)

肾水者，其腹大，脐肿腰痛，不得溺，阴下湿如牛鼻上汗，其足逆冷，面反瘦。(17)

【图解原文】

五脏水病机
- 心水——心阳虚衰，水气凌心
- 肝水——肝失疏泄，脾失健运
- 肺水——肺失通调，水溢肌表
- 脾水——脾虚失运，水湿内停外溢
- 肾水——肾阳虚衰，气化不行，水湿内聚

【难点剖析】

所谓五脏水，是病及五脏而出现水气内停的各种症候，并非水气直接侵入五脏。其表现一般都较严重，有学者认为五脏水相当于正水、石水。

【临床点睛】

五脏水临床表现与五脏各自所处的位置及生理功能有关。以下供临床参考：

心水——类似于先天性心脏病、风湿性心脏病等引起的慢性充血性心力衰竭发生的水肿。

肺水——类似于慢性肺源性心脏病引起的水肿或急性肾炎、慢性肾炎急性发作等病证。

肝水——类似于慢性活动性肝炎、肝硬化腹水及肝内巨大囊肿等情况。

脾水——类似于老年性消化道溃疡病、胃大部切除后、营养不良等

引起的水肿。

肾水——类似于慢性尿毒症、肾病综合征等。

（三）血分、水分与气分

【原文】

问曰：病有血分水分，何也？师曰：经水前断，后病水，名曰血分，此病难治；先病水，后经水断，名曰水分，此病易治。何以故？去水，其经自下。（20）

【图解原文】

```
     ┌ 症状——先见经闭而后病水气
血分 ┤ 病因——经血闭阻不通，影响水液运行
     └ 治疗——难治，因其病位深，病情重——非单纯利水可愈

     ┌ 症状——先病水肿而后见经闭
水分 ┤ 病因——水液内停，影响营血流行
     └ 治疗——易治，因其病较轻浅——去水，其经自下
```

【临床点睛】

①血分、水分辨别是以先病血或先病水为依据的。

②水分易治，血分难治；临床上往往需要血水并治。

【考点提示】

血分与水分的区别。

【原文】

师曰：寸口脉迟而涩，迟则为寒，涩为血不足。趺阳脉微而迟，微则为气，迟则为寒。寒气不足①，则手足逆冷；手足逆冷，则荣卫不利；荣卫不利，则腹满胁鸣相逐；气转膀胱，荣卫俱劳；阳气不通即身冷，阴气不通即骨疼；阳前通②则恶寒，阴前通则痹不仁，阴阳相得，其气乃行，大气一转，其气乃散；实则失气，虚则遗尿，名曰气分。（30）

【名词解释】

①寒气不足：阴寒内盛又气血不足。

②前通：前，《说文解字注》云："前，齐断也……古假借作剪。"前通，作不通解。

【图解原文】

气分 {
症状——寸口脉迟而涩，趺阳脉微而迟，手足逆冷，腹满肠鸣，
　　　　身冷恶寒，骨节疼痛，肤麻木不仁等症
病机——阴寒内阻、阳气不行
治则——温通阳气，散寒行水
}

【考点提示】

气分病的治疗原则：阴阳相得，其气乃行，大气一转，其气乃散。

二、发病机制

【原文】

（一）感受外邪，水为风激

脉浮而洪，浮则为风，洪则为气，风气相搏，风强①则为瘾疹，身体为痒，痒为泄风②，久为痂癞；气强则为水，难以俯仰。风气相击，身体洪肿，汗出乃愈。恶风则虚，此为风水；不恶风者，小便通利，上焦有寒，其口多涎，此为黄汗。（2）

（二）肺失通调与肾虚水泛

寸口脉弦而紧，弦则卫气不行，即恶寒，水不沾流③，走于肠间。

少阴脉紧而沉，紧则为痛，沉则为水，小便即难。（9）

（三）脾肾阳虚

问曰：病下利后，渴饮水，小便不利，腹满因肿者，何也？答曰：此法当病水，若小便自利及汗出者，自当愈。（12）

（四）肺脾肾三焦功能失调

师曰：寸口脉沉而迟，沉则为水，迟则为寒，寒水相搏。趺阳脉伏，水谷不化，脾气衰则鹜溏，胃气衰则身肿。少阳脉卑，少阴脉细，男子则小便不利，妇人则经水不通。经为血，血不利则为水，名曰血分。（19）

（五）其他

趺阳脉当伏，今反紧，本自有寒，疝，瘕，腹中痛，医反下之，下之即胸满短气。(6)

趺阳脉当伏，今反数，本自有热，消谷，小便数，今反不利，此欲作水。(7)

寸口脉浮而迟，浮脉则热，迟脉则潜，热潜相搏，名曰沉。趺阳脉浮而数，浮脉即热，数脉即止，热止相搏，名曰伏。沉伏相搏，名曰水。沉则络脉虚，伏则小便难，虚难相搏，水走皮肤，即为水矣。(8)

【名词解释】

①风强：风邪盛。

②泄风：由风邪外泄而致瘾疹身痒，故名。

③沾流：沾，濡也，渍也，有濡润之意。沾流，即流通输布。

【图解原文】

水肿 ｛外邪有关——风邪袭表，肺失宣肃与通调，水溢肌肤

内伤有关——肺脾肾三脏阳气受损，三焦气化失司

血不利有关——血不利则为水，瘀血阻滞，水液停聚

三、治法

（一）利小便、发汗

【原文】

师曰：诸有水者，腰以下肿，当利小便；腰以上肿，当发汗乃愈。(18)

【图解原文】

水气病基本治法 ｛腰以下肿——腰以下为阴，属里，水湿之邪

在里在下——利小便法

腰以上肿——腰以上为阳，属表，水湿之邪

在表在上——发汗法

《内经》所谓"开鬼门，洁净府"治法的体现

【难点剖析】

因势利
导的治 { 病位在上在表——遵"其在皮者，汗而发之"，宜汗法
疗思维 { 病位在下在里——按"其在下者，引而竭之"，宜
利小便

【临床点睛】

利小便与发汗，临床应用时并非截然分开。如对腰以上肿发汗宣散时，可适当配合少量利小便之品；对腰以下肿利小便时，可适当配合少量发汗之品。

【考点提示】

水气病的基本治法。

（二）攻下逐水

【原文】

夫水病人，目下有卧蚕，面目鲜泽，脉伏，其人消渴。病水腹大，小便不利，其脉沉绝者，有水，可下之。（11）

【图解原文】

逐水法 { 适应证——腹大，小便不利，脉沉绝
治法——下之，即攻下逐水之法

【临床点睛】

①本条未提方药，临证时可参照《痰饮咳嗽病脉证治第十二》的十枣汤、己椒苈黄丸等。

②攻下逐水多适用于水停急重者（如腹大、小便不利、脉沉等），并应注意勿伤正气。

四、证治

（一）风水

1. 表虚

【原文】

风水，脉浮身重，汗出恶风者，防己黄芪汤主之。腹痛加芍药。（22）

防己黄芪汤方：方见湿病中。

【图解原文】

防己黄芪汤证
- 病因病机——风水表虚
- 症状分析
  - 脉浮——风邪袭表
  - 身重——水泛肌表，阳气郁滞
  - 汗出恶风——表卫气虚不固
- 治法——益气固表，利水祛湿。
- 方解
  - 防己——利水祛湿
  - 黄芪——益气固表，助防己利水
  - 白术——健脾化湿
  - 生姜、大枣、甘草——调和营卫，和中健脾

【辨治提要】

①辨证要点：浮肿，身重乏力，汗出恶风，小便短少，脉浮。

②病机：风水表虚。

③治法：益气固表，利水祛湿，防己黄芪汤。

【考点提示】

风水表虚的症状、治法、方药。

2. 挟热

【原文】

风水恶风，一身悉肿，脉浮而渴，续自汗出，无大热，越婢汤主之。(23)

越婢汤方：

麻黄六两　石膏半斤　生姜三两　大枣十五枚　甘草二两

上五味，以水六升，先煮麻黄，去上沫，纳诸药，煮取三升，分温三服。恶风者加附子一枚炮；风水加术四两。

【图解原文】

越婢
汤证
- 病因病机——风水夹热
- 症状
  分析
  - 脉浮、恶风——风邪袭表
  - 全身浮肿——水为风激而泛溢周身
  - 口渴——邪已化热
  - 汗出、无大热——风性开泄，汗出热泄而体表无灼热之感
- 治法——散邪清热，发越水气
- 方解
  - 麻黄、生姜——宣散发越
  - 石膏——辛凉，清郁热
  - 甘草、大枣——和中以助药力
- 加减
  - 风水若肿势较甚者加白术——健脾除湿
  - 恶风者加附子——温经回阳止汗

【辨治提要】

①辨证要点：一身悉肿，身热恶风，微微汗出，口渴，脉浮数。

②病机：风水夹热。

③治法：散邪清热，发越水气，越婢汤。

【临床点睛】

①本方多用于急性肾炎所引起的水肿。

②加减：常加连翘、益母草、生姜皮、茯苓等以增强清热利水消肿之功。

【考点提示】

风水夹热的症状、治法、方药及越婢汤的病案应用。

3. 风水与正水的汗法异治

【原文】

水之为病，其脉沉小，属少阴；浮者为风，无水虚胀者，为气水，发其汗即已。脉沉者宜麻黄附子汤；浮者宜杏子汤。(26)

麻黄附子汤方：

麻黄三两　甘草二两　附子一枚（炮）

上三味，以水七升，先煮麻黄，去上沫，纳诸药，煮取二升半，温服八分，日三服。

杏子汤方：未见，恐是麻黄杏仁甘草石膏汤。

【图解原文】

风水与正水不
同发汗方法 ┤
正水 ┤ 身肿脉沉小——肾——正水
　　　治法方剂——温肾助阳，麻黄附子汤
风水 ┤ 身肿脉浮——肺——风水
　　　治法方剂——宣肺散邪，杏子汤

【临床点睛】

①水气病同属表证，应使用汗法。脉沉者多为肾阳虚不能化气行水，故用麻黄附子汤温阳发汗；脉浮者，多与肺有关，应采用杏子汤宣肺发汗。

②杏子汤。方未见，可用麻杏石甘汤或甘草麻黄汤加杏子（即三拗汤），前者适用于内有郁热之证，后者则适用于内无郁热之证。

【考点提示】

风水与正水的汗法异治。

（二）皮水

1. 夹热

【原文】

里水者，一身面目黄肿，其脉沉，小便不利，故令病水。假如小便自利，此亡津液，故令渴也。越婢加术汤主之。（5）

【图解原文】

越婢加
术汤证 ┤
病因病机——肺失通调，脾失健运
症状分析 ┤ 一身面目黄肿，其脉沉，小便不利——水液不循常道分布所致
　　　假如小便自利，此亡津液，故令渴也——此属插笔，强调津液有亡失，不宜再用发汗利水之法
治法——发汗散水，兼清郁热，健脾助运
方解 ┤ 越婢汤——发汗散水，兼清郁热
　　　白术——健脾除湿

【辨治提要】

①辨证要点：一身面目肿甚，脉沉，小便不利。

②病机：肺失通调，脾失健运。

③治法方剂：发汗散水，兼清郁热，健脾助运，越婢加术汤。

【考点提示】

皮水夹热的症状、治法、方药。

2. 表实

【原文】

里水，越婢加术汤主之；甘草麻黄汤亦主之。（25）

越婢加术汤方：见上。

甘草麻黄汤方：

甘草二两　麻黄四两

上二味，以水五升，先煮麻黄，去上沫，纳甘草，煮取三升，温服一升，重复汗出，不汗，再服。慎风寒。

【图解原文】

$$\left\{\begin{array}{l}皮水夹热——治法方剂——发散水气，兼清郁热，用越婢加术汤\\ 皮水无里热\left\{\begin{array}{l}治法方剂——宣散水气，甘草麻黄汤\\ 方解\left\{\begin{array}{l}麻黄——宣肺利水\\ 甘草——和中健脾\end{array}\right.\end{array}\right.\end{array}\right.$$

3. 气虚阳郁

【原文】

皮水为病，四肢肿，水气在皮肤中，四肢聂聂动①者，防己茯苓汤主之。（24）

防己茯苓汤方：

防己三两　黄芪三两　桂枝三两　茯苓六两　甘草二两

上五味，以水六升，煮取二升，分温三服。

【名词解释】

①聂聂动：动而轻微。

【图解原文】

防己茯
苓汤证
{
  病因病机——气虚阳郁
  症状 { 四肢浮肿——水液留滞于皮肤
  分析 { 四肢聂聂动——水气阻遏，阳气欲伸，两相交争
  治法——通阳化气，分消水湿
  方解 {
    防己、黄芪——益气利水
    桂枝、茯苓——通阳利水
    黄芪、桂枝——温通表阳，振奋卫气
    甘草——健脾和中
}

【辨治提要】

①辨证要点：浮肿，按之没指，四肢肿甚而聂聂动。

②病机：气虚阳郁。

③治法方剂：通阳化气，分消水湿，防己茯苓汤。

【考点提示】

①皮水气虚阳郁的症状、治法、方药。

②方证比较，见下表。

防己茯苓汤证与防己黄芪汤证的异同点

鉴别点	防己茯苓汤证	防己黄芪汤证
主症	四肢肿，聂聂动，小便不利	脉浮身重，汗出恶风
病机	水气壅盛于肌肤，阳气郁滞	水湿停滞于肌肤，表卫不固
治法	益气通阳，化气利水，表里分消	益气固表，利水化湿
药物	防己、黄芪各三两，茯苓六两，桂枝三两，甘草二两	防己一两，黄芪一两一分，白术三分，甘草半两，大枣一枚，生姜四片

4. 湿盛阳郁

【原文】

厥而皮水者，蒲灰散主之。方见消渴中。(27)

【图解原文】

皮水湿
盛阳郁
{
病因病机——皮水湿盛阳郁

症状分析：皮水见厥——水湿停聚，湿热内壅，
　　　　　　　　　阳气不达四肢

治法方剂——清利湿热，通利小便
}

【难点剖析】

本条治疗思路正体现了叶天士"通阳不在温，而在利小便"之说。

【临床点睛】

①本方证除见身肿，按之没指，手足逆冷外，另当见不恶风寒，小便短少或色黄，或见舌苔黄腻等症。

②临床上可用本方加味治疗慢性肾炎、肾病综合征、妇人经闭水肿等病证。

（三）黄汗

1. 营卫郁滞，湿热阻遏

【原文】

问曰：黄汗之为病，身体肿，发热汗出而渴，状如风水，汗沾衣，色正黄如柏汁，脉自沉，何从得之？师曰：以汗出入水中浴，水从汗孔入，得之，宜芪芍桂酒汤主之。(28)

黄芪芍药桂枝苦酒汤方：

黄芪五两　芍药三两　桂枝三两

上三味，以苦酒一升，水七升，相和，煮取三升，温服一升，当心烦，服至六七日乃解。若心烦不止者，以苦酒阻故也。

【图解原文】

芪芍桂
酒汤证
- 病因病机——营卫郁滞，湿热交蒸
- 症状
分析
  - 黄汗——水湿停于肌腠，卫郁营热，湿热交蒸
  - 身肿——水湿留滞于肌表
  - 发热——营卫不调，郁而化热
  - 口渴——气不化津
- 治法——固表祛湿，调和营卫，兼泄营热。
- 方解
  - 黄芪——走表，益气祛湿
  - 桂枝、芍药——调和营卫
  - 苦酒——即米醋，泄营中郁热

【辨治提要】

①辨证要点：身体肿重，发热，口渴，汗出色黄沾衣。

②病机：营卫郁滞，湿热交蒸。

③治法方剂：固表祛湿，调和营卫，兼泄营热，芪芍桂酒汤。

【临床点睛】

本方加减治疗黄汗奠定了治疗大法，具体用药则多有变化，如清利用茵陈、山栀、车前子、虎杖；渗利用茯苓、薏仁、泽泻；也有用于急性黄疸型肝炎见黄汗者。

【考点提示】

黄汗营卫郁滞，湿热阻遏的症状、治法、方药。

2. 气虚湿盛阳郁

【原文】

黄汗之病，两胫自冷；假令发热，此属历节。食已汗出，又身常暮盗汗出者，此劳气也。若汗出已反发热者，久久其身必甲错；发热不止者，必生恶疮。若身重，汗出已辄轻者，久久必身瞤，瞤即胸中痛，又从腰以上必汗出，下无汗，腰髋弛痛，如有物在皮中状，剧者不能食，身疼重，烦躁，小便不利，此为黄汗，桂枝加黄芪汤主之。(29)

桂枝加黄芪汤方：

桂枝　芍药各三两　甘草二两　生姜三两　大枣十二枚　黄芪二两

上六味，以水八升，煮取三升，温服一升，须臾饮热稀粥一升余，

以助药力，温服取微汗；若不汗，更服。

【表解原文】

黄汗与历节的鉴别表

鉴别点	黄汗	历节
病因	汗出入水中浴，水从汗孔入得之	汗出入水中，如水伤心
病机	水湿停滞，湿郁热伏，交蒸于肌肤	肝肾不足，阴阳亏虚，风寒湿等外邪内侵
病位	病在肌腠为主	病在筋骨为主
证候	汗出色黄沾衣，身肿，发热骨节疼痛，不恶风，脉沉迟	诸关节疼痛肿大，难以曲伸，关节局部黄汗出，脉沉弱
治法	调和营卫，固表散湿	温阳散寒，除湿止痛（强肝肾）

芪芍桂酒汤证与桂枝加黄芪汤证的鉴别表

鉴别点	芪芍桂酒汤证	桂枝加黄芪汤证
主症	汗沾衣，色正黄，如柏汁身肿，发热，汗出而渴	身疼重，腰以上汗出，下无汗，腰髋弛痛，不能食
病机	表虚而湿滞，热郁于肌腠	营卫失调，阳郁而水湿停滞
治法	益气固表，和营卫，散水湿，兼泄郁热（正治法）	调和营卫，通阳散湿（变通法）
药物	黄芪五两，芍药三两，桂枝三两，苦酒一升	桂枝、芍药各三两，甘草二两，生姜三两，大枣十二枚，黄芪二两

（四）气分

1. 阳虚阴凝

【原文】

气分，心下坚，大如盘，边如旋杯，水饮所作，桂枝去芍药加麻辛附子汤主之。(31)

桂枝去芍药加麻黄细辛附子汤方：

桂枝三两　生姜三两　甘草二两　大枣十二枚　麻黄　细辛各二两　附子一枚（炮）

上七味，以水七升，煮麻黄，去上沫，纳诸药，煮取二升，分温三服，当汗出，如虫行皮中，即愈。

【图解原文】

气分病
证治
{
病因病机——阳气虚衰，阴寒凝聚，水气留滞

症状分析：心下坚，大如盘，边如旋杯——阳气虚衰，阴寒
凝聚，水气滞留

治法方剂——温通阳气，散寒化饮。桂枝去芍药
加麻辛附子汤
}

【辨治提要】

①辨证要点：心下痞坚，腹满肠鸣，或见头身疼痛，恶寒无汗，手
足逆冷，舌淡苔白滑，脉沉迟。

②病机：阳气虚衰，阴寒凝聚，水气留滞。

③治法方剂：温通阳气，散寒化饮，桂枝去芍药加麻辛附子汤。

【临床点睛】

本方温阳散寒之力强，临床上凡内脏功能衰退而见水肿，如风湿性
心脏病、肺源性心脏病、肝硬化腹水等属阳虚阴凝，皆可参考加减
运用。

【考点提示】

气分阳虚阴凝的症状、治法、方药。

2. 脾虚气滞

【原文】

心下坚，大如盘，边如旋盘，水饮所作，枳术汤主之。(32)

枳术汤方：

枳实七枚　　白术二两

上二味，以水五升，煮取三升，分温三服，腹中软，即当散也。

【图解原文】

气分病证治
{
病因病机——脾虚气滞，脾运失司，水湿结于心下

主症——心下坚，大如盘，边如旋盘

治法方剂——行气散结，健脾化湿，枳术汤
}

【难点剖析】

桂枝去芍药加麻辛附子汤证与枳术汤证的鉴别

鉴别点	桂枝去芍药加麻辛附子汤证	枳术汤证
主症	心下坚，大如盘，边如旋杯	心下坚，大如盘，边如旋盘
兼症	手足逆冷，腹满肠鸣，恶寒身冷，骨节疼痛	脘腹痞满而胀
病机	阳气虚衰，阴寒内盛，水寒凝结于心下	脾虚气滞，水饮痞结于心下
治法	温阳散寒，行气利水	行气散结，健脾化饮

【临床点睛】

枳术汤治疗脾虚气滞饮停所至的心下痞满，临床上如内脏弛缓无力（包括胃下垂、消化不良等），均可参考应用。

【考点提示】

气分脾虚气滞的症状、治法、方药。

五、治验举例与预后

（一）治验举例

【原文】

问曰：病者苦水，面目身体四肢皆肿，小便不利，脉之，不言水，反言胸中痛，气上冲咽，状如炙肉，当微咳喘，审如师言，其脉何类？

师曰：寸口脉沉而紧，沉为水，紧为寒，沉紧相搏，结在关元，始时尚微，年盛不觉，阳衰之后，荣卫相干①，阳损阴盛，结寒微动，肾气上冲，喉咽塞噎，胁下急痛。医以为留饮而大下之，气击不去，其病不除。后重吐之，胃家虚烦，咽燥欲饮水，小便不利，水谷不化，面目手足浮肿。又与葶苈丸下水，当时如小瘥，食饮过度，肿复如前，胸胁苦痛，象若奔豚，其水扬溢，则浮咳喘逆。当先攻击冲气，令止；乃治咳，咳止，其喘自瘥。先治新病，病当在后。(21)

【名词解释】

①相干：不相和谐。

【临床点睛】

临床治病应注意辨证，若有本虚标实，而误用克伐，致变证滋生，病更复杂。面对复杂的证候，治疗应分清先后缓急。

（二）预后

【原文】

脉得诸沉，当责有水，身体肿重。水病脉出①者，死。(10)

【名词解释】

①脉出：脉象浮而散大无根。

【图解原文】

据脉说症 {沉脉，身肿——水气病，水在肌肤，脉道被压，营卫受阻

及预后 {脉出——脉象突然浮大而无根——元气涣散，提示预后极差

【临床点睛】

据脉推断预后在临床具有重要作用。凡脉来浮大无根，为元气涣散，预后差；若脉来有根，有胃气者，预后好。

巩固与练习

一、名词解释

1. 水气病　2. 泄风　3. 周痹　4. 寒气不足　5. 聂聂动

二、填空题

6. 师曰：病有_____水、有_____水、有_____水、有_____水、有黄汗。

7. 风水，其脉_____外证_____，_____。

8. 皮水，其脉_____，外证_____，_____，_____，其腹如鼓，不渴，当发其汗。

9. 正水，其脉_____，外证_____。

10. 石水，其脉_____，外证_____。

11. 师曰：诸有水者，腰以下肿，当_____；腰以上肿，当_____乃愈。

12. 风水脉浮身重，汗出恶风者，_____主之。

13. 风水_____，_____，脉浮，不渴，续自汗出，无大热，越婢汤主之。

14. 师曰：_____，_____，名曰血分，此病难治，名曰水分，此病易治。

15. 里水者，_____其脉沉，_____故令病水。假如小便自利，_____故令渴也。越婢加术汤主之。

16. 皮水为病，_____，水气在皮肤在，_____，防己茯苓汤主之。

三、选择题

（一）A₁型题（单项选择题）

17. 皮水的病机是（　　）

　　A. 风邪外袭，肺失宣降　　　B. 肾阳不足，停水泛溢
　　C. 湿犯肌表，郁而化热　　　D. 脾失健运，水溢肌肤
　　E. 肾阳衰微，寒水凝滞

18. 风水与皮水的鉴别诊断要点是（　　）

　　A. 脉浮与否　　　　　　　　B. 浮肿按之没指与否
　　C. 恶风与否　　　　　　　　D. 有汗与否
　　E. 小便利否

19. 水气病预后不佳的脉象表现为（　　）

　　A. 沉伏　　B. 沉细　　C. 沉绝　　D. 沉迟　　E. 暴出

20. "目窠上微拥，如蚕新卧起状，其颈脉动，时时咳，按其手足上，陷而不起者"是哪一水的脉证（　　）

　　A. 风水　　B. 皮水　　C. 正水　　D. 石水　　E. 黄汗

21. 水气病的形成与下列哪一脏关系不密切（　　）

　　A. 肺　　B. 肝　　C. 脾　　D. 肾　　E. 三焦

22. 风水病，其肿势是（　　）

　　A. 由上而下　　　　　　　　B. 由下而上
　　C. 由表及里　　　　　　　　D. 由里及表
　　E. 由腑及脏

23. 石水症见腹满不喘，脉自沉，其病机为（　　）

　　A. 肾阳不足，水湿泛溢　　　B. 肾阳衰微，寒水凝结
　　C. 脾虚失运，水湿内停　　　D. 肺失通调，停水外溢

E. 水湿留滞，营卫郁滞

24. 服黄芪芍药桂枝苦酒汤后再现心烦不止，是因为（   ）

    A. 桂枝辛温化燥   B. 黄芪益气助热

    C. 苦酒阻抑   D. 芍药酸收

    E. 剂量过大

25. 正水用发汗法治疗，应选用（   ）

    A. 附子汤   B. 杏子汤

    C. 甘草麻黄汤   D. 越婢汤

    E. 麻黄附子汤

26. "夫水病人，目下有卧蚕，面目鲜泽、脉伏，其人消渴、病水腹大、小便不利，其脉沉绝者"宜用（   ）

    A. 发汗法   B. 利尿法

    C. 逐水法   D. 养阴法

    E. 温阳法

27. 防己黄芪汤可治水气病，其病机为（   ）

    A. 风水挟热   B. 皮水挟热

    C. 风水表虚   D. 皮水郁表

    E. 水阻阳郁

28. 防己茯苓汤的组成中不应有下列哪一种药物（   ）

    A. 防己   B. 黄芪   C. 茯苓   D. 猪苓   E. 桂枝

29. 下列各种水肿，何者可伤及营血（   ）

    A. 风水   B. 皮水   C. 正水   D. 石水   E. 黄汗

30. 枳术汤的病机是（   ）

    A. 阳虚寒凝，水停于胃   B. 脾虚气滞，饮停于胃

    C. 脾阳不足，停饮上逆   D. 肾阳不足，水饮停聚

    E. 饮停于肠，向上冲逆

（二）A2 型题（病历摘要最佳选择题）

31. 史某某，男，72 岁，1962 年 4 月 4 日初诊，1 个月前，继感冒高热数日后，全身出现浮肿。经某医院尿常规检查：尿蛋白（+++）、白细胞（+）、颗粒管型 1～2 个/HP 诊为急性肾小球肾炎，服西药治

疗半月不效，来我院就诊，证见：头面四肢高度浮肿，眼睑肿热尤甚，形如卧蚕，发热汗出，恶风口渴，咳嗽气短，心烦溲赤，舌质红，苔薄黄脉浮数，体温 39 ℃。

治疗该病下列何方最适合（　　　）

A. 越婢加术汤　　　　　　B. 越婢汤

C. 防己茯苓汤　　　　　　D. 桂枝加黄芪汤

E. 杏子汤

32. 黄某某，女，50 岁，1973 年 4 月 10 日初诊，心下坚满如盘大已 10 年，视其局部皮色不变，而略高于四周腹壁，触及聂聂而动，面无病色，月经尚正常，脉沉滑。予枳术汤治疗后病瘥。（摘自《河南中医》1：43：1982）

服枳术汤后，判断临床疗效的主要指征是（　　　）

A. 矢气频作　　　　　　　B. 大便通

C. 小便利　　　　　　　　D. 腹中软

E. 如虫行皮中

（三）B 型题（配伍题）

A. 防己茯苓汤，防己黄芪汤　　B. 大青龙汤，小青龙汤

C. 越婢汤，苓桂术甘汤　　　　D. 大半夏汤，橘皮汤

E. 越婢加术汤，甘草麻黄汤

33. 找出《金匮·水气病篇》中同病异治的方组（　　　）

34. 找出《金匮·痰饮病篇》中同病异治的方组（　　　）

A. 温阳化气，宣饮散痞　　　B. 益气温中，清热除痞

C. 健脾化饮，行气消痞　　　D. 消食导滞，通下除痞

E. 行气通下，清热除痞

35. 枳术汤的功效是（　　　）

36. 桂枝去芍药加麻辛附子汤的功效是（　　　）

A. 越婢汤　　　　　　　　B. 蒲灰散

C. 防己茯苓汤　　　　　　D. 甘草麻黄汤

E. 杏子汤

37. 症见水肿，手足逆冷者，治宜（　　　）

38. 症见四肢肿，四肢聂聂动者，治宜（　　）

    A. 水分　　B. 血分　　C. 正水　　D. 石水　　E. 气分

39. 经水前断，后病水，名曰（　　）

40. 先病水，后经水断，名曰（　　）

（四）X 型题（多项选择题）

41. 水病用逐水法治疗的适应证是（　　）

    A. 面目鲜泽　　　　　　　　　B. 口渴

    C. 脉沉绝　　　　　　　　　　D. 腹大，小便不利

    E. 脉洪大

42. 脾水的诊断依据是（　　）

    A. 腹水，小便难　　　　　　　B. 呕吐，恶风

    C. 四肢苦重而少气　　　　　　D. 时时鸭溏

    E. 小便清长

43. 治疗黄汗病的方剂有（　　）

    A. 黄芪芍药桂枝苦酒汤　　　　B. 茵陈蒿汤

    C. 栀子大黄汤　　　　　　　　D. 桂枝加黄芪汤

    E. 蒲灰散

44. 下列方剂中，麻黄、石膏同用的有（　　）

    A. 越婢汤　　　　　　　　　　B. 大柴胡汤

    C. 厚朴麻黄汤　　　　　　　　D. 越婢加半夏汤

    E. 大青龙汤

45. 服枳术汤后，判断临床疗效下列哪几项不是其主要指征（　　）

    A. 矢气频作　　　　　　　　　B. 腹中软

    C. 小便利　　　　　　　　　　D. 大便通

    E. 腹胀满

46. 下列哪些方剂可用于治疗风水（　　）

    A. 麻黄附子细辛汤　　　　　　B. 防己黄芪汤

    C. 甘草麻黄汤　　　　　　　　D. 杏子汤

    E. 越婢汤

47. 防己黄芪汤可治疗（　　）

A. 风湿表虚证　　　　　　　B. 黄汗表虚证

C. 黄疸表虚证　　　　　　　D. 风水表虚证

E. 以上都不是

48. 肺水的诊断依据是（　　　）

A. 其身肿　　　　　　　　　B. 不得卧

C. 烦而躁　　　　　　　　　D. 小便难

E. 时时鸭溏

49. 相当于后世的阴水的水气病有（　　　）

A. 风水　　　B. 皮水　　　C. 正水　　　D. 石水　　　E. 黄汗

50. 具有因势利导治疗思想的有（　　　）

A. 其在皮者，汗而发之　　　　B. 其在下者，引而竭之

C. 腰以下肿，当利小便　　　　D. 腰以上肿，当发汗乃愈

E. 病人欲吐者，不可下之

51. "厥而皮水者，蒲灰散主之"本证可见症状有（　　　）

A. 身肿　　　　　　　　　　B. 手足逆冷

C. 不恶风寒　　　　　　　　D. 小便短少或色黄

E. 舌苔黄腻

52. 蒲灰散可以主治的疾病是（　　　）

A. 风水　　　　　　　　　　B. 皮水

C. 石水　　　　　　　　　　D. 小便不利

E. 消渴

53. 越婢加术汤与甘草麻黄汤俱治皮水，二方证的主要区别是（　　　）

A. 脉浮与否　　　　　　　　B. 肿势的轻重

C. 有汗与否　　　　　　　　D. 有热与否

E. 小便利否

54. 《金匮》水气病中"气分"的形成与下列哪些因素有关（　　　）

A. 大气不转　　　　　　　　B. 阳虚气滞

C. 营卫俱虚　　　　　　　　D. 气血不足

E. 血行凝滞

55. 形成石水的病因病机是（　　　）

A. 肾阳大衰   B. 寒水沉积

C. 肺失通调   D. 肝气郁结

E. 血脉瘀血

56.《金匮》论述水气病的病因与下列哪些因素有关（   ）

A. 风   B. 水   C. 湿   D. 热   E. 寒

四、问答题

57. 试述水气病与痰饮病的相互关系。

58. 水气病的治疗原则是什么？

59. 试述防己黄芪汤、防己茯苓汤的适应证、组成及方义。

60. 何谓气分病，其病机和症状，治疗原则是什么？

61. 试述风水、皮水、正水、石水及黄汗的主症、病机与治法。

62. 如何理解"血不利则为水"？

五、病案分析题

63. 赵某，年逾四十，务农。1994 年 6 月，时当仲夏，头面周身悉肿，目不能启，腹膨如瓮，肤色光亮，恶风发热，口微渴，纳呆，溲少，咳嗽痰多，气逆喘促，不能平卧，倚壁而坐，脉浮数，舌淡苔薄黄。写出病机、病名、治法，所用方剂。

64. 李某，男，6 岁。全身浮肿已有 10 天，先自足跗部开始，面目及身逐渐浮肿，腹皮膨胀如鼓，四肢水气聂聂动，色明亮，皮光薄，按之凹陷，阴囊肿大如柑，水液淋滴渗出，溲短、气喘、脉浮弱。写出病机、病名、治法，所用方剂。

参考答案

一、名词解释

1. 水气病：水气病以浮肿为主症，因水气相强，气不行水，水不化气，故称水气病，而不称水肿病。

2. 瘾疹身痒，是风邪外泄的现象，故名泄风。

3. 以全身上下的游走性疼痛为主症的一种疾病。

4. 指阴寒内盛而又气血不足。

2. 形容动而轻微。

二、填空题：见原文。

三、选择题

（一）A1型题

17. D　18. C　19. E　20. A　21. B　22. A　23. B　24. C　25. E

26. C　27. C　28. D　29. E　30. B

（二）A₂型题　31. B　32. D

（三）B型题

33. E　34. B　35. C　36. A　37. B　38. C　39. B　40. A

（四）X型题

41. ABCD　42. AC　43. AD　44. ACDE　45. ACDE　46. BDE

47. AD　48. ADE　49. ABCDE　50. ABCDE　51. ABCD　52. AC　53. CD

54. ABCD　55. ABDE　56. ABCD

四、问答题

57. 水气病与痰饮病既有区别，又有联系。水气与痰饮两者属异名同类，都是水液潴留于体内所引起的病症。但痰饮是水液停蓄局部为病，一般不浮肿，小便异常变化不明显。而水气病水液已泛溢于全身，以浮肿为主症，多兼小便不利。但两者又有密切联系，痰饮病某一阶段时，可并发水肿。如溢饮之水饮泛溢肌表四肢，身体疼重，严重时可出现浮肿；支饮以咳逆倚息，短气不得卧，其形如肿为主症，当病情发展到严重阶段，亦可出现浮肿，转为水气病。

58. 对于水气病的治疗原则，发汗、利尿、峻下逐水。分别加以论述，具体见前文。

59. 《金匮要略》中，防己黄芪汤适用于湿病风湿表虚证和水气病风水表虚证。防己茯苓汤适用于水气病之皮水阳郁。从二者的病机、主症，方药配伍分别加以论述。

60. 气分病是水寒之气乘阳气之虚而病在气分的意思，病机为阳虚阴盛、阳气不通，气分病的症状是心下坚，大如盘，边如旋杯，浮肿，另外还可有手足逆冷，腹满肠鸣，骨疼恶寒等症。

61 ~ 62. 见原文。

六、病案分析题

63. 病机：肺失通调，水湿泛滥，夹有郁热。

病名：风水（夹热）。

治法：散邪清热、发越水气。

方剂：越婢汤加减。

64. 病机：阳虚水湿泛滥、阳气郁滞。

病名：皮水。

治法：益气通阳、化气利水、表里分消。

方剂：防己茯苓汤加减。

黄疸病脉证并治第十五

【考点重点点拨】

1. 了解黄疸的概念、分类和范围。
2. 熟悉黄疸的病因、病机与辨证。
3. 掌握黄疸病的辨证论治及兼证与变证的证治。
4. 背诵原文第 2、13、14、15、18、19 条。

一、病因病机、分类与辨证

（一）湿热发黄

【原文】

寸口脉浮而缓，浮则为风，缓则为痹，痹非中风，四肢苦烦①，脾色必黄，瘀热以行。（1）

【名词解释】

①苦烦：重滞不舒。

【图解原文】

$$
湿热发黄
\begin{cases}
脉浮而缓
\begin{cases}
浮——在杂病为风，"风"可作"热"解 \\
缓——为湿之征
\end{cases} \\
痹——脾家湿热痹阻 \\
痹非中风——恐人误认脉浮为外感，故插入一句以示区别 \\
脾色必黄，瘀热以行——脾脏所蕴积的湿热溢入血分，\\
\qquad\qquad\qquad\qquad\qquad 行于体表
\end{cases}
$$

【临床点睛】

"脾色必黄，瘀热以行"，黄疸的发病与血分有关因此治疗黄疸病酌情加入活血药物，常可提高疗效。

【考点提示】

理解"脾色必黄，瘀热以行"。

【原文】

师曰：病黄疸，发热烦喘，胸满口燥者，以病发时，火劫其汗①，两热所得②。然黄家所得，从湿得之。一身尽发热而黄，肚热③，热在里，当下之。(8)

【名词解释】

①火劫其汗：用艾灸、温针或熏法，强迫出汗。

②两热所得：火与热相互搏结。

③肚热：腹中热。

【图解原文】

火劫而发黄 {
黄疸病伴发热烦喘，胸满口燥——热盛之证——
因火劫发汗，致里热与火邪相搏
一身尽发热而黄、肚热——里热炽盛——治当攻下法通腑泻热
然黄家所得，从湿得之——湿从火化是湿热发黄的重要原因
}

【临床点睛】

①"黄家所得，从湿得之"，"脾色必黄，瘀热以行"，两条互参，说明临床上治疗黄疸既要重视利湿，又要注意祛瘀；在泻热时，切勿忘其湿。

②黄疸里热盛而未成实者，可用栀子大黄汤治疗；已成实者，可用大黄硝石汤或凉膈散。

【考点提示】

理解"黄家所得，从湿得之"。

(二) 寒湿发黄

【原文】

阳明病，脉迟者，食难用饱，饱则发烦头眩，小便必难。此欲作谷疸。虽下之，腹满如故，所以然者，脉迟故也。(3)

【图解原文】

$$
寒湿发黄
\begin{cases}
腹满下之如故，脉迟者——太阴（脾）寒湿证 \\
食难用饱，饱则头眩——寒湿困脾，运化不利； \\
\qquad\qquad\qquad\qquad 湿浊上逆，阻遏清阳 \\
小便难——湿浊下流膀胱，气化不利
\end{cases}
$$

【临床点睛】

①本条的辨证关键在于脉迟，常伴有舌淡、神疲、纳差、头眩、小便不利、腹满或大便溏薄、苔白腻、色黄晦暗等症。

②寒湿发黄治疗当用温法，可选茵陈理中汤、茵陈四逆汤、茵陈术附汤等。

（三）分类与主症

【原文】

跌阳脉紧而数，数则为热，热则消谷，紧则为寒，食即为满。尺脉浮为伤肾，跌阳脉紧为伤脾。风寒相搏，食谷即眩，谷气不消，胃中苦浊[①]，浊气下流，小便不通，阴被其寒[②]，热流膀胱，身体尽黄，名曰谷疸。

额上黑，微汗出，手足中热，薄暮即发，膀胱急，小便自利，名曰女劳疸；腹如水状不治。

心中懊侬而热，不能食，时欲吐，名曰酒疸。（2）

夫病酒黄疸，必小便不利，其候心中热，足下热，是其证也。（4）

【名词解释】

①苦浊：苦作病解，浊指湿热，下"浊气"亦为湿热。

②阴被其寒：太阴脾经受寒生湿。

【图解原文】

$$
\begin{aligned}
&黄疸的分类\\
&病机及主症
\end{aligned}
\begin{cases}
谷疸——脾湿胃热互结——跌阳脉紧而数，食即头眩， \\
\qquad\qquad\qquad\qquad\qquad 小便不利 \\
女劳疸——肾虚有热——尺脉浮，面额部发黑，微微汗出， \\
\qquad\qquad\qquad\qquad\qquad 手足心发热，小便自利 \\
酒疸——湿热内蕴——时欲吐，不能食，心中郁冈，烦热， \\
\qquad\qquad\qquad\qquad\qquad 足下热，小便不利
\end{cases}
$$

（四）辨湿热与寒湿发黄

【原文】

脉沉，渴欲饮水，小便不利者，皆发黄。（9）

腹满，舌痿黄①，躁不得睡，属黄家。舌痿疑作身痿。（10）

【名词解释】

①痿黄：即萎黄，身黄而不润泽。

【图解原文】

★湿热发黄与寒湿发黄鉴别表

鉴别点	湿热发黄	寒湿发黄
肤色	黄色鲜明如橘子色	黄色晦暗
一般症状	腹满或腹痛拒按，烦躁不得眠，口渴欲饮，身热心烦	腹满按之濡，躁而不烦，手足清冷畏寒，口渴不欲饮或喜热饮
二便	大便干结或溏而不爽，色酱黄，小便黄赤，色如浓茶	大便溏薄，小便淡黄，尿臊味不重
舌脉	舌偏红，苔黄腻，脉滑数有力	舌淡，苔白腻，脉沉迟

【临床点睛】

湿热发黄，起病多急，宜清热利湿，如茵陈蒿汤之类；寒湿发黄，起病较慢，宜温中化湿，如茵陈理中汤之类，临床时注意分别论治。

二、证治

（一）谷疸

【原文】

谷疸之为病，寒热不食，食即头眩，心胸不安，久久发黄，为谷疸，茵陈蒿汤主之。（13）

茵陈蒿汤方：

茵陈蒿六两　栀子十四枚　大黄二两

上三味，以水一斗，先煮茵陈，减六升，纳二味，煮取三升，去滓，分温三服。小便当利，尿如皂角汁状，色正赤，一宿腹减，黄从小便去也。

【图解原文】

茵陈蒿汤证
- 病因病机——胃热脾湿，湿热俱重
- 症状分析
  - 寒热——湿热交蒸，营卫不和
  - 食欲减退，食即头眩，心胸不安——湿热内蕴，脾胃清浊升降失常，湿热上冲
  - 久久发黄——湿热郁蒸
- 治法——清热利湿退黄
- 方解
  - 茵陈蒿——清热利湿
  - 栀子——清三焦而利水道
  - 大黄——泄热通便退黄
- 药后：小便当利，尿如皂角汁，黄从小便去也

【辨治提要】

①辨证要点：面目发黄，鲜明如橘子色，恶寒发热，食欲减退，食则头眩、心胸不安，腹满，小便不利，大便秘结或不爽，舌质红苔黄腻，脉滑数。

②病机：湿热俱盛，胃热脾湿。

③治法：清热利湿退黄，茵陈蒿汤。

【难点剖析】

①茵陈蒿汤中茵陈之量3倍于大黄，大黄在此主要是清三焦和血分之热，而不是攻下，使湿热之邪从小便而去，故方后云："尿如皂角汁状""黄从小便去也"。

②先煮茵陈蒿，后入栀子、大黄的煎药方法，有利于提高疗效，值得重视。

【临床点睛】

茵陈蒿汤是治疗湿热黄疸的主方，常用于急性黄疸型肝炎、亚急性黄色肝萎缩及重症肝炎、胆汁瘀积症等证属湿热者。

【考点提示】

谷疸的症状、病机、治法、方药。

（二）酒疸

1. 治法

【原文】

酒黄疸者，或无热，靖言了了①，腹满欲吐，鼻燥；其脉浮者，先吐之，沉弦者，先下之。（5）

酒疸，心中热，欲呕者，吐之愈。（6）

【名词解释】

①靖言了了：神情安静，语言不乱。

【图解原文】

$$
酒疸的症状和治法 \begin{cases} 欲吐、鼻燥，脉浮——湿热内蕴，趋于上部——吐法 \\ 腹部胀满，脉沉弦——湿热内蕴，趋于下部——下法 \\ 心中无热，神情安静，语言清晰——湿热不甚， \\ \qquad\qquad\qquad\qquad\qquad 邪在于中——欲吐，吐之愈 \end{cases}
$$

【临床点睛】

酒疸临床治疗应因势利导，若脉浮、欲呕，病在上脘有上涌之势，可因而越之，运用吐法，可用瓜蒂散；脉沉、腹满，病在于下，可引而竭之，使用下法，可用大黄硝石汤。

2. 证治

【原文】

酒黄疸，心中懊憹，或热痛，栀子大黄汤主之。（15）

栀子大黄汤方：

栀子十四枚　大黄一两　枳实五枚　豉一升

上四味，以水六升，煮取二升，分温三服。

【图解原文】

$$
栀子大黄汤证
\begin{cases}
病因病机——湿热中阻，热重于湿 \\
症状\begin{cases}心中郁闷烦乱——湿热积于中焦，上蒸于心 \\ 分析\ 心中热痛——湿热中阻，气机不利\end{cases} \\
治法——泄热除烦 \\
方解\begin{cases}栀子、豆豉——清心除烦 \\ 大黄、枳实——除积泄热\end{cases}
\end{cases}
$$

【辨治提要】

①辨证要点：长期好酒，心中郁闷烦乱，热痛不舒，腹满，大便秘结或不爽等，舌质红苔黄腻，脉滑数。

②病机：湿热中阻，热重于湿。

③治法：泄热除烦，栀子大黄汤。

【临床点睛】

①本方主要用于治疗热重湿轻之肝胆疾患或心经郁热者，如急性黄疸型传染性肝炎以及其他黄疸病。

②本方亦可用于热扰胸膈兼有腑气不通的神经官能症，外用可治疗痛证、软组织损伤、关节扭伤等。

【考点提示】

①酒疸的症状、病机、治法、方药。

②方证比较。

栀子大黄汤与茵陈蒿汤证治鉴别表

鉴别点	栀子大黄汤	茵陈蒿汤
药物组成	栀子、大黄（一两）、枳实、豆豉	茵陈、大黄（二两）、栀子
功用	泄热除烦	通利湿热
主症	心中懊憹	食谷即眩，腹满，小便不利
病位	心中、心下	腹中

（三）女劳疸

【原文】

黄家日晡所发热，而反恶寒，此为女劳得之。膀胱急，少腹满，身尽黄，额上黑，足下热，因作黑疸。其腹胀如水状，大便必黑，时溏，此女劳之病，非水也。腹满者难治。硝石矾石散主之。（14）

硝石矾石散方：

硝石　矾石（烧）等分

上二味，为散，以大麦粥汁和服方寸匕，日三服，病随大小便去，小便正黄，大便正黑，是候也。

【图解原文】

```
            ┌病因病机——湿热伤阴，瘀血内阻
            │       ┌日晡不发热而反恶寒——湿热伤阴，郁遏阳气不能外达
            │       │膀胱急，少腹满，大便必黑，时溏——瘀热内着
            │  症状  │身尽黄——湿热郁遏
            │  分析 ┤额上黑——肾虚其色外露
  硝石矾    │       │足下热——肾阴虚
  石散证 ┤       │黑疸——如女劳疸日久不愈，则"因作黑疸"
            │       └腹皮绷急，按如水状——有瘀血，其外形象水而不是水
            │治法——消瘀化湿。
            │       ┌硝石——即火硝，能入血分消瘀活血
            │  方解 ┤矾石——入气分化湿利水
            │       └大麦粥汁调服——以保养胃气
            └药后：小便正黄，大便正黑，病从大小便去之
```

【辨治提要】

①辨证要点：日晡不发热而反恶寒，膀胱急，少腹满，大便黑或偏溏，身黄，额上黑，足下热，腹皮绷急按如水状，舌质紫暗，苔腻，脉细涩或微数。

②病机：湿热伤阴，瘀血内阻。

③治法：消瘀化湿，硝石矾石散。

【临床点睛】

①女劳疸若不兼瘀血，纯属肾虚，前人多用补肾法治疗。

②硝石矾石散应用时要注意顾护胃气，需用大麦粥汁和服。

③本方常用于急性黄疸型肝炎、慢性肝炎、肝硬化腹水、血吸虫病、胆石症等病。

【考点提示】

女劳疸兼瘀的症状、病机、治法、方药。

(四) 黄疸

1. 热盛里实

【原文】

黄疸腹满，小便不利而赤，自汗出，此为表和里实，当下之，宜大黄硝石汤。(19)

大黄硝石汤方：

大黄 黄柏 硝石各四两 栀子十五枚

上四味，以水六升，煮取二升，去滓，纳硝，更煮取一升，顿服。

【图解原文】

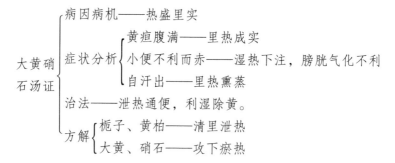

【辨治提要】

①辨证要点：黄疸，身黄如橘子色，腹满，小便不利而赤，自汗出，大便干结，或见发热烦喘，胸满口燥，肚热等症，舌质暗红，苔黄脉沉实。

②病机：热盛里实。

③治法：泄热通便，利湿除黄，大黄硝石汤。

【难点剖析】

茵陈蒿汤 ⎫
栀子大黄汤 ⎬ 湿热黄疸
大黄硝石汤 ⎭

⎧ 湿热俱盛，病在中焦
⎨ 热重于湿，病位偏上
⎩ 里热成实，病位偏于中下

【临床点睛】

本方常用于急性传染性肝炎大便燥结者。

【考点提示】

黄疸热盛里实的症状、治法、方药。

2. 湿重于热

【原文】

<u>黄疸病，茵陈五苓散主之。</u>一本云茵陈汤及五苓散并主之。(18)

茵陈五苓散方：

茵陈蒿末十分　　五苓散五分方见痰饮中。

上二物和，先食饮方寸匕，日三服。

【图解原文】

茵陈五
苓散证
⎧ 病因病机——湿重于热
⎪ 据方测症：形寒发热，目睛微黄，食差，
⎪ 　　　　　　小便不利，苔腻不渴
⎨ 治法——清热利湿退黄
⎪ 方解 ⎧ 五苓散——化气行水
⎩ 　　　⎩ 茵陈——清利湿热

【辨治提要】

①辨证要点：全身面目皆黄，黄色鲜明，小便不利，食欲减退，舌苔白腻，脉浮缓。或见形寒发热，头痛，恶心呕吐，大便溏等症。

②病机：黄疸湿重于热证。

③治法方剂：清热利湿退黄，茵陈五苓散。

【考点提示】

①黄疸湿重于热证的症状、治法、方药。

②方证比较。

湿热发黄四汤证鉴别表

鉴别点	茵陈五苓散证	茵陈蒿汤证	栀子大黄汤证	大黄硝石汤证
证型	湿重于热	湿热并重	热重于湿	热盛里实
主症	黄色鲜明,小便不利,纳呆,苔白腻,脉浮缓	黄色鲜明,寒热不食,食即头眩,心胸不安,小便不利	黄色鲜明,心中懊恢热痛,足下热,小便黄赤,大便干	黄色鲜明,腹满便结,小便短赤
治法	利湿退黄	清利湿热退黄	泄热除烦	通腑泄热退黄

（五）黄疸兼证、变证

1. 兼表虚证

【原文】

诸病黄家,但利其小便;假令脉浮,当以汗解之,宜桂枝加黄芪汤主之。方见水气病中。（16）

【图解原文】

黄疸正治兼治
- 黄疸的正治法——诸病黄家,但利其小便——通利小便乃黄疸通治法则
- 黄疸兼表虚的证治——如有恶寒发热,脉浮自汗表虚证——发汗解表——桂枝加黄芪汤
- 桂枝加黄芪汤
  - 桂枝汤——调和营卫解表
  - 黄芪——扶正健脾祛湿

【难点剖析】

①"诸病黄家,但利其小便",这是常法;假令黄疸初起伴表虚证,则用桂枝加黄芪汤,这是变法。临证当知常达变。

②异病可同治:桂枝加黄芪汤,在《水气病》篇用治黄汗;本条用治黄疸表虚。

【临床点睛】

桂枝加黄芪汤除用于黄疸初起伴表虚证外,本方还常用于虚人外感汗多、湿疹、放化疗后以及原因不明之白细胞减少者等。

【考点提示】

理解"诸病黄家，但利其小便"。

2. 兼少阳证

【原文】

诸黄，腹痛而呕者，宜柴胡汤。方见呕吐中。(21)

【图解原文】

黄疸兼 少阳证 { 病因病机——邪郁少阳
据方测症：往来寒热，胸胁苦满，腹痛而呕——邪在少阳
治法方剂——和解少阳，小柴胡汤

【难点剖析】

因为黄疸病与脾胃关系密切，脾胃有邪则肝胆受累，所以在黄疸的诸多兼证中，少阳兼证最多。

3. 兼燥结血瘀证

【原文】

诸黄，猪膏发煎主之。(17)

猪膏发煎方：

猪膏半斤　乱发如鸡子大三枚

上二味，和膏中煎之，发消药成，分再服。病从小便出。

【图解原文】

黄疸兼燥 结血瘀证 { 病因病机——胃肠燥结血瘀
治法方剂——润燥消瘀利水，猪膏发煎
方解 { 猪膏（猪油）——利血脉、解风热、润燥结
乱发——消瘀利水
药后：病从小便出

【临床点睛】

本方可用于黑疸、阴吹等，亦可用于燥热内结之大便秘结及痔疾便干漏血者。除内服外，还可制成栓剂用于肛肠疾病。

4. 误治成哕

【原文】

黄疸病，小便色不变，欲自利，腹满而喘，不可除热，热除必哕。哕者，小半夏汤主之。方见痰饮中。(20)

【图解原文】

小半夏汤证
- 病因病机——脾胃虚寒，胃失和降
- 症状
  - 黄疸病小便色不变，欲自利——太阴虚寒，非湿热实证
  - 腹满——必然时减喜按
- 分析
  - 喘——多兼少气不足以息
  - 哕——苦寒除热，伤及中阳，胃失和降
- 治法——温胃化饮，降逆止哕

【临床点睛】

黄疸、肝炎等虽多属湿热为患，但不可过用寒凉，误用寒凉，变证丛生。

（六）虚黄

【原文】

男子黄，小便自利，当与虚劳小建中汤。方见虚劳中。(22)

【图解原文】

虚黄
- 病因病机——脾胃虚弱，气血不足
- 小便自利而黄不去——脾胃气血虚弱，肌肤失荣
- 治法方剂——健脾、益气、养血，小建中汤

【辨治提要】

①辨证要点：全身面目皆黄，小便自利，纳呆少气、身倦肢困、腹痛便溏，舌淡苔白，脉细弱。

②病机：脾胃虚弱，气血不足。

③治法：健脾、益气、养血，小建中汤。

三、转归与预后

【原文】

酒疸下之，久久为黑疸，目青面黑，心中如啖蒜齑状，大便正黑，皮肤爪之不仁①，其脉浮弱，虽黑微黄，故知之。(7)

【名词解释】

①爪之不仁：肌肤麻木，搔之不知痛痒。

【图解原文】

酒疸
误下
变黑
疸证

病因病机——湿热内陷，瘀血阻滞

症状
酒疸可下，但下之不当——湿热内陷入血，久久熏蒸，发为黑疸
目青面黑，皮肤搔之不仁——血瘀于内，不荣于外所致
大便正黑——瘀热内积，流滞于肠腑
心中如啖蒜齑状——瘀热内蕴，上蒸于心的现象
脉浮弱——湿热仍有上攻之势，但血分已经受伤，
　　　　故脉又见"弱"

【原文】

黄疸之病，当以十八日为期，治之十日以上瘥，反剧为难治。(11)

疸而渴者，其疸难治；疸而不渴者，其疸可治。发与阴部，其人必呕；阳部，其人振寒而发热也。(12)

【图解原文】

黄疸
预后

十八日为期——黄疸病的向愈或增剧，以18日左右为期
治之十日以上瘥——进过治疗，10日左右症状减轻，
　　　　说明正胜邪退，预后较好
反剧为难治——邪盛正虚，预后较差
疸而渴者——口渴，是湿热化燥的现象，说明病邪入里热重，
　　　　病势正在发展——故其疸难治
疸而不渴——口不渴，是病邪尚浅，里热不盛，正气尚能盛邪
　　　　——故其疸可治

巩固与练习

一、名词解释

1. 靖言了了　2. 两热所得　3. 肚热　4. 阴被其寒

二、填空题

5. 寸口脉浮而缓，浮则为_____，缓则为_____，痹非中风，四肢苦烦，_____，瘀热以行。

6. 额上黑，_____，_____，_____，膀胱急，小便自利，名曰女劳疸；腹如水状不治。

7. 心中_____，不能食，_____，名曰酒疸。

8. 谷疸之为病，_____，_____，心胸不安，久久发黄，为谷疸，_____主之。

9. 酒黄疸，心中懊憹，或_____，_____主之。

10. 诸黄，腹痛而呕者，宜_____。

11. 男子黄，小便自利，当与_____。

三、选择题

（一）A1 型题（单项选择题）

12. 湿热发黄与其他原因引起的发黄的鉴别诊断要点是（　　）

　　A. 口渴与否　　　　　　　　B. 小便利否

　　C. 腹胀与否　　　　　　　　D. 发热与否

13. 《金匮要略》中大黄用量最轻的方剂是（　　）

　　A. 茵陈蒿汤　　　　　　　　B. 大黄甘草汤

14. 茵陈蒿汤煮药的煎煮顺序是（　　）

　　A. 先煮栀子，后纳二味　　　B. 先煮茵陈，后纳二味

　　C. 先煮大黄，后纳二味　　　D. 三者同时煎煮

15. 茵陈五苓散可用于黄疸中哪种证型（　　）

　　A. 热重于湿　　　　　　　　B. 湿重于热

　　C. 湿热俱盛　　　　　　　　D. 寒湿并重

16. 治疗黄疸最基本的原则（　　）

A. 清热　　　　B. 化湿　　　　C. 活血　　　　D. 补虚

17. 女劳疸的特征性症状是（　　　）

A. 膀胱急　　B. 大便黑　　C. 额上黑　　D. 腹满

18. 酒疸的主症是（　　　）

A. 呕吐　　　B. 烦躁　　　C. 心中痞坚　　D. 心中懊恼

19. 下列哪方应用麦粥以保养胃气（　　　）

A. 猪膏发煎　　　　　　　　B. 硝石矾石散

C. 大黄硝石汤　　　　　　　D. 栀子大黄汤

（二）A2 型题（病历摘要最佳选择题）

20. 万某男性，此人好饮酒，数斤不醉，适至六月湿暑当令，又饮酒过量，遂致黄疸重症，壮热不退，面目遍身色如老橘，口渴思饮，大小便不利，六脉沉实而数，舌苔黄燥。本案宜何方为主？（　　　）

A. 栀子大黄汤　　　　　　　B. 大黄硝石汤

C. 茵陈蒿汤　　　　　　　　D. 桂枝加黄芪汤

E. 硝石矾石散

（三）B1 型题（配伍题）

A. "寒热不食，食即头眩，心胸不安，久久发黄"

B. "心中懊恼，或热痛"

C. "额上黑，微汗出，手足中热，薄暮即发，小便自利"

D. "腹满，舌痿黄，躁不得睡"

21. 谷疸的主要症状是（　　　）

22. 酒疸的主要症状是（　　　）

A. 燥结发黄　　　　　　　　B. 湿热发黄

C. 火劫发黄　　　　　　　　D. 脾虚痿黄

23. 猪膏发煎治疗（　　　）

24. 小建中汤治疗（　　　）

A. 化湿法　　B. 补肾法　　C. 化瘀法　　D. 建中法

25. 治疗女劳疸应首选（　　　）

26. 治疗湿热黄疸应首选（　　　）

（四）X 型题（多项选择题）

27. 大黄硝石汤证的主要表现为（　　）
    A. 发黄
    B. 二便不利
    C. 腹满拒按
    D. 发热
    E. 自汗出

28. 谷疸服茵陈蒿汤后有哪些反应（　　）
    A. 小便利
    B. 大便通
    C. 尿赤如皂角汁
    D. 腹软
    E. 汗出

29. 黄疸病最常见的兼证有（　　）
    A. 表虚证
    B. 少阳证
    C. 阴虚证
    D. 下血证
    E. 下利证

30. 黄疸的病因有（　　）
    A. 湿热
    B. 火劫
    C. 燥结
    D. 寒湿
    E. 女劳

31. 小建中汤的作用有（　　）
    A. 利湿消肿
    B. 甘温扶脾
    C. 清热退黄
    D. 益气建中
    E. 降逆止呕

四、问答题

32. 对"瘀热以行"发为黄疸机理如何理解？

33. 试述阳黄湿胜、热胜、湿热俱盛三种类型的主症、治法和主方。

34. 小建中汤治疗虚黄的机理是什么？

35. 如何理解"脾色必黄，瘀热以行"？

36. 如何理解"黄家所得，从湿得之"？

37. 为什么"诸病黄家，但利其小便"？

38. 湿热发黄与寒湿发黄如何辨别？

39. 试述谷疸、酒疸、女劳疸之不同病因病机及其主症，并对主症进行分析。

40. 试述茵陈蒿汤、硝石矾石散、栀子大黄汤、大黄硝石汤四方的不同适应证。

五、病案分析题

41. 洪某，男，9岁。素来消化不良，喜坐湿地，秋季患病，见皮肤微黄，目示黄如栀子，面足微肿，肢软恶动，胃纳呆滞，口微作渴，小便短赤，舌苔白滑多津，脉象缓而无力。

参考答案

一、名词解释

1. 指语言不乱，神情安静
2. 指火与热相互搏结
3. 即腹中热
4. 谓太阴脾经受寒生湿

二、填空题：见原文。

三、选择题

（一）A1 型题（单项选择题）

12. B　13. C　14. B　15. B　16. B　17. C　18. D　19. B

（二）A2 型题

20. A

（三）B1 型题

21. A　22. B　23. A　24. D　25. B　26. A

（四）X 型题（多项选择题）

27. ABCDE　28. ABCD　29. AB　30. ABCDE　31. BD

四、问答题

32. 脾脏所蕴积的湿热溢入血分，行于体表，必然发生黄疸。所以说："脾色必黄，瘀热以行。"这句话也是黄疸病机之关键，一是强调黄疸的病位主要在脾胃，二是认为其发病与血分有关。《金匮要略浅注补证》认为"瘀热以行一个瘀字，便见黄疸皆发于血分"。近代医家治疗黄疸病，常加入凉血活血之品，常可提高疗效。

33. 临床上对于黄疸病除首先区别阳黄和阴黄外，还需进一步在湿热发黄的范畴内分别湿胜、热胜和湿热俱盛。湿胜用茵陈五苓散；热胜大黄硝石汤；湿热俱盛用茵陈蒿汤。结合主症具体论述。

34～40. 见原文解析。

五、病案题

41. 答案分析：本病属脾虚湿盛，湿郁发黄，方用茵陈五苓散加味。

惊悸吐衄下血胸满瘀血病脉证治第十六

【考点重点点拨】

1. 了解惊、悸、吐衄、下血、瘀血病的概念及合篇的意义。
2. 熟悉惊悸的成因及证治，吐、衄、下血的成因及预后。
3. 掌握吐、衄、下血的辨证论治及瘀血的脉证。
4. 背诵原文第 10、14、15、16、17 条。

一、惊悸

（一）成因

【原文】

寸口脉动而弱，动即为惊，弱则为悸。（1）

【图解原文】

$$\begin{cases} 卒受惊恐——血气逆乱——心无所倚，神无所归——\\ \qquad\qquad\qquad 脉动，动即为惊\\ 气血不足——脉气无力鼓动——脉弱，弱则为悸\\ 心之气血内虚，又为惊恐所触——脉动、弱并见，是为惊悸 \end{cases}$$

（二）证治

1. 火邪致惊

【原文】

火邪者，桂枝去芍药加蜀漆牡蛎龙骨救逆汤主之。（12）

桂枝救逆汤方：

桂枝三两（去皮）　　甘草二两（炙）　　生姜三两　牡蛎五两（熬）　　龙骨四两　大枣十二枚　蜀漆三两（洗去腥）

上为末，以水一斗二升，先煮蜀漆，减二升，纳诸药，煮取三升，去滓，温服一升。

【图解原文】

$$
桂枝救逆汤证
\begin{cases}
病因病机——心阳损伤，神气浮越 \\[2mm]
\begin{matrix}
症状 \\
分析
\end{matrix}
\begin{cases}
心悸 \\
惊狂 \\
卧起不安
\end{cases}
火邪发汗，导致损伤心阳，神气浮越 \\[2mm]
治法——温通心阳，镇惊安神 \\[2mm]
方解
\begin{cases}
桂枝汤去阴柔之芍药——辛甘助心阳 \\
龙骨、牡蛎——固摄镇惊 \\
蜀漆——涤痰逐邪以止惊狂
\end{cases}
\end{cases}
$$

【辨治提要】

①辨证要点：心悸，惊狂，卧起不安。

②病机：心阳损伤，神气浮越。

③治法：温通心阳，镇惊安神，桂枝救逆汤。

【临床点睛】

本方用治多种心脏病所致的心悸、胸闷、气短、乏力、脉促或结等。

【考点提示】

火邪致惊的症状、治法、方药。

2. 水饮致悸

【原文】

心下悸者，半夏麻黄丸主之。(13)

半夏麻黄丸方：

半夏、麻黄等份。

上二味，末之，炼蜜和丸小豆大，饮服三丸，日三服。

【图解原文】

半夏麻
黄丸证
{
病因病机——水气凌心，心阳被遏
症状{心下悸——水饮内停，上凌于心
分析{水饮犯肺，伴有胸脘痞闷，咳唾清痰涎沫等症
治法——蠲饮通阳，降逆定悸
方解{半夏——蠲饮降逆
麻黄——宣发阳气
}

【辨治提要】

①辨证要点：心下悸，胸脘痞闷，咳唾清痰涎沫，舌苔白滑。

②病机：水气凌心，心阳被遏。

③治法：蠲饮通阳，降逆定悸，半夏麻黄丸。

【难点剖析】

痰饮心悸，仲景一般多采用桂枝、茯苓，而本证属于饮盛而阳郁，故用半夏降逆和胃以蠲痰饮，麻黄通阳宣肺以泄水气。

【考点提示】

水饮致悸的症状、治法、方药。

二、吐衄下血

（一）成因

【原文】

又曰：从春至夏衄者太阳，从秋至冬衄者阳明。（3）

（二）脉症与辨证

【原文】

病人面无色，无寒热。脉沉弦者，衄；浮弱，手按之绝者，下血；烦咳者，必吐血。（5）

寸口脉弦而大，弦则为减，大则为芤，减则为寒，芤则为虚，寒虚相击，此名曰革，妇人则半产漏下，男子则亡血。（8）

【图解原文】

成因及
脉证
- 成因
  - 湿热内蕴
  - 灼伤血络
- 脉证
  - 脉证
    - 无血色，无寒热，脉沉弦者——衄血
    - 脉浮弱
      - 手按之绝者——下血
      - 烦咳者——吐血
    （5）
  - 脉弦大、芤革
    - 女子——半产、漏下
    - 男子——亡血
    （8）
- 季节辩证：春夏衄，多表热属太阳；秋冬衄，多里热，属阳明

（三）预后及治禁

【原文】

师曰：尺脉浮，目睛晕黄[①]，衄未止；晕黄去，目睛慧了[②]，知衄今止。（2）

衄家不可汗，汗出必额上陷，脉紧急，直视不能眴，不得眠。（4）

夫吐血，咳逆上气，其脉数而有热，不得卧者，死。（6）

亡血不可发其表，汗出即寒栗而振。（9）

【名词解释】

①目睛晕黄：有两种情况，一是望诊可见病人眼白发黄，围绕黑眼珠有黄晕；另是病人自觉视物昏黄不清。

②慧了：明晰清楚的意思。

【图解原文】

预后
- 尺脉浮，目睛晕黄——衄未止
- 晕黄去，目睛慧了——衄止
- 吐血，不得卧者——死（6）
（2）

$$
误治
\begin{cases}
衄家
\begin{cases}
禁汗 \\
误汗——额上陷，脉紧急，直视不能，不得眠—— \\
\quad\quad 阴血重伤（4）
\end{cases} \\
亡血
\begin{cases}
禁汗 \\
寒栗而振——伤阳（9）
\end{cases}
\end{cases}
$$

（四）证治

1. 虚寒吐血

【原文】

吐血不止者，柏叶汤主之。（14）

柏叶汤方：

柏叶　干姜各三两　艾三把

上三味，以水五升，取马通汁一升，合煮，取一升，分温再服。

【图解原文】

$$
柏叶汤证
\begin{cases}
病因病机——中气虚寒，血不归经 \\
症状分析：吐血不止——中气虚寒，脾不统血 \\
治法——温中止血 \\
方解
\begin{cases}
柏叶——清降，折其逆上之势，收敛止血 \\
干姜、艾叶——温阳守中，使阳气振奋而能摄血 \\
马通汁——性微温，引血下行以止血
\end{cases}
\end{cases}
$$

【辨治提要】

①辨证要点：吐血不止而量不甚多，血色淡红或暗红，面色萎黄或苍白，神疲体倦，舌淡苔白，脉虚无力。

②病机：中气虚寒，血不归经。

③治法：温中止血，柏叶汤。

【临床点睛】

本方用治上消化道出血、胃溃疡、十二指肠溃疡、肝硬化、食管静脉曲张出血、肺结核出血、血小板减少性紫癜等属中气虚寒失于统摄者。

【考点提示】

虚寒吐血的治法、方药。

2. 热盛吐衄

【原文】

心气不足，吐血、衄血，泻心汤主之。(17)

泻心汤方：亦治霍乱。

大黄二两　黄连　黄芩各一两

上三味，以水三升，煮取一升，顿服之。

【图解原文】

泻心汤证
- 病因病机——热盛迫血妄行
- 症状分析：吐血、衄血——心火亢盛，迫血妄行
- 治法——清热泻火止血
- 方解
  - 黄连——泻心火
  - 黄芩——泻上焦火
  - 大黄——苦寒降泄

【辨治提要】

①辨证要点：吐血、衄血，症状急迫，血色鲜红，或见口舌生疮，溲赤便秘，舌红苔黄腻，脉滑数。

②病机：热盛迫血妄行。

③治法：清热泻火止血，泻心汤。

【临床点睛】

①本方是治疗三焦热盛的常用方。对血热妄行的吐血、衄血、便血、尿血等多种出血，有较好的疗效。对上消化道出血其效尤佳。

②本方还广泛用于火热所致的急性扁桃体炎、尿毒症、紫癜、黄疸型肝炎、急性胆囊炎、胆石症、口腔炎等多种疾病。

【考点提示】

①热盛吐衄的治法、方药。

②方证比较。

柏叶汤证与泻心汤证鉴别表

方证	病机	主要脉症	治法
柏叶汤证	中气虚寒，气不摄血	吐血不止，色暗红，面色苍白或萎黄，舌淡苔白，脉微弱或虚而无力	温中止血
泻心汤证	心火亢盛，迫血妄行	吐血衄血，多鲜红，来势急，面红口渴，神烦便秘，舌红苔黄，脉洪数	凉血止血

3. 虚寒便血

【原文】

下血，先便后血，此远血也，黄土汤主之。(15)

黄土汤方：亦主吐血、衄血。

甘草　干地黄　白术　附子(炮)　阿胶　黄芩各三两　灶中黄土半斤

上七味，以水八升，煮取三升，分温二服。

【图解原文】

黄土汤证
- 病因病机——脾气虚寒、统摄无权
- 症状分析：下血，先血后便——脾气虚寒、统摄无权
- 治法——温脾摄血
- 方解
  - 灶心土——又名伏龙肝，温中涩肠止血
  - 白术、甘草——健脾补中
  - 制附子——温阳散寒
  - 干地黄、阿胶——滋阴养血以止血
  - 黄芩——苦寒，具有止血之功，又为反佐，以防温燥动血

【辨治提要】

①辨证要点：便血，血色紫暗，并伴腹痛，喜温喜按，面色无华，神疲懒言，四肢不温，舌淡脉细虚无力。

②病机：脾气虚寒、统摄无权。

③治法方剂：温脾摄血，黄土汤。

【临床点睛】

本方用治脾气虚寒，不能统血所致的各种出血证。

【考点提示】

虚寒便血的治法、方药。

4. 湿热便血

【原文】

下血，先血后便，此近血也，赤小豆当归散主之。方见狐惑中。(16)

【辨治提要】

①辨证要点：下血血色鲜红或兼脓液，并伴有大便不畅。

②病机：大肠湿热，迫血下行。

③治法：清热利湿，活血止血，赤小豆当归散。

【临床点睛】

本方用治疮疡、痈肿，尤对痔疮和直肠肛门周围脓肿效果较佳。

【考点提示】

①湿热便血的治法、方药。

②方证比较。

黄土汤证与赤小豆当归散证鉴别表

方证	病机	主要脉症	治法
黄土汤证	脾气虚寒，气不摄血	下血暗紫稀薄，便溏腹痛，面色无华，神疲懒言，手足不温，舌淡脉细	温脾摄血
赤小豆当归散证	大肠湿热，迫血下行	下血鲜红或兼黏液，大便不畅，苔黄腻，脉数	清热利湿，活血止血

三、瘀血

【原文】

病人胸满，唇痿舌青，口燥，但欲漱水不欲咽，无寒热，脉微大来迟，腹不满，其人言我满，为有瘀血。(10)

病者如热状，烦满，口干燥而渴，其脉反无热，此为阴伏，是瘀血也，当下之。(11)

【考点提示】

①瘀血的脉症：胸满，唇痿舌青，口燥，但欲漱水不欲咽，无寒热，脉微大来迟，腹不满，其人言我满。

②瘀血化热的脉症和治法。脉症：如热状，烦满，口干燥而渴，脉反无热；治法：攻下瘀血。

巩固与练习

一、名词解释

1. 近血　2. 目睛慧了　3. 阴伏　4. 心气不足

二、填空题：

5. 吐血不止者，_____主之。

6. 心气不足，吐血衄血，_____主之。

7. 下血，_____，此远血也，_____主之。

8. 下血，先血后便，此_____也，_____主之。

9. 病人胸满，_____，口燥，但欲_____，无寒热，脉_____，腹不满，_____，为有_____。

三、选择题：

（一）A1 型题（单项选择题）

10. 下列哪个症状提示衄血将停（　　　）

　　A. 尺脉浮　　　　　　　　B. 脉沉弦

　　C. 目睛晕黄　　　　　　　D. 目睛慧了

11. 以下何药在桂枝去芍药加蜀漆牡蛎龙骨救逆汤中应先煎（　　　）

　　A. 龙骨、牡蛎　　　　　　B. 蜀漆

　　C. 桂枝　　　　　　　　　D. 生姜、大枣

12. 黄土汤的反佐药是（　　　）

　　A. 干地黄　　　B. 阿胶　　　C. 甘草　　　　D. 黄芩

13. 泻心汤的正确服法是（　　　）

　　A. 日三夜一服　　　　　　B. 日三服

　　C. 早晚分服　　　　　　　D. 顿服

14. 桂枝去芍药加蜀漆牡蛎龙骨救逆汤所治疗的惊悸，其证是（　　　）

　　A. 心血不足　　　　　　　B. 心气不足

　　C. 心阳不足　　　　　　　D. 水饮凌心

15. 黄土汤中不应有哪味药 （　　）

　　A. 甘草　　　　B. 干地黄　　　C. 干姜　　　　D. 阿胶

16. 下列症状中，哪一个不是瘀血的典型见证 （　　）

　　A. 唇痿舌青　　　　　　　B. 口燥但欲饮水不欲咽

　　C. 腹满　　　　　　　　　D. 恶寒发热

（二）A2 型题（病历摘要最佳选择题）

17. 彭某，男，58 岁。患伤寒 10 余日，医以辛温补阳散邪法治之，大汗出后心中烦躁，惊狂不安，辗转床头，起卧叫喊，脉细而浮，按之无力，舌质绛而少津。本案拟用何方治之？

　　A. 半夏麻黄丸

　　B. 桂枝加桂汤

　　C. 桂枝去芍药加蜀漆牡蛎龙骨救逆汤

　　D. 苓桂术甘汤

　　E. 以上都不是

（三）B1 型题（配伍题）

　　B. 远血

　　C. 近血

　　D. 吐血

　　E. 衄血

18. 黄土汤主治 （　　）

19. 赤小豆当归散主治 （　　）

（四）X 型题（多项选择题）

20. 半夏麻黄丸的功能是 （　　）

　　A. 蠲饮消水　　　　　　　B. 降逆止呕

　　C. 发越阳气　　　　　　　D. 发汗平喘

　　E. 止咳化痰

21.《金匮要略》中泻心汤主治 （　　）

　　A. 吐血　　　　　　　　　B. 便血

　　C. 衄血　　　　　　　　　D. 崩漏下血

　　E. 瘀血内结

22. 赤小豆当归散主治的病症有（　　　）

    A. 阴阳毒　　　　　　　　　B. 狐蜜成脓

    C. 虚寒便血　　　　　　　　D. 湿热便血

    E. 湿热黄疸

23. 吐血死证的脉证是（　　　）

    A. 不得卧　　　　　　　　　B. 咳逆上气

    C. 脉数而有热　　　　　　　D. 口渴引饮

    E. 恶寒发热

24. 衄血将停可出现哪些脉症（　　　）

    A. 尺脉浮　　　　　　　　　B. 晕黄去

    C. 目睛晕黄　　　　　　　　D. 目睛慧了

    E. 脉数而有热

四、问答题

25. 试比较柏叶汤、泻心汤治疗血证的异同点。

26. 桂枝去芍药加蜀漆牡蛎龙骨救逆汤和半夏麻黄丸主治何种病证？

27. 何谓远血与近血？二者证治有何区别？

五、病案题

28. 王某，男，30 岁，平素嗜酒成癖，鼻衄不止，心烦。口渴饮冷，舌红，苔黄腻，脉滑数。写出其方剂及治法。

参考答案

一、名词解释

1. 指便血在先，大便在后，离肛门较近的部位出血。
2. 指大便在先，便血在后，离肛门较远的部位出血。
3. 指目睛清明，视物清晰。
4. 即心气不定，指心火亢盛，而迫血妄行。

二、填空题：见原文。

三、选择题

（一）A1 型题（单项选择题）

10. D　11. B　12. D　13. D　14. C　15. C　16. D

（二）A2 型题（病历摘要最佳选择题）　17. C

（三）B1 型题（配伍题）　18. A　19. B

（四）X 型题（多项选择题）

20. AC　21. AC　22. BD　23. ABC　24. BD

四、问答题：

25. 从二者的病机、症状、主治等加以鉴别，见前文。

26～27. 见原文。

五、病案题

28. 答案分析：本案宜用泻心汤清热泻火，凉血止血。

呕吐哕下利病脉证治第十七

【考点重点点拨】

1. 了解呕吐、哕、下利病的概念及合篇的意义。

2. 熟悉呕吐、哕、下利的病因、病机、治则和治禁。

3. 掌握呕吐、哕、下利的辨证论治。

4. 背诵原文第 1、6、7、12、15、16、17、20、23、24、36、37、38、41、42、47 条。

一、呕吐

（一）成因与脉证

1. 饮邪致呕

【原文】

先呕却渴者，此为欲解。先渴却呕者，为水停心下，此属饮家。呕家本渴，今反不渴者，以心下有支饮故也，此属支饮。（2）

【图解原文】

饮邪致呕 ⎰ 先呕却渴——呕吐而饮邪得去，病欲解
　　　　　⎨ 先渴却呕——先渴而因饮水助邪致呕，此属饮家
　　　　　⎩ 呕家本渴，今反不渴——饮停心下，呕吐频作，此属支饮

【难点剖析】

水饮致呕的辨证要点是辨"口渴"与否。呕而渴为饮去阳复；呕而不渴，为饮盛阳弱；渴而呕，为饮阻阳郁，水停心下。

2. 误治致呕

【原文】

问曰：病人脉数，数为热，当消谷饮食，而反吐者何也？师曰：以

发其汗，令阳微，膈气^①虚，脉乃数。数为客热^②，不能消谷，胃中虚冷故也。

脉弦者虚也。胃气无余，朝食暮吐，变为胃反^③。寒在于上，医反下之，今脉反弦，故名曰虚。(3)

【名词解释】

①膈气：胸中宗气。

②客热：虚热或假热，是相对真热而言。

③胃反：亦称反胃。这里指朝食暮吐，暮食朝吐的病证。

【图解原文】

误治 ┌ 误汗——损伤胃阳，致胃中虚冷，不能腐熟运化和降浊水谷——呕吐
   └ 误下——胃阳衰微，不能腐熟水谷，浊阴不降，气逆于上——胃反

3. 胃反病机与脉症

【原文】

趺阳脉浮而涩，浮则为虚，涩则伤脾，脾伤则不磨，朝食暮吐，暮食朝吐，宿谷不化，名曰胃反。脉紧而涩，其病难治。(5)

【图解原文】

胃反脾胃两虚 ┌ 脉象——趺阳脉浮而涩，浮则为虚，涩则伤脾
   ├ 病机——胃阳虚浮，脾阴不足，阴阳两虚
   ├ 症状——朝食暮吐，暮食朝吐，宿谷不化
   └ 预后——脉紧而涩，其病难治

【辨治提要】

胃反的主症：朝食暮吐，暮食朝吐，宿谷不化。

【原文】

寸口脉微而数，微则无气，无气则荣虚，荣虚则血不足，血不足则胸中冷。(4)

【图解原文】

脉象论
述胃反 ┌ 脉微而数——脉数而无力，脉微而阳气不足，气虚而生化
   │   不及，则营虚血不足
   └ 胸中冷——胸中为心肺之所居，心主血脉，肺主一身之气，
             气旺则血生。气血俱虚，胸中宗气不足，故胸中冷

（二）治则与禁忌

【原文】

夫呕家有痈脓，不可治呕，脓尽自愈。(1)

【图解原文】

治疗
禁忌 {呕家有痈脓——因痈脓秽毒影响于胃，失其和降之故，不可止呕
脓尽自愈——应采取积极措施消除痈脓，脓尽则呕吐自愈

【临床点睛】

本条精义就是审证求因，治病求本。如王好古《医垒元戎》"见痰休治痰，见血休止血"。

【原文】

病人欲吐者，不可下之。(6)

【图解原文】

治疗禁忌 {病人欲吐——病邪在上，正气有驱邪外出之势——
治宜因势利导，"其高者因而越之"
不可下之——若误用下法，可使邪气内陷，正气受损

（三）证治

1. 寒证

（1）肝胃虚寒

【原文】

呕而胸满者，茱萸汤主之。(8)

茱萸汤方：

吴茱萸一升　人参三两　生姜六两　大枣十二枚

上四味，以水五升，煮取三升，温服七合，日三服。

【图解原文】

吴茱萸汤证 {
  病因病机——胃虚寒凝
  症状分析 {
    呕——胃阳不足，寒饮凝聚，浊阴内阻，胃失和降，以致胃气上逆
    胸满——阴寒上乘，胸阳被郁
  }
  治法——散寒降逆，温中补虚
  方解 {
    吴茱萸、生姜——温胃散寒，降逆止呕
    人参、大枣——补中益气
  }
}

【原文】

干呕，吐涎沫，头痛者，茱萸汤主之。方见上。(9)

【图解原文】

吴茱萸汤证 {
  病因病机——胃虚寒饮，肝寒气逆
  症状分析 {
    干呕、吐涎沫——脾胃虚寒，寒饮上逆
    头痛——肝经上抵巅顶，肝气挟阴寒之邪循经上冲
  }
  治法——暖肝温胃，降逆止呕
}

【辨治提要】

①辨证要点：呕吐，吐涎沫，头痛，胸胁胀闷，心下痞满，嘈杂吞酸，四肢不温，舌质淡红苔白腻，脉弦迟。

②病机：胃虚寒凝，或夹肝气上逆。

③治法方剂：暖肝温胃散寒，降逆止呕，吴茱萸汤。

【临床点睛】

吴茱萸汤临床常用于急性胃肠炎、慢性胃炎、神经性呕吐、偏头痛等属于肝胃虚寒者。

【考点提示】

肝胃虚寒的症状、治法、方药及吴茱萸汤的病案应用。

(2) 阴盛格阳

【原文】

呕而脉弱，小便复利，身有微热，见厥者难治，四逆汤主之。(14)

四逆汤方：

附子一枚（生用）　干姜一两半　甘草二两（炙）

上三味，以水三升，煮取一升二合，去滓，分温再服。强人可大附子一枚，干姜三两。

【图解原文】

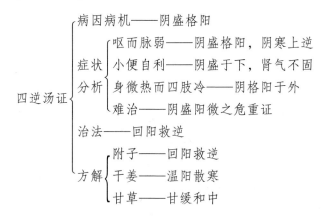

四逆汤证
- 病因病机——阴盛格阳
- 症状分析
  - 呕而脉弱——阴盛格阳，阴寒上逆
  - 小便自利——阴盛于下，肾气不固
  - 身微热而四肢冷——阴格阳于外
  - 难治——阴盛阳微之危重证
- 治法——回阳救逆
- 方解
  - 附子——回阳救逆
  - 干姜——温阳散寒
  - 甘草——甘缓和中

【辨治提要】

①辨证要点：呕吐，四肢厥冷，小便自利，脉微弱。

②病机：阴盛格阳。

③治法方剂：回阳救逆，四逆汤。

【临床点睛】

该方临床常用治心肌梗死、心力衰竭、急慢性胃肠炎吐泻过多或急性病大汗出而见虚脱，证属脾肾阳虚者。

（3）虚寒胃反

【原文】

胃反呕吐者，大半夏汤主之。《千金》云："治胃反不受食，食入即吐。《外台》云：治呕，心下痞硬者。"（16）

大半夏汤方：

半夏二升（洗完用）　人参三两　白蜜一升

上三味，以水一斗二升，和蜜扬之二百四十遍，煮药取升半，温服一升，余分再服。

【图解原文】

大半夏汤证
- 病因病机——中焦虚寒
- 症状分析
  - 胃反呕吐——中焦虚寒，不能腐熟运化，反出于胃而为呕吐
  - 心下痞硬，大便燥结——健运失职，不能化气生津以滋润大肠
- 治法——和胃降逆，补虚润燥
- 方解
  - 半夏——重用，开结降逆
  - 人参、白蜜——补虚润燥

【辨治提要】

①辨证要点：呕吐，朝食暮吐，暮食朝吐，宿谷不化，面色不华，倦怠乏力，不欲饮食，心下硬满，大便干结，口渴，舌质淡红苔白，脉弱。

②病机：脾胃虚寒，运化无权。

③治法方剂：和胃降逆，补虚润燥，大半夏汤。

【临床点睛】

大半夏汤方可治神经性呕吐、急性胃炎、胃及十二指肠溃疡、贲门痉挛、胃扭转、胃癌等属于脾胃虚弱证。

【考点提示】

虚寒胃反的症状、治法、方药。

（4）阳虚饮停

【原文】

干呕，吐逆，吐涎沫，半夏干姜散主之。(20)

半夏干姜散方：

半夏 干姜各等份

上二味，杵为散，取方寸匕，浆水一升半，煎取七合，顿服之。

【图解原文】

半夏干
姜散证
├ 病因病机——中阳不足,寒饮内盛
├ 症状分析 ┤ 干呕、吐逆——中阳不足,胃寒气逆
│   └ 吐涎沫——寒饮不化,聚为痰涎,随胃气上逆而出
├ 治法——温中散寒,降逆止呕
├ 方解 ┤ 半夏——辛燥,能化痰开结,善降逆气
│   ├ 干姜——辛热,温胃散寒
│   └ 浆水——甘酸能调中止呕
└ 服法:顿服之——在于使药力集中而取效捷速

【辨治提要】

①辨证要点:干呕,吐逆,吐涎沫,纳少,便溏,舌质淡红苔白腻。

②病机:中阳不足,寒饮内盛。

③治法方剂:温中散寒,降逆止呕,半夏干姜散。

【难点剖析】

①半夏干姜散以干姜温阳,守而不走,治疗中阳不足,寒饮呕逆之证;小半夏汤以生姜散寒,走而不守,主治饮盛抑阳之呕吐。

②半夏干姜散证与吴茱萸汤证,都有干呕、吐涎沫的症状,但前者属中阳不足,寒饮上逆,故专治于胃;后者属胃寒挟肝气上逆,故肝胃同治。

【临床点睛】

半夏干姜散常用于急慢性胃炎而见干呕吐逆者。

【考点提示】

阳虚饮停证的症状、治法、方药。

2. 热证

(1)热郁少阳

【原文】

呕而发热者,小柴胡汤主之。(15)

小柴胡汤方:

柴胡半斤　黄芩三两　人参三两　甘草三两　半夏半斤　生姜三两　大

枣十二枚

上七味，以水一斗二升，煮取六升，去滓，再煎取三升，温服一升，日三服。

【图解原文】

小柴胡
汤证 {
　病因病机——邪郁少阳，少阳邪热迫胃
　呕而发热——少阳邪热迫胃，胃气上逆
　治法方剂——疏解清热，和胃降逆。小柴胡汤
　方解 {
　　柴胡、黄芩——和解清热
　　半夏、生姜——降逆止呕
　　人参、甘草、大枣——补虚安中
　}
}

【辨治提要】

①辨证要点：呕吐，寒热往来，口苦，咽干，目眩，胸胁苦满，心烦，食欲减退，舌质红苔微黄腻，脉弦。

②病机：少阳邪热迫胃。

③治法方剂：疏解清热，和胃降逆，小柴胡汤。

【考点提示】

热郁少阳的症状、治法、方药。

（2）胃肠实热

【原文】

食已即吐者，大黄甘草汤主之。(17)

大黄甘草汤方：

大黄四两　甘草一两

上二味，以水三升，煮取一升，分温再服。

【图解原文】

大黄甘
草汤证 {
　病因病机——胃肠实热
　食已即吐——实热壅阻胃肠，腑气不通，在下为便秘，
　　　　　　　在上则胃不能纳谷以降
　治法——泻热和胃降逆
　方解 {
　　大黄——荡涤肠胃实热，推陈出新
　　甘草——缓急和胃，安中益气，使攻下而不伤胃
　}
}

【辨治提要】

①辨证要点：食已即吐，口渴、口臭、便秘、苔黄、脉实等。

②病机：胃肠实热。

③治法方剂：泻热和胃降逆，大黄甘草汤。

【临床点睛】

大黄甘草汤常用于治疗各种呕吐属胃肠实热者。

【考点提示】

呕吐胃肠实热证的症状、治法、方药。

（3）热结饮阻

【原文】

吐后，渴欲得水而贪饮者，文蛤汤主之；兼主微风，脉紧，头痛。（19）

文蛤汤方：

文蛤五两　麻黄　甘草　生姜各三两　石膏五两　杏仁五十枚　大枣十二枚

上七味，以水六升，煮取二升，温服一升，汗出即愈。

【图解原文】

文蛤汤证 ┬ 病因病机——吐后贪饮，饮热互结于中
　　　　　├ 症状分析 ┬ 吐后，渴欲得水而贪饮——吐而阴伤，热郁于内
　　　　　│　　　　　└ 头痛、脉紧——水饮复聚，里气不和　表气不畅，风寒袭表
　　　　　├ 治法——发散祛邪，清热止渴，兼扶脾气
　　　　　└ 方解 ┬ 文蛤——咸寒，利水消饮
　　　　　　　　　├ 石膏——清热止渴
　　　　　　　　　├ 麻黄、杏仁——宣肺发汗以行水
　　　　　　　　　└ 生姜、大枣、甘草——健脾温胃，化饮生津，调和营卫

【辨治提要】

①辨证要点：吐后贪饮，口渴，头痛，恶风，脉紧等。

②病机：吐后贪饮，饮热互结于中。

③治法方剂：发散祛邪，清热止渴，兼扶脾气，文蛤汤。

（4）热利兼呕

【原文】

干呕而利者，黄芩加半夏生姜汤主之。（11）

黄芩加半夏生姜汤方：

黄芩三两　甘草二两（炙）　芍药二两　半夏半升　生姜三两　大枣十二枚

上六味，以水一斗，煮取三升，去滓，温服一升，日再夜一服。

【图解原文】

黄芩加半夏生姜汤证
- 病因病机——湿热内扰，胃肠失和
- 症状分析
  - 呕——湿热内扰，升降失调，胃气上逆
  - 利——邪热下迫，肠失传导
- 治法——清热止利，和胃降逆
- 方解
  - 黄芩汤——清热止利
  - 半夏、生姜——和胃降逆

【辨治提要】

①辨证要点：呕吐，肠鸣，泄泻，舌质红苔黄腻，脉滑或微数。

②病机：湿热内扰，胃肠失和。

③治法方剂：清热止利，和胃降逆，黄芩加半夏生姜汤。

【临床点睛】

黄芩加半夏生姜常用于热痢初退、赤白痢、阿米巴痢疾、急性肠炎等。

【考点提示】

热利兼呕的症状、治法、方药。

3. 寒热错杂

【原文】

呕而肠鸣，心下痞者，半夏泻心汤主之。（10）

半夏泻心汤方：

半夏半升（洗）　黄芩　干姜　人参各三两　黄连一两　大枣十二枚　甘草三两（炙）

上七味，以水一斗，煮取六升，去滓，再煮取三升，温服一升，日三服。

【图解原文】

半夏泻心汤证
- 病因病机——寒热错杂
- 症状
  分析
  - 呕——胃气上逆
  - 肠鸣——脾失健运，水走肠道
- 治法——辛开苦降，散结除痞。
- 方解
  - 半夏、干姜——辛温散寒（辛开）
  - 黄芩、黄连——苦寒清热（苦降）
  - 人参、甘草、大枣——补益中气

【辨治提要】

①辨证要点：呕吐，肠鸣，泄泻，心下痞满，嘈杂吞酸，舌质红苔腻，脉滑。

②病机：寒热互结中焦，升降失调。

③治法方剂：辛开苦降，散结除痞，半夏泻心汤。

【临床点睛】

本方广泛应用于急性胃炎、消化性溃疡、慢性肠炎、消化不良等病。

【考点提示】

寒热错杂呕吐的症状、治法、方药及半夏泻心汤的临床应用。

4. 寒饮

（1）寒饮呕吐

【原文】

诸呕吐，谷不得下者，小半夏汤主之。方见痰饮中。（12）

【图解原文】

小半夏汤证
- 病因病机——寒饮停胃，胃气上逆
- 呕吐，谷不得下——胃中停饮，脾胃升降失调，寒饮上逆
- 治法——散寒化饮，和胃降逆
- 方解
  - 半夏——开饮结而降逆气
  - 生姜——散寒和胃以止呕吐

【辨治提要】

①辨证要点：各类呕吐，苔白腻。

②病机：寒饮停胃，胃气上逆。

③治法方剂：散寒化饮，和胃降逆，小半夏汤。

【临床点睛】

小半夏汤具有较强的和胃、降逆之功，经过适当的配伍变化，可以治疗各种呕吐，故称为止呕祖方。

（2）饮阻气逆

【原文】

胃反，吐而渴欲饮水者，茯苓泽泻汤主之。(18)

茯苓泽泻汤方：《外台》云：治消渴脉绝，胃反吐食之。有小麦一升。

茯苓半斤　泽泻四两　甘草二两　桂枝二两　白术三两　生姜四两

上六味，以水一斗，煮取三升，纳泽泻，再煮取二升半，温服八合，日三服。

【图解原文】

茯苓泽泻汤证
- 病因病机——饮阻气逆
- 症状分析
  - 胃反——反复呕吐之意
  - 吐——胃有停饮，失其和降
  - 渴欲饮水——饮停不化，脾失输津，津不上承
- 治法——健脾利水，化气散饮
- 方解
  - 茯苓、泽泻——淡渗利水而扶脾
  - 桂枝——通阳化气
  - 生姜——温胃散饮
  - 白术、甘草——健脾化湿，安中和胃

【辨治提要】

①辨证要点：反复呕吐，口渴欲饮水，头眩，心下悸，舌淡苔腻，脉滑等。

②病机：饮阻气逆。

③治法方剂：健脾利水，化气散饮，茯苓泽泻汤。

【考点提示】

呕吐饮阻气逆证的症状、治法、方药。

(3) 寒饮搏结胸胃

【原文】

病人胸中似喘不喘，似呕不呕，似哕不哕，彻心中愦愦然无奈①者，生姜半夏汤主之。(21)

生姜半夏汤方：

半夏半斤　生姜汁一升

上二味，以水三升，煮半夏取二升，纳生姜汁，煮取一升半，小冷，分四服，日三夜一服。止，停后服。

【名词解释】

① 彻心中愦愦然无奈：彻，通彻、通联之意；心中，指胸胃之意；主要指病人自觉胸胃烦闷不已，有无可奈何之状。

【图解原文】

```
        ┌ 病因病机——寒饮搏结胸胃
        │      ┌ 似喘不喘——寒饮扰胸，胸阳阻滞，肺气不利
        │  症状 │ 似哕不哕，似呕不呕——饮扰于胃，胃失和降
        │  分析 │
生姜     │      └ 心胸中烦闷不堪无可奈何——病势欲出不能，欲降而不得
半夏 ┤  治法——辛散寒饮，舒展胸阳，畅达气机
汤证     │      ┌ 生姜——重用生姜且取汁，在于散饮去结
        │  方解 │
        │      └ 半夏——降逆和胃
        │      ┌ 小冷——"治寒以热，凉而行之"的反佐之意
        └  服法 │ 分四服——以免药力过大反刺激而呕吐；通过药物的持续
               └      作用，使寒饮尽散
```

【辨治提要】

①辨证要点：似喘不喘，似哕不哕，心胸中烦闷不堪无可奈何，舌质淡红苔腻。

②病机：寒饮搏结胸胃。

③治法：辛散寒饮，舒展胸阳，畅达气机，生姜半夏汤。

【难点剖析】

本方与小半夏汤，药味组成相同，但份量不同，其作用也就不同。小半夏汤重用半夏降逆化饮；生姜半夏汤重用生姜且取汁，在于散饮去结。

【临床点睛】

生姜半夏汤常用于胃寒、胃虚、痰饮上犯而作呕吐，亦可用于梅尼埃病之眩晕呕吐，或慢性消化道疾病而见呕吐等。

【考点提示】

寒饮搏结胸胃证的症状、治法、方药。

（4）呕后调治

【原文】

呕吐而病在膈上，后思水者，解，急与之。思水者，猪苓散主之。（13）

猪苓散方：

猪苓　茯苓　白术各等份

上三味，杵为散，饮服方寸匕，日三服。

【图解原文】

猪苓散证
- 病因病机——停饮胃弱
- 症状分析
  - 呕吐——胃中停饮，上逆于胸膈而致
  - 思水者，解——呕吐之后，饮去阳复，则口渴饮水
  - 急与之——停饮因呕吐而去，胃阳正复，思水润其燥
- 治法——健脾利水
- 方解
  - 猪苓、茯苓——淡渗利水
  - 白术——健脾以运湿
- 剂型：散剂——取"散者散也"之意，使水饮得散

【辨治提要】

①辨证要点：呕吐，胸满，纳少，苔白腻。

②病机：停饮胃弱。

③治法：健脾利水，猪苓散。

【临床点睛】

①呕吐后初愈,脾胃虚弱,若欲思水,只宜少饮,正如《伤寒论》太阳病篇第71条所说:"少少与饮之,令胃气和则愈"。

②本方临床上常用于急慢性胃炎之呕吐后饮多或神经性呕吐等。

【考点提示】

停饮呕吐的症状、治法、方药。

二、哕

(一) 哕而腹满治则

【原文】

哕而腹满,视其前后①,知何部不利,利之即愈。(7)

【名词解释】

① 前后:这里指大小便。

【图解原文】

哕而腹满 的治则
- 哕与腹满——邪阻于下,气逆于上所致
- 视其前后——当有小便不利或大便不通,并以此为辨
- 利之即愈——如大便不通,治当通腑清肠,腑畅气顺, 则腹满呃逆自愈;如小便不利,治以利湿 降浊,使邪去气平,则呃逆自止

【临床点睛】

关于本条治方,前部不利者,可用猪苓汤;后部不利者,可用调胃承气汤。

呃逆治以通利,多用于实证。本条辨证方法,同样适用于干呕或呕吐见腹满的证侯。

(二) 证治

1. 胃寒气逆

【原文】

干呕哕,若手足厥者,橘皮汤主之。(22)

橘皮汤方:

橘皮四两　生姜半斤

上二味，以水七升，煮取三升，温服一升，下咽即愈。

【图解原文】

橘皮汤证 { 病因病机——胃寒气逆
症状分析 { 干呕与呃逆——胃气失和，其气上逆
手足厥冷——寒气闭阻，中阳被郁，阳气不达四末
治法——散寒降逆，通阳和胃
方解 { 橘皮——理气和胃
生姜——散寒降逆止呕

【辨治提要】

①辨证要点：干呕，哕，心下痞满，或见手足厥冷，舌质淡红苔腻。

②病机：胃寒气逆。

③治法：散寒降逆，通阳和胃，橘皮汤。

【临床点睛】

本方用于治疗里虚气逆所致呃逆、呕吐症者。

【考点提示】

呃逆胃寒气逆证的症状、治法、方药。

2. 胃虚有热

【原文】

哕逆者，橘皮竹茹汤主之。(23)

橘皮竹茹汤方：

橘皮二升　竹茹二升　大枣三十个　生姜半斤　甘草五两　人参一两

上六味，以水一斗，煮取三升，温服一升，日三服。

【图解原文】

橘皮竹茹汤证
- 病因病机——胃虚有热
- 症状分析：哕逆——胃中虚热，气逆上冲
- 治法——补虚清热，和胃降逆
- 方解
  - 橘皮——理气健胃，和中止呕
  - 生姜——降逆和胃
  - 竹茹——清热安中止呕逆
  - 人参、甘草、大枣——补虚和中

【辨治提要】

①辨证要点：哕，虚烦不安，少气，口干，手足心热，脉虚数。

②病机：胃中虚热，气逆上冲。

③治法：补虚清热，和胃降逆，橘皮竹茹汤。

【临床点睛】

橘皮竹茹汤常用于治疗慢性消化道疾病、妊娠恶阻之呕吐，以及神经性呕吐、腹部手术后哕逆不止等属于胃虚夹热之证者。

【考点提示】

哕逆胃虚有热证的症状、治法、方药。

三、下利

（一）病机、脉症及预后

【原文】

夫六腑气绝于外者，手足寒，上气，脚缩；五脏气绝①于内者，利不禁，下甚者，手足不仁。(24)

【名词解释】

① 气绝：脏腑之气虚衰。

【图解原文】

脏腑功
能虚衰
{
手足寒——六腑以胃为本，胃阳虚衰，四肢失于温煦

上气喘促——上焦不能受气于中焦，宗气不足

脚缩——下寒不得温煦，寒凝筋脉不能舒张

泄利不禁——脾虚失运，清气下陷，寒湿下注

下利尤甚——久必及肾，肾阳虚衰，封固失职

手足不仁——阴液随利而失，四肢筋脉失其濡养

六腑气绝于外，五脏气绝于内——指脏腑气衰，外不足以
　　　　　　　　　　　　　　　　　行表，内不能固守封藏
}

【原文】

下利脉沉弦者，下重①；脉大者，为未止，脉微弱数者，为欲自止，虽发热不死。（25）

【名词解释】

①下重：里急后重。

【图解原文】

辨脉判断
病情进退
{
脉沉弦——病邪入里，阻滞气机，腑气不畅，肝气不调，
　　　　　可见下利腹痛，里急后重

脉大——邪气内盛，大则病进，故云"为未止"

脉微弱数——邪气渐衰，阳气开始恢复，下利将自止，
　　　　　　预后良好，故曰"虽发热不死"
}

【原文】

下利，手足厥冷，无脉者，灸之不温，若脉不还，反微喘者，死。少阴负趺阳①者，为顺也。（26）

【名词解释】

①少阴负趺阳：少阴脉比趺阳脉弱小。

【图解原文】

辨危候
之顺逆 ┫
下利，手足厥冷，无脉——真阳损伤，阳气外不能畅行，
　　　　　　　　　　　内不能温通
灸之不温，若脉不还——阳衰难复，脉气不通
反微喘——阴气下竭，阳脱于上
少阴负趺阳——脾胃阳气有来复之机，为顺

【辨治提要】

胃气存亡与否，是判断其预后吉凶的依据，有胃气则生，无胃气则死，"少阴负趺阳者"就说明了这一道理。

【原文】

下利有微热而渴，脉弱者，今自愈。（27）

【图解原文】

下利微热、口渴，脉弱——下利后阳气来复，阳能胜阴，正复邪祛，病当自愈。

【原文】

下利脉数，有微热汗出，今自愈；设脉紧为未解。（28）

【图解原文】

下利自
愈与未
解脉证 ┫
下利脉数、微热汗出——下利而邪退，阳气恢复，外达于表，
　　　　　　　　　　　表里俱和，为自愈之征
下利脉紧者——邪气较盛，正气未复，故知其病"未解"

【原文】

下利脉数而渴者，今自愈；设不瘥，必圊脓血，以有热故也。（29）

【图解原文】

下利发热的两
种情况变化 ┫
下利脉数、口渴——下利后邪去正复，阳气来复
下利脓血——阳复太过，邪热内盛，热伤胃肠络脉

【原文】

下利脉反弦、发热、身汗者，自愈。（30）

【图解原文】

病机与脉证 { 下利脉反弦——浮弦，阳气虽郁而有向外伸展的征兆
发热、身汗——阳气来复，营卫调和之症，故云"自愈"

【原文】

下利，寸脉反浮数，尺中自涩者，必圊脓血。(32)

【图解原文】

热利脓血
的病机 { 下利寸脉反浮数——湿热熏蒸胃肠，是热利之候
尺脉涩——热伤下焦阴血，阴血亏损，凝涩不畅
下利脓血——热伤阴分，营血腐败

【原文】

下利脉沉而迟，其人面少赤，身有微热，下利清谷者，必郁冒，汗出而解，病人必微热。所以然者，其面戴阳，下虚故也。(34)

【图解原文】

阴寒下利
而虚阳浮
越的病机 { 下利脉沉而迟——脾胃阳虚，阴寒下利
身有微热——阴寒内盛，格阳于外
其人面少赤——寒盛于下，虚阳上浮，戴阳于上
下利清谷——里虚阳微，不能化腐水谷
郁冒——阳气尚能抗邪，与阴寒相争
汗出而解——阳伸而邪却，阴阳相和
所以然者，其面戴阳，下虚故也——盛阴格阳于外

【原文】

下利后，脉绝，手足厥冷，晬时①脉还，手足温者生，脉不还者死。(35)

【名词解释】

①晬时：一昼夜，又称一周时。

【图解原文】

虚寒下利
而阳微欲
绝的转归 { 下利后脉绝，手足厥冷——耗阴损阳，阴竭阳衰
脉还——阳气回复，脉续出，手足温暖，预后较好
脉不还——阴阳不续，生机将灭，预后不良

（二）治法与治禁

1. 湿滞气利治法

【原文】

下利气者，当利其小便。(31)

【图解原文】

下利气 { 下利气——下利而有矢气——脾虚不运，湿滞气阻，蕴郁肠道
的证治 { 利小便——使湿去气行而泄利自止，利小便而实大便

【难点剖析】

利小便而治泄利，此即后世所谓"急开支河"之法，这对临床有一定的指导意义。

2. 虚寒下利治禁

【原文】

下利清谷，不可攻其表，汗出必胀满。(33)

【图解原文】

虚寒下利 { 下利清谷——脾肾之阳虚衰，不能化腐水谷
的治禁 { 不可攻其表——误攻其表，阳衰阴盛，腹部胀满不舒

（三）证治

1. 寒证

（1）虚寒下利兼表证

【原文】

下利腹胀满，身体疼痛者，先温其里，乃攻其表。温里宜四逆汤，攻表宜桂枝汤。(36)

四逆汤方：方见上。

桂枝汤方：

桂枝三两（去皮）　芍药三两　甘草二两（炙）　生姜三两　大枣十二枚

上五味，哎咀，以水七升，微火煮取三升，去滓，适寒温，服一升，服已，须臾，啜稀粥一升，以助药力，温覆令一时许，遍身漐漐，微似有汗者益佳，不可令如水淋漓。若一服汗出病瘥，停后服。

【图解原文】

虚寒下利兼
表证的证治
{
病因病机——虚寒下利，风寒外袭
症状分析 {
下利腹胀满——脾肾阳虚，阴寒内盛，运化失司
身体疼痛——风寒外袭，邪滞于表，凝滞血脉
}
治则——对里气虚寒急者，则应先救里后解表
治法方剂——救里用四逆汤回阳救逆，解表用
桂枝汤调和营卫，解散外邪
}

【辨治提要】

①辨证要点：下利清谷，腹胀满，伴身体疼痛，畏风寒，舌淡苔白，脉沉。

②病机：虚寒下利，风寒外袭。

③治法方剂：先救里后解表，救里用四逆汤回阳救逆，解表用桂枝汤调和营卫，解散外邪。

（2）寒厥下利

【原文】

下利清谷，里寒外热，汗出而厥者，通脉四逆汤主之。(45)

通脉四逆汤方：

附子大者一枚（生用）　干姜三两（强人可四两）　甘草二两（炙）

上三味，以水三升，煮取一升二合，去滓，分温再服。

【图解原文】

通脉四
逆汤证
{
病因病机——阴盛格阳
症状分析 {
下利清谷——脾肾阳虚，阴寒内盛，水谷不化
汗出——阴盛于内格阳于外
四肢厥逆——阴竭阳脱，阴阳之气不相顺接
里寒外热——真寒假热
}
治法——急救，回阳救逆。
方解 {
四逆汤倍干姜
附子量亦较重
} 辛温大热，回阳救逆
}

【辨治提要】

①辨证要点：下利清谷，微热、汗出、面赤，四肢厥冷，舌淡、苔白、脉微欲绝。

②病机：阴盛格阳。

③治法：回阳救逆，通脉四逆汤。

【临床点睛】

通脉四逆汤用治阴寒内盛，虚阳外越之险证。如肠伤寒后期并发肠出血症，伴有汗多亡阳证等。

（3）虚寒肠滑气利

【原文】

气利①，诃黎勒散主之。（47）

诃黎勒散方：

诃黎勒十枚（煨）

上一味，为散，粥饮和②，顿服。疑非仲景方。

【名词解释】

①气利：下利滑脱，大便随矢气而排出。

②粥饮和：用米粥之汤饮调和服之。

【图解原文】

诃黎勒散证 ┤病因病机——气虚滑脱
下利泄泻，滑脱不禁，大便随矢气而出——中气下陷，气虚不固
治法——敛肺涩肠，止利固脱
方解 ┤诃黎勒——即诃子，性温味苦酸涩，煨用则专以涩肠脱
粥饮和服——益肠胃而健中气

【临床点睛】

本方为固涩之剂，不仅可用于本证肠滑气利，也可用于虚脱不禁之久咳、久泻、久利等证。若有实邪则不宜使用，以防固涩敛邪。

（4）虚寒下利脓血

【原文】

下利便脓血者，桃花汤主之。（42）

桃花汤方：

赤石脂一斤（一半剉，一半筛末）　干姜一两　粳米一升

上三味，以水七升，煮米令熟，去滓，温七合，纳赤石脂末方寸匕，日三服；若一服愈，余勿服。

【图解原文】

桃花汤证
- 病因病机——中焦虚寒，气血不固
- 下利脓血——脏气虚寒，气血不固，滑脱不禁
- 治法——温中涩肠固脱
- 方解
  - 赤石脂——涩肠固脱（其色似桃花，又名桃花石，故名桃花汤）
  - 干姜——温中散寒
  - 粳米——补虚安中

【辨治提要】

①辨证要点：下利脓血，反复不愈，滑脱不禁，质清而稀，黏白冻样，或紫暗血色，兼见腹部隐痛，食少倦怠，四肢不温，舌淡脉弱。

②病机：中焦虚寒，气血不固。

③治法：温中涩肠固脱，桃花汤。

【临床点睛】

①治病用药应中病即止。本条方后曰："若一服愈，余勿服"。

②桃花汤常用于慢性阿米巴痢疾、慢性菌痢、肠功能紊乱、小儿疳泻等病证。

【考点提示】

虚寒下利，滑脱不禁的症状、治法、方药。

2. 热证

（1）实积下利

【原文】

下利三部脉皆平[①]，按之心下坚者，急下之，宜大承气汤。（37）

下利脉迟而滑者，实也，利未欲止，急下之，宜大承气汤。（38）

下利脉反滑者，当有所去，下乃愈，宜大承气汤。（39）

下利已瘥，至其年月日时复发者，以病不尽故也，当下之，宜大承气汤。（40）

大承气汤方：见痉病中。

【名词解释】

① 三部脉皆平：寸、关、尺三部皆现平人脉象。

【图解原文】

大承气汤证
{
病因病机——邪实内结

症状分析
{
下利三部脉皆平
下利脉迟而滑
下利脉反滑
}
有形之实滞内结下利，此正盛邪实

治法——攻下法
}

【辨治提要】

①辨证要点：下利，脘腹硬满疼痛拒按，利下之物当臭如败卵，泻后痛减或泻而不畅，或发热，口渴，汗出，舌红苔厚，脉滑，或迟而滑。

②病机：下利实积证（阳明腑实证）。

③治法：攻下法，大承气汤。

【临床点睛】

大承气汤于临床上广泛应用于各种肠梗阻、急性胆囊炎、急性阑尾炎、急性胰腺炎、急性痢疾等病属阳明腑实证者。

【原文】

下利谵语者，有燥屎也，小承气汤主之。(41)

小承气汤方：

大黄四两　厚朴二两（炙）　枳实大者三枚（炙）

上三味，以水四升，煮取一升二合，去滓，分温二服。得利则止。

【图解原文】

小承气汤证
{
病因病机——实热内结

谵语——胃肠实热积滞，燥屎内结不去，邪热上蒸，心神被扰

治法——通腑泻热，通因通用

方解
{
大黄——泄热攻下
厚朴、枳实——下气导滞
}
}

【辨治提要】

①辨证要点：下利不畅，脘满拒按，发热，谵语，舌苔黄燥、脉滑等症。

②病机：实热内结。

③治法：通腑泄热，通因通用，小承气汤。

【临床点睛】

凡阳明热盛，津伤气滞，燥屎邪结，腹部胀满，里虽实而燥坚不甚之腑证，皆可用小承气汤。

（2）热利下重

【原文】

热利下重者，白头翁汤主之。(43)

白头翁汤方：

白头翁二两　黄连　黄柏　秦皮各三两

上四味，以水七升，煮取二升，去滓，温服一升；不愈，更服。

【图解原文】

白头翁汤证
├ 病因病机——湿热蕴结，络伤气滞
├ 热利下重——湿热胶结，腐灼肠络，阻滞气机，秽浊之物欲出不能，故有里急后重
├ 治法——清热燥湿，凉血止利
└ 方解
　　├ 白头翁——味苦性寒，擅清肠热而解毒，并能疏达厥阴肝木之气
　　├ 秦皮——苦寒清肝胆及大肠湿热
　　└ 黄连、黄柏——清热燥湿，坚阴厚肠以止利

【辨治提要】

①辨证要点：下利，里急后重，发热、口渴、溺赤、肛门灼热、舌红苔黄腻、脉数等症。

②病机：湿热蕴结，络伤气滞。

③治法：清热燥湿，凉血止利，白头翁汤。

【临床点睛】

白头翁汤为主治热利的专方，可用于原虫性痢疾、急性菌痢等。

【考点提示】

热利下重的症状、治法、方药。

（3）下利肺痛

【原文】

下利肺痛，紫参汤主之。（46）

紫参汤方：

紫参半斤　甘草三两

上二味，以水五升，先煮紫参，取二升，纳甘草，煮取一升半，分温三服。疑非仲景方。

（4）下利虚烦

【原文】

下利后更烦，按之心下濡者，为虚烦也，栀子豉汤主之。（44）

栀子豉汤方：

栀子十四枚　香豉四合（绵裹）

上二味，以水四升，先煮栀子，得二升半，纳豉，煮取一升半，去滓，分二服，温进一服，得吐则止。

【图解原文】

栀子豉汤证
- 病因病机——邪热内扰
- 下利后更烦——下利后无形之邪热郁于胸膈，扰及心神
- 治法方剂——透邪泄热，解郁除烦，栀子豉汤
- 方解
  - 栀子——清心除烦，导心胸邪热下行
  - 豆豉——升散解郁，透邪解热，以宣泄胸中郁热

【辨治提要】

①辨证要点：下利后，发热、心烦不眠、胸闷不舒、甚则坐卧不安、舌红、苔微黄、脉细数。

②病机：邪热内扰。

③治法：透邪泄热，解郁除烦。

【临床点睛】

本方多用于外感热病气分轻证者，亦用于神经官能症和自主神经功能紊乱者。

巩固与练习

一、名词解释

1. 反胃 2. 气利 3. 客热 4. 下重

二、填空题

5. 趺阳脉浮而涩，浮则为虚，涩则伤脾，_____，_____，_____，宿谷不化，名曰_____。

6. 呕而胸满者，_____主之。

7. 干呕，_____，_____者，茱萸汤主之。

8. _____，小便复利，_____，见厥者，难治，_____主之。

9. _____者，大半夏汤主之。

10. _____者，小柴胡汤主之。

11. _____者，大黄甘草汤主之。

12. 呕而肠鸣，心下痞者，_____主之。

13. _____，谷不得下者，_____主之。

14. 病人胸中_____，_____，_____，彻心中不愦愦然无奈者，_____主之。

15. _____者，橘皮竹茹汤主之。

16. 气利，_____主之。

17. _____者，桃花汤主之。

18. 下利谵语者，有_____也，_____主之。

19. 热利下重者，_____主之。

三、选择题

（一）A1 型题（单项选择题）

20. 与胃反无关的病因病机是（　　　）

    A. 误汗伤阳，胃中虚冷　　　B. 误下伤阳，胃气虚寒

    C. 素体脾胃阳虚　　　　　　D. 胃饮上逆

21. 通脉四逆汤组成是（　　　）

    A. 四逆汤倍附子　　　　　　B. 四逆汤倍干姜

　　C. 四逆汤倍甘草　　　　　　　D. 四逆汤加生姜

22. "朝食暮吐，暮食朝吐，宿谷不化，名曰胃反"，此病见何脉为难治（　　）

　　A. 脉浮而涩　　　　　　　　　B. 脉微而数

　　C. 脉迟而滑　　　　　　　　　D. 脉紧而涩

23. 痰饮呕吐欲解的症状是（　　）

　　A. 先呕却渴　　　　　　　　　B. 先渴却呕

　　C. 呕后不渴　　　　　　　　　D. 口渴不呕

24. "干呕，吐涎沫，头痛者"的病机是（　　）

　　A. 肝寒犯胃，寒饮上逆　　　　B. 胃阳不足，寒饮上逆

　　C. 外邪犯胃，胃气上逆　　　　D. 水饮犯胃，胃失和降

25. 下列诸方，何者的服法是小冷，分四次服，日三夜一服。止，停后服（　　）

　　A. 大黄甘草汤　　　　　　　　B. 茯苓泽泻汤

　　C. 生姜半夏汤　　　　　　　　D. 半夏泻心汤

26. "病人欲吐者，不可下之"说明治病要（　　）

　　A. 以求其本　　　　　　　　　B. 因势利导

　　C. 先治其标　　　　　　　　　D. 标本同治

27. 大半夏汤中没有以下哪味药（　　）

　　A. 半夏　　　　B. 甘草　　　　C. 人参　　　　D. 白蜜

28. 橘皮竹茹汤所治哕逆，其病机为（　　）

　　A. 胃寒气逆　　　　　　　　　B. 胃热气逆

　　C. 脾胃虚寒　　　　　　　　　D. 寒饮呕吐

29. 呕吐、哕、下利的主要病机是（　　）

　　A. 脾寒胃热　　　　　　　　　B. 脾胃虚寒

　　C. 胃强脾弱　　　　　　　　　D. 脾胃升降失常

30. 橘皮汤的组成是（　　）

　　A. 橘皮、竹茹　　　　　　　　B. 橘皮、生姜

　　C. 橘皮、半夏　　　　　　　　D. 橘皮、干姜

31. 小承气汤的药物剂量是（　　）

A. 大黄四两、厚朴四两、枳实大者三枚

B. 大黄六两、厚朴一尺，枳实四枚

C. 大黄四两，厚朴八两，枳实大者五枚

D. 大黄、厚朴、枳实等量

32. 煎半夏干姜散，应选用（　　　）

A. 泉水　　　　B. 甘澜水　　　C. 井水　　　　D. 浆水

（二）A2 型题（病历摘要最佳选择题）

33. 李某，男，20 岁。病人每餐用完后即吐半月余，胃脘热痛，大便干结，口臭，舌质红，苔黄少津，脉实有力。拟用何方（　　　）

A. 小承气汤　　　　　　　B. 大承气汤

C. 大黄甘草汤　　　　　　D. 调胃承气汤

E. 以上都不是

34. 一女性退休患者，眩晕 3 天，呕吐频频，呕吐物俱是清水涎沫，量多盈盈，合目卧床，稍转动便感觉天旋地转。自述每年要发数次，每次长达月余，痛苦不堪，西医诊断为"内耳眩晕病"。刻诊见形体肥胖，苔薄白而腻，脉沉软滑。本案宜用何方治之？

A. 大半夏汤　　　　　　　B. 小半夏汤

C. 茱萸汤　　　　　　　　D. 生姜半夏汤

E. 半夏干姜散

（三）B1 型题（配伍题）

A. 不可温之

B. 不可吐之

C. 不可下之

D. 不可治呕

35. 病人欲吐者（　　　）

36. 呕家有痈脓（　　　）

A. 小冷，分四服　　　　　B. 温服一升，汗出即愈

C. 粥饮和，顿服　　　　　D. 适寒温服一升

37. 生姜半夏汤的服法（　　　）

38. 诃黎勒散的服法（　　　）

（四）X型题（多项选择题）

39. 橘皮汤的主治（　　　）

A. 干呕　　　　　　　　　　　B. 哕

C. 手足厥　　　　　　　　　　D. 心下满痛

E. 大便干坚

40. 半夏泻心汤主治（　　　）

A. 呕而肠鸣　　　　　　　　　B. 呕而发热

C. 心下痞　　　　　　　　　　D. 干呕而利

E. 呕而胸满

41. 大半夏汤的功效是（　　　）

A. 降逆补虚　　　　　　　　　B. 温中止呕

C. 润燥通幽　　　　　　　　　D. 化痰涤饮

E. 健脾补肺

42. 桃花汤中具有（　　　）

A. 粳米　　　　　　　　　　　B. 红花

C. 赤石脂　　　　　　　　　　D. 干姜

E. 赤芍

43. "下利腹胀满，身体疼痛者"治当（　　　）

A. 先温其里　　　　　　　　　B. 乃攻其表

C. 先攻其表　　　　　　　　　D. 攻表温里同时进行

E. 后温其里

四、问答题

44. 欲吐者不可下之，为何食已即吐者，可用大黄甘草汤？

45. 试述大半夏汤证的病机、主症、治法。

46. 试比较小半夏汤、半夏干姜散、生姜半夏汤三方证。

47. 为什么说"下利气者，当利其小便"？

48. 为什么呕家有痈脓不可治呕？它阐明了治疗应注意哪些问题？

49. 试述实热下利与虚寒下利的主症与病机。

50. 举例说明"通因通用"法的临床运用？

51. 桃花汤、白头翁汤为治下利之剂，在应用上有何不同？

五、病案分析题

52. 吕某，女，35 岁。呕吐伴有头痛两年，每每以生气为诱因，心烦易怒，重时吐食物，轻时吐涎沫，同时伴有胁胀，脉沉而弦，舌苔白。试述病机及处方。

53. 林某，男，34 岁。主诉：呃逆 10 余年，时好时坏。此次发作加剧，并伴有嗳气，恶心，时吐涎沫，大便秘结，小便短赤，上腹部疼痛，脉弦，舌质红，苔黄浊。试述病机及处方。

参考答案

一、名词解释

1. 反胃有称"胃反"，其特点是朝食暮吐，暮食朝吐，宿谷不化，心下硬满，所吐之物纯属未消化的水谷；另也指反复呕吐的症状。

2. 气利指下利滑脱，大便随矢气而排出。

3. 客热即虚热或假热，相对于真热而言。

4. 下重即里急后重。

二、填空题：见原文。

三、选择题

（一）**A1 型题**（单项选择题）

20. D　21. B　22. D　23. A　24. A　25. C　26. B　27. B　28. B
29. D　30. B　31. A　32. D

（二）**A2 型题**　33. C　34. B

（三）**B 型题**（配合题）　35. C　36. D　37. A　38. C

（四）**X 型题**（多项选择题）

39. ABC　40. AC　41. AC　42. ACD　43. AB

四、问答题：

44. 所谓欲吐者不可下，乃因邪气在上，正气有驱邪外出之势，故当因势利导，使用吐法。若用攻下药逆其病势，非但邪气不除，反致正虚邪陷，病情加重，故不可下之，而大黄甘草汤适用于胃热上逆之证，因实热阻于胃肠，腑气不通，胃气上逆而呕吐，故当用攻下，两者均不直接治呕，而呕自止，可见"审因论治"乃治疗呕的基本原则。

45. 见原文解析。

46. 从病机、主症、治法加以论述。

47. 下利气是指下利而又矢气，气陷利失，频频不已，尚有肠鸣腹胀，小便不利等症，究其病机，主要是由脾虚不运，湿郁肠道，气机不宣，如此则清浊不分，水湿与气混杂而下，其治法，当利小便以实大便，目的在于分利肠中湿邪，使气化复常，湿去气行，泄利自止，此即"急开支河"之法。

48～51. 见原文。

五、病案题

52. 答案分析：本病属胃虚肝乘，致肝胃不和而呕，肝寒气上冲而致头痛，方用吴茱萸汤加减。

53. 答案分析：此为本土不和，肝阳有余，胃阴不足，肝胃火逆之呃逆，方用橘皮竹茹汤加减治疗。

疮痈肠痈浸淫病脉证并治第十八

【考点重点点拨】

1. 了解疮痈、肠痈、金疮、浸淫疮的概念及合篇的意义。
2. 熟悉疮痈初起时脉证的特点与辨脓的方法。
3. 掌握肠痈的辨证论治。
4. 背诵原文第 3、4 条。

一、疮痈

（一）疮痈初起的脉症

【原文】

诸浮数脉，应当发热，而反洒淅①恶寒，若有痛处，当发其痈。(1)

【名词解释】

洒淅：如凉水洒淋身上，感到寒冷从脊背发出，不能自持。

（二）痈肿辨脓法

【原文】

师曰：诸痈肿，欲知有脓无脓，以手掩肿上，热者为有脓，不热者为无脓。(2)

【图解原文】

疮痈 ｛ 初起脉症：局部红肿热痛，脉浮数而恶寒
辨有脓无脓——以手掩肿上 ｛ 热者为有脓
不热者为无脓

二、肠痈

（一）脓成证治

【原文】

肠痈之为病，其身甲错^①，腹皮急，按之濡，如肿状，腹无积聚，身无热，脉数，此为肠内有痈脓，薏苡附子败酱散主之。（3）

薏苡附子败酱散方：

薏苡仁十分　附子二分　败酱五分

上三味，杵为末，取方寸匕，以水二升，煎减半，顿服。小便当下。

【名词解释】

其身甲错：肌肤甲错。

【图解原文】

薏苡附子败酱散证
- 病因病机——热盛肉腐，气血凝滞
- 症状分析
  - 其身甲错——血滞于里，营燥于外，肌肤失养
  - 腹皮急，按之濡——痈脓内结，气血郁滞，但不属积聚
  - 身无热——邪毒化脓，病在局部，全身无热
  - 脉数——热毒内结，耗伤气血，数而无力
- 治法——排脓解毒，通阳散结
- 方解
  - 薏苡仁——排脓消肿，开壅利肠
  - 附子——振奋阳气，辛热散结
  - 败酱草——解毒排脓

【辨治提要】

①辨证要点：肠痈脓已成，肌肤甲错，腹皮急，按之濡，身无热，脉数。

②病机：热盛肉腐，气血凝滞。

③治法：排脓解毒，通阳散结。薏苡附子败酱散。

【临床点睛】

本方用治阑尾脓肿，慢性阑尾炎，腹壁、腹腔、盆腔内的多种慢性化脓性炎症，如慢性盆腔炎、慢性附件炎、卵巢囊肿、前列腺炎、精囊炎。

【考点提示】

肠痈脓成的治法、方药及薏苡附子败酱散的临床应用。

（二）脓未成证治

【原文】

肠痈者，少腹肿痞，按之即痛如淋，小便自调，时时发热，自汗出，复恶寒。其脉迟紧者，脓未成，可下之，当有血。脉洪数者，脓已成，不可下也。大黄牡丹汤主之。（4）

大黄牡丹汤方：

大黄四两　牡丹一两　桃仁五十个　瓜子半升　芒硝三合

上五味，以水六升，煮取一升，去滓，纳芒硝，再煎沸，顿服之，有脓当下，如无脓，当下血。

【图解原文】

```
            ┌ 病因病机——热毒内聚，营血瘀结
            │         ┌ 少腹肿痞，按之即痛如淋——热毒内聚，营血瘀滞
            │  症状    │ 小便自调——病位在肠而不在膀胱
            │  分析    │ 时时发热，自汗出，复恶寒——热毒结聚，正邪交争
大黄牡        │         └ 脉迟紧——热伏血瘀，气血郁滞
丹汤证   ┤  治法——攻下通腑，荡热逐瘀，消肿排脓
            │         ┌ 大黄、芒硝——泻热通腑，逐瘀破结
            │  方解    │ 丹皮、桃仁——凉血化瘀
            │         └ 瓜子（冬瓜仁）——排脓消痈
            │  药后大便带血——热毒外泄之征
            └ 脉洪数——热毒已聚，脓已形成，不可攻
```

【辨治提要】

①辨证要点：肠痈，腹痛拒按，犹如淋痛，腹皮拘急，身热，脉迟紧。

②病机：热毒内聚，营血瘀结，肠痈未成脓。

③治法：攻下通腑，荡热逐瘀，消肿排脓，大黄牡丹汤。

【临床点睛】

本方用治急性阑尾炎，急性胆囊炎，急性肝脓疡，急慢性盆腔炎等。

【考点提示】

①肠痈脓未成的治法、方药及大黄牡丹汤的临床应用。

②方证比较。

大黄牡丹汤证与薏苡附子败酱散证的比较

鉴别点	大黄牡丹汤证	薏苡附子败酱散证
辨证要点	少腹肿痞，按之即痛如淋，发热自汗出恶寒，小便自调	其身甲错，腹皮急，按之濡，如肿状，腹无积聚，身无热，脉数
病机	热毒蓄结肠中，血瘀成痈，未成脓或脓初成，属里热实证	肠痈脓已成未溃，热毒未尽，阳气不行，属里虚夹热证
治法	荡热逐瘀、消肿排脓、攻下通腑	排脓消肿，通阳散结，清热解毒
临床运用	急性单纯性阑尾炎，阑尾周围脓肿，急性阑尾并发腹膜炎，属阳明腑实证者	化脓性阑尾炎脓肿型，慢性阑尾炎化脓未溃，属阳虚热毒未尽

三、金疮

（一）金疮出血的脉证

【原文】

问曰：寸口脉浮微而涩，法当亡血，若汗出，设不汗者云何？答曰：若身有疮，被刀斧所伤，亡血故也。（5）

（二）金疮的治法

【原文】

病金疮，王不留行散主之。（6）

王不留行散方：

王不留行十分（八月八日采） 蒴藋细叶十分（七月七日采） 桑东南根（白皮）十分（三月三日采） 甘草十八分 川椒三分（除目及闭口者，去汗①） 黄芩二分 干姜二分 芍药二分 厚朴二分

上九味，桑根皮以上三味，烧灰存性，勿令灰过，各别杵筛，合治

之为散，服方寸匕。小疮即粉之②，大疮但服之，产后亦可服。如风寒，桑东根勿取之。前三物，皆阴干百日。

【名词解释】

①去汗：去油。指川椒炒时油向外蒸出如汗，因油性黏腻，不利于辛散温通，故去之。

②粉之：粉，名词活用为动词，粉敷之意。

四、浸淫疮

（一）浸淫疮的预后

【原文】

浸淫疮，从口流向四肢者可治，从四肢流来入口者不可治。(7)

（二）浸淫疮的治法

【原文】

浸淫疮，黄连粉主之。方未见。(8)

【图解原文】

浸淫疮
- 预后
  - 从口起流向四肢者——易治
  - 从四肢流向入口者——难治 (7)
- 治疗——清心泻火，燥湿解毒，黄连粉 (8)

巩固与练习

一、名词解释

1. 肠痈　2. 浸淫疮

二、填空题

3. 诸脉浮数，应当发热，而反洒淅恶寒，_____，当发其痈。

4. 肠痈之为病，其身甲错，_____，_____，如肿状，_____，_____，_____，此为肠内有痈脓，_____主之。

5. 肠痈者，少腹肿痞，_____，_____，_____，_____，复恶寒。其脉迟紧者，_____，可下之，当有血。脉洪数者，_____，不可下也。大黄牡丹汤主之。

三、选择题

（一）A1 型题（单项选择题）

6. 疮痈酿脓的一个重要特征是（　　）

  A. 寒热往来   B. 振寒脉数

  C. 发热脉数   D. 局部红肿

7. 浸淫疮用黄连粉主之，是清哪一脏的热毒？（　　）

  A. 肝   B. 肺   C. 心   D. 脾

8. 疮痈、肠痈、浸淫疮合篇的意义是（　　）

  A. 都属于痈疽病   B. 都由湿热壅结所致

  C. 病位相近   D. 都是外科疾患

（二）A2 型题（病历摘要最佳选择题）

9. 关某，男，39 岁，因发热，转移性右下腹痛 36 小时急诊入院，高热 39℃，右下腹压痛，反跳痛，大便秘结，小便短赤，白细胞 14.9×10^9/L，分叶核 91%，脉弦数，苔黄厚，属湿热郁结，用大黄牡丹汤加银花、公英、川楝子、苡仁等连服 4 剂，腹痛基本消失，体温 36.8℃，再服上方去大黄加白芍 2 剂痊愈出院。（摘自《新医学》1：42，1975）。本病属何病何证型？（　　）

  A. 热淋   B. 肠痈脓已成

  C. 肠痈脓未成   D. 热秘型便秘

  E. 实热腹痛

（三）B1 型题（配伍题）

A. 脉浮数，发热恶寒，痛无定处

B. 脉浮数，反洒淅恶寒，痛有定处

C. 手掩肿上有热感   D. 手掩肿上无热感

10. 痈肿初起的脉证是（　　）

11. 痈肿脓已成的表现是（　　）

（四）X 型题（多项选择题）

12. 早期诊断疮痈的依据是（　　）

  A. 壮热，烦渴，脉数   B. 脉浮数，反洒淅恶寒

  C. 肌肤甲错   D. 局部疼痛

E. 自汗出

13. 大黄牡丹汤的组成是（　　）
    A. 大黄　　　　　　　　　B. 牡丹皮
    C. 桃仁　　　　　　　　　D. 瓜子
    E. 芒硝

14. 浸淫疮的临床表现是（　　）
    A. 初起形如粟米　　　　　B. 先痒后痛
    C. 破流黄水　　　　　　　D. 黄水浸渍肌肤，蔓延全身
    E. 恶寒发热

四、问答题

15. 肠痈脓未成和脓已成如何鉴别？

16. 大黄牡丹汤证和薏苡附子败酱散证怎样区别应用？

五、病案题

17. 林某，女，33岁，发热，腹痛3天，开始上腹部痛，恶心，继则以右下腹痛为甚，按之痛，大便秘结，小便黄赤，脉弦数，苔黄厚，体温38.5℃，白细胞计数14.3×10⁹/L，中性粒细胞90%。试述本病病机及处方用药。

参考答案

一、名词解释

1. 肠痈：肠痈是痈肿发生于肠内的内痈之一，是痈脓结于肠内的病证。

2. 浸淫疮：是一种皮肤病，初起为小粟疮，先痒后痛，分泌黄计浸渍皮肤，逐渐蔓延全身。

二、填空题：见原文。

三、选择题

（一）A1型题（单项选择题） 6. B　7. C　8. D

（二）A2型题（病历摘要最佳选择题） 9. C

（三）B1型题（配伍题） 10. B　11. C

（四）**X** 型题（多项选择题）   12. BD   13. ABCDE   14. ABCD

四、问答题

15. 可根据全身症状、局部症状和脉象来鉴别。全身症状：脓未成者，时时发热，自汗出，恶寒；脓已成者，身无热（无大热），其身甲错。局部症状：脓未成者，少腹肿痞，按之痛如淋，小便自利；脓已成者，按之濡，如肿状，腹无积聚。脉象：脓未成者，脉迟紧；脓已成者，脉数或洪数。

16. 大黄牡丹汤重在清热解毒，行瘀散结，适用于肠痈之实证、热证而脓未成者；薏苡附子败酱散重在排脓消肿，振奋阳气，故适用于肠痈之虚证、寒证，或里虚而热不盛，脓已成而未溃者。

五、病案题

17. 本病例为热毒蓄结肠中，血瘀成痈的肠痈，治疗用大黄牡丹汤加减。

趺蹶手指臂肿转筋阴狐疝蛔虫病脉证治第十九

【考点重点点拨】

1. 了解趺蹶、手指臂肿、转筋、阴狐疝、蛔虫病的概念与合篇的含义。

2. 掌握蛔虫病、蛔厥的辨证论治。

3. 背诵原文 6、7、8 条。

一、趺蹶

【原文】

师曰：病趺蹶，其人但能前，不能却，刺腨入二寸，此太阳经伤也。（1）

二、手指臂肿

【原文】

病人常以手指臂肿动，此人身体瞤瞤者，藜芦甘草汤主之。（2）

藜芦甘草汤方：未见。

三、转筋

【原文】

转筋①之为病，其人臂脚直，脉上下行②，微弦。转筋入腹者③，鸡屎白散主之。（3）

鸡屎白散方：

鸡屎白

上一味为散，取方寸匕，以水六合，和，温服。

【名词解释】

①转筋：俗称抽筋，是一种筋脉挛急的病证，多发生在四肢。

②脉上下行：脉象强直有力而无柔和之象。

③转筋入腹：筋脉挛急从两腿内侧牵引小腹。

四、阴狐疝

【原文】

阴狐疝气①者，偏有小大，时时上下，蜘蛛散主之。(4)

蜘蛛散方：

蜘蛛十四枚（熬焦）　桂枝半两

上二味为散，取八分一匕，饮和服，日再服，蜜丸亦可。

【名词解释】

①阴狐疝气：简称狐疝，谓疝气时上时下，如狐之出没无定，故名。

五、蛔虫病

【原文】

问曰：病腹痛有虫，其脉何以别之？师曰：腹中痛，其脉当沉，若弦，反洪大，故有蛔虫。(5)

蛔虫之为病，令人吐涎，心痛，发作有时，毒药不止，甘草粉蜜汤主之。(6)

甘草粉蜜汤方：

甘草二两　粉一两　蜜四两

上三味，以水三升，先煮甘草，取二升，去滓，纳粉蜜，搅令和，煎如薄粥，温服一升，瘥即止。

蛔厥①者，当吐蛔，令病者静而复时烦，此为脏寒，蛔上入膈，故烦。须臾复止，得食而呕，又烦者，蛔闻食臭出，其人当自吐蛔。(7)

蛔厥者，乌梅丸主之。(8)

乌梅丸方：

乌梅三百个　细辛六两　干姜十两　黄连一斤　当归四两　附子六两（炮）　川椒四两（去汗）　桂枝六两　人参　黄柏各六两

上十味，异捣筛，合治之，以苦酒渍乌梅一宿，去核，蒸之五升米下，饭熟，捣成泥，和药令相得，纳臼中，与蜜杵二千下，丸如梧子大，先食饮服十九。日三服，稍加至二十九。禁生冷滑臭等食。

【名词解释】

蛔厥：蛔虫病因腹痛剧烈而致的四肢厥冷。

【图解原文】

症状分析 {
  跌蹶：因太阳经伤 {
    症状——足背强直，只能前行，不能后退（1）
    治疗——刺
  }
  手指臂肿：风痰阻于经络——藜芦甘草汤——涌吐膈上风痰
  转筋：湿浊化热，伤及筋脉——鸡屎白散——行气散结，清热通便
  阴狐疝：寒气凝于足厥阴肝经——蜘蛛散——辛温通利
}

蛔虫病证治 {
  吐涎，心痛，发作有时，毒药不止——甘草粉蜜汤和胃缓痛（6）
  蛔厥，腹痛，手足厥冷，吐蛔，静而时烦，得食而呕——乌梅丸温脏安蛔（7、8）
}

巩固与练习

一、名词解释

1. 跌蹶　2. 蛔厥

二、填空题

3. 蛔虫之为病，令人_____，_____，_____。毒药不止，甘草粉蜜汤主之。

4. 蛔厥者，_____，令病者静而复时烦，_____，_____，故烦。须臾复止，_____，又烦者，_____，其人当自吐蛔。蛔厥者，_____主之。

三、选择题

（一）A1 型题（单项选择题）

5. "病跌蹶，其人但能前，不能却"，此病系哪条经脉受伤（　　）

　　A. 足太阳经　　　　　　　B. 足阳明经

　　C. 足少阳经　　　　　　　D. 足少阴经

6. 阴狐疝的病机是（　　）

   A. 湿热下注肝经　　　　　B. 气血不足，筋脉弛缓

   C. 寒气凝结肝经　　　　　D. 寒气上下攻冲

7. 病人下肢痉挛疼痛，并牵引少腹亦痛，证属（　　）

   A. 脚气冲心　　　　　　　B. 转筋入腹

   C. 阴狐疝气　　　　　　　D. 痉病重证

（二）A2 型题（病历摘要最佳选择题）

8. 林某，男，9岁，脘腹疼痛3天，时作时止，胃脘嘈杂，平时贪食，尤喜香燥食物，面黄肌瘦，经常鼻孔作痒，睡中齘齿，苔薄黄，脉滑。此属（　　）

   A. 虚寒腹痛　　　　　　　B. 食积腹痛

   C. 蛔虫腹痛　　　　　　　D. 气滞腹痛

   E. 肠痈腹痛

（三）B1 型题（配伍题）

A. 水疝　B. 阴狐疝　C. 蛔厥　D. 寒疝

9. 《金匮》用乌梅丸治（　　）

10. 症状表现为"偏有大小，时时上下"的病是（　　）

（四）X 型题（多项选择题）

11. 蛔厥的主症是（　　）

   A. 腹痛吐蛔　　　　　　　B. 手足厥冷

   C. 静而复时烦　　　　　　D. 得食则呕

   E. 大便溏泄

12. 乌梅丸的组成是（　　）

   A. 乌梅　　　　　　　　　B. 黄连、黄柏

   C. 川椒　　　　　　　　　D. 细辛、干姜、桂枝、附子

   E. 人参、当归　　　　　　E. 大黄

13. 乌梅丸的配伍意义是（　　）

   A. 苦以降之　　　　　　　B. 辛以通之

   C. 酸以制之　　　　　　　D. 虚以补之

   E. 温以散之

四、问答题

14. 试述蛔厥的证治。

五、病案题

15. 张某，女，15岁，5天前发生右上腹疼痛，痛甚时呕吐，吐出蛔虫，痛缓解，继之发生右上腹发作性疼痛数次，痛发难忍，身出冷汗，四肢厥逆，每次发作可持续数分钟至1~2小时，疼后无其他不适，尚能饮食，苔黄腻，脉弦数。

一、名词解释

1. 趺蹶：指一种下肢强直，行动障碍，只能向前走，不能向后退的疾病。

2. 蛔厥：是因蛔虫的扰动而产生腹痛剧烈、手足逆冷、吐涎沫、得食则吐、烦躁不安等，呈发作性症状的一种病证。

二、填空题：见原文。

三、选择题

（一）A1 型题（单项选择题） 5. A 6. C 7. B

（二）A2 型题（病历摘要最佳选择题） 8. C

（三）B1 型题（配伍题） 9. C 10. B

（四）X 型题（多项选择题） 11. ABCD 12. ABCD 13. A BCD

四、问答题

14. 蛔厥——乌梅丸。详见原文解析。

五、病案题

15. 本病例属蛔厥，拟用乌梅丸治疗。

妇人妊娠病脉证并治第二十

【考点重点点拨】

1. 了解妇人妊娠病的范围、胎与癥病的鉴别、妊娠水气、小便难及妊娠伤胎的证治。
2. 熟悉妊娠呕吐和胎动不安的证治。
3. 掌握癥病漏下、妊娠下血和妊娠腹痛的证治。
4. 背诵原文第2、4、5条。

一、胎与癥病的鉴别及癥病的治疗

【原文】

妇人宿有癥病^①，经断未及三月，而得漏下不止，胎动在脐上者，为癥痼害。妊娠六月动者，前三月经水利时，胎也。下血者，后断三月，衃^②也。所以血不止者，其癥不去故也，当下其癥，桂枝茯苓丸主之。(2)

桂枝茯苓丸方：

桂枝　茯苓　牡丹皮（去心）　桃仁（去皮尖，熬）　芍药各等份

上五味末之，炼蜜和丸，如兔屎大，每日食前服一丸。不知，加至三丸。

【名词解释】

①癥病：病名。指腹内有瘀阻积块的疾病。

②衃：《素问·五脏生成》王注："衃血，败恶凝聚之血，色赤黑。"一般指色紫暗的瘀血，此作癥病的互辞。

【图解原文】

桂枝茯苓丸证
- 病因病机——瘀血阻滞，水湿停聚
- 症状分析：月经不调、漏下不止——血瘀气滞
- 治法——活血化瘀，缓消癥块
- 方解
  - 桂枝、茯苓——通阳化气，利水除湿
  - 芍药、丹皮、桃仁——活血化瘀
- 剂型——炼蜜和丸

【辨治提要】

①辨证要点：妇女少腹宿有癥块，按之痛，腹挛急，漏下不止。

②病机：瘀血阻滞，水湿停聚。

③治法方剂：活血化瘀，缓消癥块，桂枝茯苓丸。

【临床点睛】

本方常用治子宫肌瘤、卵巢囊肿、慢性盆腔炎、慢性附件炎、子宫内膜异位症、输卵管阻塞引起的不孕、人流后恶露不尽、宫外孕等。

【考点提示】

桂枝茯苓丸的适应证、病机、治法及病案应用。

胎与癥病的鉴别。

二、恶阻

（一）恶阻轻证

【原文】

师曰：妇人得平脉①，阴脉小弱②，其人渴，不能食，无寒热，名妊娠，桂枝汤主之。方见下利中。于法六十日当有此证，设有医治逆③者，却一月，加吐下者，则绝之。(1)

【名词解释】

①平脉：平和无病之脉。

②阴脉小弱：阴脉指尺脉。小，通稍。阴脉小弱，即尺脉稍显弱象。

③治逆：误治。

【图解原文】

妊娠初期 { 不能食、无寒热——孕后经血不泻，冲脉气盛犯胃
阴脉小弱、其人渴——肝血归养胞胎，肝肾同源，少阴暂亏

恶阻轻证 { 病因病机——气血阴阳失调
症状——不能食、口渴饮水不多，或恶心呕吐，神疲体倦
治法方剂——调阴阳，和气血，平冲逆。桂枝汤

恶阻轻证误治
原症状反复一月未解 } ——则绝之—— { ①暂停医药、饮食调养
又加有呕吐下利等误治症状 } ②随证治之、绝其病根
③若继续误治易伤胎堕胎

【辨治提要】

①辨证要点：妊娠早期不能食、口渴饮水不多，或恶心呕吐、神疲体倦，舌淡红、苔薄白而润。

②病机：气血阴阳失调。

③治法：调阴阳，和气血，平冲逆，桂枝汤。

【考点提示】

①妇人妊娠初期阴脉小弱、其人渴的机制。

②桂枝汤治疗妊娠恶阻轻证的机制。

（二）恶阻重证

【原文】

妊娠呕吐不止，干姜人参半夏丸主之。（6）

干姜人参半夏丸方

干姜一两　人参一两　半夏二两

上三味，末之，以生姜汁糊为丸，如梧子大，饮服十九，日三服。

【图解原文】

干姜
人参
半夏
丸证

病因病机——寒饮中阻，脾胃虚寒

症状分析——恶心呕吐不止常伴神疲体倦 ｛ 脾胃本虚，寒湿不运
升降失调，浊气上逆

治法方剂——温中散寒，化饮降逆；干姜人参半夏丸

方解 ｛ 干姜——温中散寒
人参——扶正补虚
半夏、生姜——治痰降逆

【临床点睛】

本方临床主要用于脾胃虚寒，痰饮上逆之妊娠恶阻，常加陈皮、白术、砂仁等。若兼伤阴者，可加石斛、乌梅。

【考点提示】

干姜人参半夏丸方义分析及药物组成。

三、腹痛

（一）阳虚寒盛

【原文】

妇人怀娠六七月，脉弦发热，其胎愈胀，腹痛恶寒者，少腹如扇①，所以然者，子藏②开故也，当以附子汤温其脏。（方未见）（3）

【名词解释】

①少腹如扇：扇，此指风吹。该句形容少腹恶寒犹如冷风吹状。

②子脏：子宫，又称胞宫。

【图解原文】

附子汤证 {
病因病机——阳虚寒盛

病状分析 {
脉弦——应是虚弦，寒象
发热——假热，虚阳外越
其胎愈胀 }
腹痛恶寒 } ——肾阳虚损，寒凝气滞
少腹如扇 }

治法——温阳散寒，暖宫安胎
}

【临床点睛】

本方常用治临床确有阳虚阴盛的妊娠腹痛、子肿、胎水、先兆流产、习惯性流产、早产等病证。

【考点提示】

妊娠阳虚寒盛腹痛、少腹如扇的表现及机制。

（二）肝脾失调

【原文】

妇人怀娠，腹中㽲痛①，当归芍药散主之。（5）

当归芍药散方：

当归三两　芍药一斤　茯苓四两　白术四两　泽泻半斤　芎䓖半斤（一作三两）

上六味，杵为散，取方寸匕，酒和，日三服。

【名词解释】

①㽲痛：拧着痛。《广韵·十八尤》"㽲，腹中急痛。"

【图解原文】

当归芍
药散证
{
病因病机——肝脾失调、气滞血郁湿阻
症状分析：腹中痛——肝脾失调，气血郁滞，不通则痛
治法——养血调肝，健脾渗湿
方解 {
芍药——敛养肝血，缓急止痛
当归——补养肝血   } 三药共以调肝
芎劳——行血中之滞气
泽泻——渗利湿浊   } 三者合以治脾
白术、茯苓——健脾除湿
}

【辨治提要】

①辨证要点：一是肝血虚少的表现，如面唇少华，头昏，目眩，爪甲不荣，肢体麻木，腹中拘急而痛或绵绵作痛，或月经量少，色淡，甚至闭经等。二是脾虚湿阻的见症，如纳少体倦，白带量多，面浮或下肢微肿、小便不利或泄泻，舌淡苔白腻或薄腻，脉弦细等。

②病机：肝脾失调、气滞血郁湿阻。

③治法方剂：养血调肝，健脾渗湿，当归芍药散。

【临床点睛】

本方广泛用于妇科、内科、五官科、外科等病证，但病机都与肝脾失调、气滞血郁湿阻有关。当归芍药散治妊娠病时，方中川芎的用量宜小，因其为血中气药，味辛走窜。

【考点提示】

当归芍药散的主症、病机、治法、方药及病案应用。

四、胞阻

【原文】

师曰：妇人有漏下①者，有半产②后因续下血都不绝者，有妊娠下血者，假令妊娠腹中痛，为胞阻③，胶艾汤主之。(4)

芎归胶艾汤方（一方加干姜一两，胡氏治妇人胞动，无干姜）

芎劳二两　阿胶二两　甘草二两　艾叶三两　当归三两　芍药四两　干

地黄六两

上七味，以水五升，清酒三升，合煮取三升，去滓，纳胶，令消尽，温服一升，日三服。不瘥，更作。

【名词解释】

①漏下：妇女经血非时而下，淋漓不断如漏。

②半产：小产。

③胞阻：妊娠下血伴腹痛的病证。

【图解原文】

芎归胶艾汤证
- 病因病机——冲任虚寒，阴血不能内守
- 症状分析——腹中痛——冲任虚损，血虚兼寒
- 治法方剂——养血止血、固经安胎；芎归胶艾汤
- 方解
  - 阿胶——补血止血 } 止血、安胎
  - 艾叶——温经止血 } 调补冲任
  - 当归、川芎、干地黄、芍药——养血和血
  - 甘草——调和诸药 清酒——助行药力

【辨治提要】

①辨证要点：妊娠下血腹中痛，或冲任虚寒引起的崩漏下血，月经过多等，症见面色不华，心悸眩晕，舌淡，脉沉无力。

②病机：冲任虚寒，不能统摄血脉，营血不能内守。

③治法方剂：养血止血、固经安胎，芎归胶艾汤。

【临床点睛】

本方常用于治疗多种妇科出血病，包括崩漏、产后恶露不尽、胎漏、胎动不安、滑胎等，相当于西医功能性子宫出血、宫外孕、先兆流产、习惯性流产等疾病。

【考点提示】

①何谓胞阻？其发病机制是什么？

②芎归胶艾汤的主症、病机、治法、方药。

五、小便难

【原文】

妊娠小便难，饮食如故，当归贝母苦参丸主之。(7)

当归贝母苦参丸方（男子加滑石半两）：

当归　贝母　苦参各四两

上三味，末之，炼蜜丸如小豆大，饮服三丸，加至十丸。

【图解原文】

当归贝母
苦参丸证
- 病因病机——血虚热郁，湿热蕴结
- 症状分析：小便难而饮食如常——血虚热郁，膀胱湿热
- 治法方剂——养血开郁，清热利湿；当归贝母苦参丸
- 方解
  - 当归——养血润燥
  - 贝母——清热开郁下气
  - 苦参——清热燥湿，通淋涩

【辨治提要】

①辨证要点：妊娠小便淋漓涩痛，尿色黄赤，舌红苔黄，脉滑数。

②病机：血虚热郁，湿热蕴结。

③治法方剂：养血开郁、清热利湿，当归贝母苦参丸。

【临床点睛】

①本方常用于治疗妊娠膀胱炎、妊娠尿潴留。还可用于肾盂肾炎、急慢性前列腺炎等疾病。

②妊娠小便难虽与湿热有关，但不可通利太过。因怀孕后阴血下聚胞中养胎，全身阴血相对不足，若渗利太过恐引起滑胎。

【考点提示】

妊娠小便难的症状、病机、治法、方药。

六、水肿

【原文】

妊娠有水气[①]，身重，小便不利。洒淅恶寒，起即头眩[②]，葵子茯

苓散主之。(8)

葵子茯苓散方：

葵子一斤　茯苓三两

上二味，杵为散，饮服方寸匕，日三服，小便利则愈。

【名词解释】

有水气：妊娠有水气，即妊娠肿胀，亦称子肿。本证由胎气影响致膀胱气化受阻，水湿停聚。

【图解原文】

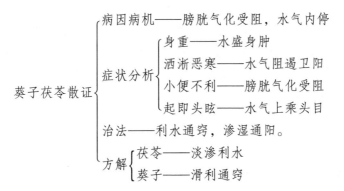

葵子茯苓散证
- 病因病机——膀胱气化受阻，水气内停
- 症状分析
  - 身重——水盛身肿
  - 洒淅恶寒——水气阻遏卫阳
  - 小便不利——膀胱气化受阻
  - 起即头眩——水气上乘头目
- 治法——利水通窍，渗湿通阳。
- 方解
  - 茯苓——淡渗利水
  - 葵子——滑利通窍

【辨治提要】

①辨证要点：妊娠身重，小便不利，洒淅恶寒。

②病机：膀胱气化受阻，水气内停。

③治法方剂：利水通窍，渗湿通阳，葵子茯苓散。

【临床点睛】

本方用于治疗"妊娠肿胀"，又叫"子肿"，多发于妊娠 8～9 月。

七、胎动不安

（一）血虚湿热

【原文】

妇人妊娠，宜常服当归散主之。(9)

当归散方：

当归　黄芩　芍药　芎䓖各一斤　白术半斤

上五味，杵为散，酒饮服方寸匕，日再服。妊娠常服即易产，胎无疾苦。产后百病悉主之。

【辨治提要】

①辨证要点：胎动下坠或妊娠下血，或腹痛或曾经半产等并伴神疲倦怠，口干口苦，纳少，面黄形瘦，大便或结或溏，舌尖微红或苔薄黄脉细滑。

②病机：血虚湿热，胎动不安。

③治法方剂：养血健脾，清热除湿，当归散。

【临床点睛】

本方用于胎动不安或预防滑胎，方中川芎用量宜小，一般为3~6克。本方加补肾之品如生地、熟地、续断、菟丝子、阿胶、杜仲等可预防习惯性流产。如长期服用，以散剂为佳，短期服用，以汤剂为宜。

（二）脾虚寒湿

【原文】

妊娠养胎，白术散主之。（10）

白术散方（见《外台》）：

白术四分　芎劳四分　蜀椒三分（去汗）　　牡蛎二分

上四味，杵为散，酒服一钱匕，日三服，夜一服。但苦痛，加芍药；心下毒痛，倍加芎劳；心烦吐痛，不能食饮，加细辛一两、半夏大者二十枚。服之后，更以醋浆水服之。若呕，以醋浆水服之；复不解者，小麦汁服之；已后渴者，大麦粥服之。病虽愈，服之勿置。

【辨治提要】

①辨证要点：脘腹疼痛，恶心、呕吐，不思饮食，肢倦，便溏，带下量多，甚至胎动不安，舌淡，苔白润或滑，脉缓滑。

②病机：脾虚寒湿，胎动不安。

③治法方剂：温中除湿、健脾安胎，白术散。

【临床点睛】

本方亦属于妊娠养胎，运用当与当归散相鉴别，两者皆从调理肝脾、祛病养胎为法。但当归散属于湿热血虚，略重补血，本方略重在健脾。由此可见，妊娠养胎应重视肝脾。

【考点提示】

妊娠养胎方当归散与白术散的异同。

八、伤胎

【原文】

妇人伤胎，怀身腹满，不得小便，从腰以下重，如有水气状，怀身七月，太阴当养①不养，此心气实，当刺泻劳宫②及关元③。小便微利则愈。(11)

【名词解释】

①太阴当养：《脉经》《诸病源候论》《备急千金要方》等书均有"妊娠七月，手太阴脉养之"的记载。《衍义》指脾失健运、不能交通上下。

②劳宫：经穴名。位于手的掌骨中央，属手厥阴心包经。

③关元：经穴名。属任脉，位于脐下三寸，为小肠募穴。

【临床点睛】

对原文提到的针刺劳宫及关元两穴，后世医家有不同的看法。《针灸学》有孕妇慎用关元穴之训。

巩固与练习

一、名词解释

1. 阴脉　2. 癥病　3. 少腹如扇　4. 胞阻

二、填空题

5. 妇人宿有癥病，经断未及三月，而得漏不止，_____，为癥痼害。妊娠六月动者，前三月经水利时，_____。下血者，_____。所以血不止者，_____，当下其癥，_____主之。

6. 妊娠呕吐不止，_____主之。

7. 妇人怀妊，_____，当归芍药散主之。

8. 师曰：妇人有漏下者，_____，有妊娠下血者。_____，为胞阻，_____主之。

四、选择题

（一）A1 型题（单项选择题）

9. 桂枝茯苓丸的功效是（　　）

    A. 消瘀化癥　　　　　　　　B. 温经散寒

    C. 养血安胎　　　　　　　　D. 固崩止漏

10. 冲任脉虚，阴血失守的妇人下血证，宜用（　　）

    A. 温经汤　　　　　　　　　B. 胶艾汤

    C. 当归芍药散　　　　　　　D. 白术散

11. 妇人妊娠时，出现下列哪一组症状可诊断为胞阻（　　）

    A. 呕吐不止

    B. 下血不止，经断未及三月，胎动在脐上

    C. 脐上急痛，小便不通

    D. 下血伴腹中痛

12. 胃虚寒饮之恶阻，治当选用（　　）

    A. 干姜人参半夏丸　　　　　B. 小半夏汤

    C. 半夏干姜散　　　　　　　D. 桂枝汤

13. "妇人妊娠，宜常服当归散"，本证病属（　　）

    A. 血虚内热　　　　　　　　B. 阳虚寒甚

    C. 血虚湿热　　　　　　　　D. 冲任虚寒

14. 白术散治胎动不安，其功效是（　　）

    A. 温阳散寒　　　　　　　　B. 补益脾气，散寒除湿

    C. 调理冲任　　　　　　　　D. 养肝和血，清热利湿

15. 当归芍药散的功效是（　　）

    A. 调肝和血，健脾利湿　　　B. 疏肝解郁，活血止痛

    C. 理气解郁，和血止痛　　　D. 调理冲任，养血安胎

16. 下列几种阴道出血，哪一种非胶艾汤所主（　　）

    A. 月经淋漓不净　　　　　　B. 半产后下血不止

    C. 癥瘤害下血　　　　　　　D. 妊娠胞阻下血

17. 养胎方法虽多，但总的精神是（　　）

A. 养血安胎   B. 祛邪安胎

C. 补气安胎   D. 扶阳安胎

（二）A2 型题（病历摘要最佳选择题）

18. 王某，女，36 岁，3 年前曾人工流产，去年开始月经不正常，经期较长，缠绵 10 余日始净，经量一般，色淡，腰部酸楚，本次月经来潮已 1 周，漏下不止，苔薄白，脉细。治疗宜用（　　）

A. 归脾汤   B. 胶艾汤

C. 小建中汤   D. 当归芍药散

E. 当归散

（三）B1 型题（配伍题）

A. 当归芍药散   B. 附子汤   C. 温经汤   D. 胶艾汤

19. 妊娠腹痛由于阳虚寒甚者，选用（　　）

20. 妊娠腹痛由于冲任虚寒者，选用（　　）

A. 经断未及三月，漏下不止，胎动在脐上

B. 妊娠下血，腹中痛

C. 妊娠腹痛，跗肿

D. 妊娠小便难，饮食如故

21. 妇人癥病，症状可见（　　）

22. 妊娠胞阻，症见（　　）

（四）X 型题（多项选择题）

23. 妊娠腹中疞痛的原因是（　　）

A. 肝郁   B. 血虚

C. 脾虚   D. 湿阻

E. 肾虚

24. 治疗妊娠腹痛的方剂有（　　）

A. 枳实芍药散   B. 当归芍药散

C. 当归生姜羊肉汤   D. 胶艾汤

E. 附子汤

25.《金匮》中胶艾汤的适应证有（　　）

A. 胞阻   B. 漏下

C. 半产后下血不绝   C. 产后腹痛

E. 恶阻

26. 《妇人妊娠病》篇中，哪些方剂具有调理肝脾的作用（   ）

A. 当归芍药散   B. 当归散

C. 白术散   D. 当归贝母苦参丸

E. 附子汤

27. 《金匮》治疗妊娠腹痛的法则有（   ）

A. 温阳祛寒   B. 温中健脾

C. 温经暖宫   D. 调和肝脾

E. 清热利湿

28. 妊娠养胎首先需注意调补的脏腑是（   ）

A. 心   B. 肝   C. 脾   D. 肺   E. 肾

四、问答题

29. 妊娠腹痛如何分型论治？

30. 本篇所用半夏、附子、干姜，有人认为妊娠期忌用，你有何看法？

31. 如何理解"有故无殒"及桂枝茯苓丸的临床运用？

32. 妊娠腹痛与胞阻的区别与治疗？

33. 仲景治妊娠病时，是如何调理肝脾的？

五、病案题

34. 钱某，女，30岁。妊娠4个月，经常腹痛，小便频多，夜间为甚，近日腹部隐痛1周，昨见漏红，自觉腹坠胀，纳食尚可。苔薄，脉细小。试述其理法方药。

35. 张某，女，38岁。月经闭止3个月，午后发热，食欲减，形体枯槁，腹部按之痛，曾经他医诊为血虚胃弱，血亏经闭，治以养血健胃疏肝之品，屡治罔效，病势渐重，腹部膨隆显著，以往月经来潮量多有血块，有时漏下，数周不净，二便正常，苔薄舌紫暗，脉沉滑。试述其理法方药。

一、名词解释

1. 阴脉：指尺脉。

2. 癥病：是病名，指腹内有积聚成块或积血成块的病。

3. 少腹如扇：形容少腹冷，有如风吹的感觉。

4. 胞阻：指怀孕期下血，同时出现腹痛，或称胞漏。

二、填空题：见原文。

三、选择题

（一）**A1 型题（单项选择题）**

9. A　10. B　11. D　12. A　13. C　14. B　15. A　16. C　17. B

（二）**A2 型题（病历摘要最佳选择题）**　18. B

（三）**B1 型题（配伍题）**　19. B　20. D　21. A　22. B

（四）**X 型题（多项选择题）**

23. ABCD　24. BDE　25. ABC　26. ABC　27. ACD　28. BC

四、问答题

29. 阳虚寒盛，附子汤。肝脾失调，当归芍药散。冲任虚寒，血不内守，胶艾汤。具体论述详见原文解析。

30. 本篇附子汤、干姜人参半夏丸分别治疗妊娠阳虚寒盛腹痛和胃虚寒饮的恶阻，后世医家虽视半夏、干姜、附子为妊娠禁药，但仲景运用是在准确辨证的前提下，非但不会发生堕胎之弊，反能起到去病即以安胎之效。即《素问·六元正纪大论》"黄帝问曰：妇人重身，毒之何如？岐伯曰：有故无殒，亦无殒也。"之意。

31～33. 见原文。

五、病案题

34. 此属冲任脉虚，肾气不足，阴血失守之妊娠下血（胞阻），拟用胶艾汤加减治疗。

35. 此属癥病，拟用桂枝茯苓丸加减治疗。

妇人产后病脉证治第二十一

【考点重点点拨】

1. 了解妇人产后三病的成因及证治。
2. 熟悉产后中风、烦呕、下利的证治。
3. 掌握产后腹痛的辨证论治。
4. 背诵原文第1、4、6条。

一、产后三病

（一）成因

【原文】

问曰：新产妇人有三病，一者病痉，二者病郁冒，三者大便难，何谓也？

师曰：新产血虚，多汗出，喜中风，故令病痉；亡血复汗，寒多，故令郁冒①；亡津液，胃燥，故大便难。(1)

【名词解释】

①郁冒：郁，郁闷不舒；冒，头昏目不明，如有物冒蔽。郁冒意即头昏眼花，郁闷不舒。

【图解原文】

病痉：亡血伤津，复感风邪，筋脉失养　｜
郁冒：失血多汗，阳虚寒袭　　　　　　｜ 新产后三病——产后亡血、
大便难：失血伤津　　　　　　　　　　｜ 脱气伤津、气血不足

【临床点睛】

产后痉病、郁冒和大便难虽然表现各异，但产后亡血、脱气伤津、气血不足的病机一致。临床还应区别产后病痉与太阳、阳明病引起的外感病痉的区别。

（二）证治

【原文】

产妇郁冒，其脉微弱，不能食，大便反坚，但头汗出。所以然者，血虚而厥，厥而必冒。冒家①欲解，必大汗出。以血虚下厥，孤阳上出，故头汗出。所以产妇喜汗出者，亡阴血虚，阳气独盛，敢当汗出，阴阳乃复。大便坚，呕不能食，小柴胡汤主之。（方见呕吐中）（2）

【名词解释】

①冒家：产后经常郁冒之人。

【图解原文】

```
           ┌ 病因病机——血虚津伤，阴阳失调
           │      ┌ 头汗出——伤津，阴液亏损，阴虚则阳无所制
产妇郁      │ 症状 │ 呕不能食——气机郁闭，胃失和降
冒便坚      │ 分析 │ 大便坚——津亏肠燥
           │      └ 脉微弱——正虚津血不足
           └ 治法方剂——和利枢机，扶正达邪。小柴胡汤
```

【辨治提要】

①辨证要点：头目昏眩，郁闷不舒，头汗出，呕不能食，大便坚，脉微弱。

②病机：血虚津伤，阴阳不调。

③治法方剂：和利枢机，扶正达邪，小柴胡汤。

【临床点睛】

本方结合新产妇人体质特点可以合用四物汤、甘麦大枣汤。

【原文】

病解能食，七八日更发热者，此为胃实，大承气汤主之。（方见痉病中）（3）

【辨治提要】

①辨证要点：腹满痛，大便秘结，脉沉实，舌红苔黄厚等。

②病机：余邪入里，化燥成实

③治法方剂：攻泄实热，荡涤实邪，大承气汤。

【临床点睛】

本条属于胃实不大便。与上条产后血虚津亏不同，上条治法属于调整气机可适当加用增液之法，本条据"有是证则用是方"原则治以攻下实热。

二、产后腹痛

（一）血虚里寒

【原文】

产后腹中疠痛，当归生姜羊肉汤主之；并治腹中寒疝，虚劳不足。(4)

当归生姜羊肉汤方（见寒疝中）

【辨治提要】

①辨证要点：腹绵绵痛，喜温喜按，脉缓弱等。

②病机：产后血虚里寒。

③治法方剂：补虚养血，散寒止痛，当归生姜羊肉汤。

【临床点睛】

本方证属于血虚里寒证。若小腹刺痛拒按，形气不衰，脉沉涩属瘀血阻滞者非本方所宜。

（二）气血郁滞

【原文】

产后腹痛，烦满不得卧，枳实芍药散主之。(5)

枳实芍药散方：

枳实（烧令黑，勿太过） 芍药等份

上二味，杵为散，服方寸匕，日三服，并主痈脓，以麦粥下之。

【辨治提要】

①辨证要点：腹满痛兼烦满不得卧，病势较剧，脉弦等。

②病机：气血郁滞。

③治法方剂：行气散结，和血止痛，枳实芍药散。

【考点提示】

产后腹痛属气血郁滞的症状、病机、治法、方药。

【临床点睛】

本方为行气活血散结之剂，对气滞血凝，恶露不尽者有良效。

（三）瘀血内结

【原文】

师曰：产妇腹痛，法当以枳实芍药散，假令不愈者，此为腹中有干血着脐下，宜下瘀血汤主之。亦主经水不利。（6）

下瘀血汤方：

大黄二两　桃仁二十枚　䗪虫二十枚（熬，去足）

上三味，末之，炼蜜和为四丸，以酒一升，煎一丸，取八合，顿服之。新血①下如豚肝。

【名词解释】

①新血：按新字似误，当作"瘀"。

【图解原文】

下瘀血汤证 {
　病因病机——瘀血内结
　治法——破血逐瘀
　方解 {
　　大黄——荡涤瘀血
　　桃仁——润燥活血化瘀
　　䗪虫——破结逐瘀
　　蜜——以蜜为丸缓和药性
　}
　服法：三药破血之力峻猛，故以蜜为丸缓和药性，
　　　　以酒煎药，引入血分，助行药力
　药后：所下之血，色如猪肝，中病，瘀血下行
}

【辨治提要】

①辨证要点：少腹刺痛不移，拒按，或按之有块，舌暗脉涩等症。

②病机：产后瘀血内结腹痛。

③治法方剂：破血逐瘀，下瘀血汤。

【临床点睛】

本方属于破血药，临床运用要慎重，但试探性治疗是临床常用方法之一。"腹中有干血着脐下"未确定前可以考虑试探使用行气止痛法。

此理与《伤寒论》中小、大承气汤的试探性治疗是一致的。

【考点提示】

产后腹痛属瘀血内结的症状、治法、方药及下瘀血汤的病案应用。

（四）瘀血内结兼阳明里实

【原文】

产后七八日，无太阳证，少腹坚痛，此恶露①不尽。不大便，烦躁发热，切脉微实，再倍发热，日晡时烦躁者，不食，食则谵语，至夜即愈，宜大承气汤主之。热在里，结在膀胱②也。（方见痉病中）（7）

【名词解释】

①恶露：产后阴道未尽之余血浊液。

②膀胱：这里泛指下焦。

【辨治提要】

①辨证要点：瘀久化热，不大便，高热烦躁，不食，食则谵语，脉沉实，舌红苔黄厚。

②病机：瘀血内结兼阳明里实。

③治法方剂：攻泄实热，荡涤实邪，大承气汤。

【临床点睛】

本条提示"产前多实，产后多虚"要视具体情况而定。

三、产后中风

（一）太阳中风

【原文】

产后风，续之数十日不解，头微痛，恶寒，时时有热，心下闷，干呕汗出，虽久，阳旦证①续在耳，可与阳旦汤。

（即桂枝汤，方见下利中）（8）

【名词解释】

①阳旦证：太阳中风表虚证，即桂枝汤证。成无己云："阳旦，桂枝之别名也"。

【图解原文】

桂枝
汤证 {
　病因病机——产后太阳中风
　症状分析 {
　　头痛恶寒，时时发热 } 产后正虚，风邪外袭
　　干呕汗出 } 正气不能驱邪外出
　　心下闷 } 邪气亦不甚
　治法——解肌发汗
}

【辨治提要】

①辨证要点：头痛恶寒，时时发热，汗出干呕，心下闷，脉缓，舌淡苔薄白。

②病机：产后太阳中风。

③治法方剂：解肌发表，调和营卫，桂枝汤。

（二）阳虚中风

【原文】

产后中风发热，面正赤，喘而头痛，竹叶汤主之。(9)

竹叶汤方：

竹叶一把　葛根三两　防风　桔梗　桂枝　人参　甘草各一两　附子一枚（炮）　大枣十五枚　生姜五两

上十味，以水一斗，煮取二升半，分温三服，温覆使汗出。颈项强，用大附子一枚，破之如豆大，煎药扬去沫。呕者加半夏半升洗。

【图解原文】

竹叶
汤证 {
　病因病机——产后中风兼虚阳浮越
　症状分析 {
　　中风发热，头痛——中风表证
　　面赤，气喘——虚阳上越 }
　治法方剂——扶阳祛风，竹叶汤
　方解 {
　　竹叶——甘淡清轻为君
　　葛根、桂枝、防风、桔梗——疏风解表
　　人参、附子——温阳益气
　　姜、草、枣——调和营卫
　}
}

【辨治提要】

①辨证要点：产后气血大虚，卫外不固，复感外邪，形成正虚邪实，中风发热头痛、面赤、气喘（虚阳上越）、汗多，脉缓，舌淡苔薄白等。

②病机：产后中风兼虚阳浮越。

③治法方剂：扶正祛邪，表里兼顾，竹叶汤。

【临床点睛】

竹叶汤为扶正祛邪之剂，为产后发热常用方。临床可用于产后外感、虚人外感、产后缺乳等病。

【考点提示】

阳虚中风的症状、病机、治法、方药。

四、虚热烦呕

【原文】

妇人乳中①虚，烦乱②呕逆，安中益气，竹皮大丸主之。（10）

竹皮大丸方：

生竹茹二分　石膏二分　桂枝一分　甘草七分　白薇一分

上五味，末之，枣肉和丸，弹子大，以饮服一丸，日三夜一服。有热者，倍白薇；烦喘者，加柏实一分。

【名词解释】

①乳中：乳，《脉经》作产。乳中谓在草蓐中，即产后。

②烦乱：心烦意乱。

【图解原文】

竹皮大丸证
├ 病因病机——气血不足，虚热内生
├ 症状分析
│ ├ 乳中虚——产后失血，乳汁去多，气血不足
│ └ 烦乱呕逆——虚热内扰，热犯于胃
├ 治法方剂——清热降逆，安中益气。竹皮大丸
└ 方解
   ├ 竹茹——清虚热止呕逆
   ├ 石膏、白薇——清热除烦
   ├ 桂枝——防清热药伤阳，助竹茹降逆止呕
   └ 甘草、大枣——补中益气

【辨治提要】

①辨证要点：虚热，心烦意乱、呕逆、气虚，脉细弱，舌红等。

②病机：气血不足，虚热内生。

③治法方剂：清热降逆，安中益气，竹皮大丸。

【临床点睛】

本方除用于产后气阴两虚心烦呕逆外，还可用于妊娠呕吐、神经性呕吐等属于阴虚有热者。

五、热利伤阴

【原文】

产后下利①虚极②，白头翁加甘草阿胶汤主之。(11)

白头翁加甘草阿胶汤方：

白头翁 甘草 阿胶各二两 秦皮 黄连 柏皮各三两

上六味，以水七升，煮取二升半，纳胶令消尽，分温三服。

【名词解释】

①下利：《脉经》作"热利下重"。是言痢疾便脓血。

②虚极：尤言疲惫。

【图解原文】

白头翁加甘草阿胶汤证
- 病因病机——阴血不足，湿热内蕴
- 以方测证
  - 发热腹痛
  - 里急后重 } 湿热壅滞肠道症状——白头翁汤证
  - 下利脓血
  - 病在产后，尚有体倦，口干，脉虚等症——阴血不足
- 治法——清热止利，养血缓中
- 方解
  - 白头翁汤——清热止痢
  - 阿胶——养血益阴
  - 甘草——补虚和中

【辨治提要】

①辨证要点：发热、腹痛、里急后重、下利脓血、体倦、口干，脉虚数或细数等。

②病机：阴血不足，湿热内蕴。

③治法方剂：清热止利，养血缓中，白头翁加甘草阿胶汤。

【临床点睛】

本方产后下利在《伤寒论》湿热下利肠风下迫大肠之白头翁汤基础上加用甘草、阿胶，提示产后热利更当照顾阴血。

巩固与练习

一、名词解释

1. 郁冒　2. 孤阳上出　3. 恶露　4. 乳中

二、填空题

5. 新产妇人有三病，一者病_____，二者病_____，三者_____。

6. 产后腹痛，烦满不得卧，_____主之。

7. 产后腹中疠痛，_____主之；并治腹中寒疝，虚劳不足。

8. 产后中风发热，_____，喘而头痛，_____主之。

9. 妇人_____，烦乱呕逆，_____，竹皮大丸主之。

三、选择题

（一）A1 型题（单项选择题）

10. 新产妇人有三病，其病因均为（　　）
　　A. 津血亏虚　　　　　　　　B. 感受外邪
　　C. 瘀血内阻　　　　　　　　D. 津枯肠燥

11. 治疗产后三大证时应注意（　　）
　　A. 固护阳气　　　　　　　　B. 调补脾肾
　　C. 顾护津液　　　　　　　　D. 祛除瘀血

12. 产后气血郁滞的主治方剂是（　　）
　　A. 下瘀血汤　　　　　　　　B. 枳实芍药散
　　C. 小柴胡汤　　　　　　　　D. 抵当汤

13. 产后腹痛，坚硬拒按，刺痛不移，下血多块，脉象沉涩者，治
选（　　）
　　A. 当归生姜羊肉汤　　　　　B. 枳实芍药散
　　C. 大黄甘遂汤　　　　　　　D. 下瘀血汤

14. 竹叶汤适于治疗（　　）
　　A. 产后中风兼阳虚　　　　　B. 产后中风
　　C. 产后虚热烦呕　　　　　　D. 产后腹痛

15. "产后下利虚极"的"虚极"二字是指（　　）
　　A. 阴虚甚　　　　　　　　　B. 气虚甚
　　C. 血虚甚　　　　　　　　　D. 阳虚甚

16. 据《金匮》原文，产妇腹痛用枳实芍药散治疗不愈者，宜（　　）
　　A. 抵当汤　　　　　　　　　B. 下瘀血汤
　　C. 桂枝茯苓丸　　　　　　　D. 大黄甘遂汤

17. 产妇喜汗出的原因是（　　）
　　A. 阴阳两虚，营卫之气不足
　　B. 体虚阳亏，卫外之气不固
　　C. 血虚阳亢，汗出则阴阳平复
　　D. 卫外不固，而为风邪所乘

（二）A2 型题（病历摘要最佳选择题）

18. 一产妇，产后半月，常有呕吐，进食甚少，时有汗出、恶风，中西医治疗无效，细问病人，还有微热、头微痛等症，视其舌苔薄白，脉略浮，遂用桂枝汤原方加半夏。因呕吐，嘱其少量多次服用，3 剂后，吐止，恶风等症除。此病为（　　　）

  A. 产后太阳中风　　　　　B. 产后阳虚中风

  C. 产后虚热　　　　　　　D. 产后伤寒

  E. 产后烦呕

（三）B1 型题（配伍题）

A. 血虚寒凝　B. 气血郁滞　C. 脾虚肝郁　D. 瘀血内阻

19. 下瘀血汤证的病机是（　　　）

20. 枳实芍药散证的病机是（　　　）

  A. 胶艾汤　　　　　　　　B. 当归散

  C. 枳实芍药散　　　　　　D. 小柴胡汤

21. 产后血虚内寒腹痛，选用（　　　）

22. 产后气血郁滞腹痛，选用（　　　）

（四）X 型题（多项选择题）

23. 产妇郁冒的主要病机是（　　　）

  A. 血虚阴亏　　　　　　　B. 阳气独盛

  C. 孤阳上出　　　　　　　D. 气血郁滞

  E. 痰饮上逆

24. 产后三大病形成的原因有（　　　）

  A. 血虚　　　　　　　　　B. 感受外邪

  C. 亡津液　　　　　　　　D. 瘀血内阻

  E. 营卫不调

25. 当归生姜羊肉汤可以治疗哪些病（　　　）

  A. 虚劳　　　　　　　　　B. 寒疝

  C. 产后血虚内寒腹痛　　　D. 妇人杂病腹痛

  E. 产后中风

26. 竹叶汤的主要功用（　　　）

A. 解外邪　　　　　　　B. 固阳气

C. 调营卫　　　　　　　D. 清里热

E. 化痰饮

四、问答题

27. 产后病有哪些特点？治疗上应注意什么？

28. 妊娠腹中疞痛和产后腹中疞痛有何不同？

29. 小柴胡汤、白头翁加甘草阿胶汤运用于产后病，其适应证候如何？

30. 何谓新产三病证？其病因病机如何？治疗时应注意什么？

五、病案题

31. 蔡某，女，31岁。流产后，未有瘀血排出，小腹胀痛难忍，大便4日未下，近日阴道少量流血，色黯黑，口干，舌青，脉细涩。

32. 李某，女，28岁。分娩四五日，忽然恶寒、发热、头痛、大汗淋漓，微喘，面赤如妆，口不渴，腹不痛，曾流产三次，素体欠强，舌淡苔白，脉虚浮而弦。

参考答案

一、名词解释

1. 郁冒：郁，郁闷不舒；冒，昏冒而目不明，如有物冒蔽。郁冒即头昏眼花，郁闷不舒。

2. 孤阳上出：指阳气独盛而逆于上。

3. 恶露：指分娩后阴道流出的余血浊液。

4. 乳中：乳，《脉经》作产。乳中谓在草蓐之中，亦即产后。

二、填空题：见原文。

三、选择题

（一）A1 型题（单项选择题）

10. A　11. C　12. B　13. D　14. A　15. A　16. B　17. C

（二）A2 型题（病历摘要最佳选择题）　18. A

（三）B1 型题（配伍题）　19. D　20. B　21. A　22. C

（四）**X 型题（多项选择题）** 23. ABC 24. ABC 25. ABC
26. ABC

四、问答题

27. 妇人新产之后，耗气伤津，失血较多，《金匮要略》所论新产三病，虽然病情各异，其病机均为亡血伤津，这是妇人产后病的特点，其总的治疗原则必须照顾津液，养血复阴。但在补虚的同时，也应根据临床证候，具体分析，或发汗，或攻下，不可拘泥。

28. 从病机、治法、方药上加以论述，详见原文解析。

29~30. 见原文。

五、病案分析题

31. 本病例属瘀血内阻腹痛，拟用下瘀血汤破血逐瘀。

32. 本病例所表现症状，是产后正气大虚，复感风寒而致，是产后中风兼阳虚，拟用竹叶汤扶正祛邪，标本兼顾。

妇人杂病脉证并治第二十二

【考点重点点拨】

1. 了解妇人杂病的范围及发病原因、治疗原则及阴疮病的证治。
2. 熟悉热入血室、带下、转胞、阴吹的证治。
3. 掌握腹痛、脏躁、梅核气、月经病的证治。
4. 背诵原文第 5、6、9、17、18 条。

一、病因、证候与治则

【原文】

妇人之病，因虚、积冷、结气，为诸经水断绝，至有历年，血寒积结，胞门①寒伤，经络凝坚。

在上呕吐涎唾，久成肺痈，形体损分②。在中盘结，绕脐寒疝；或两胁疼痛，与脏相连；或结热中，痛在关元，脉数无疮，肌若鱼鳞，时着男子，非止女身。在下未多，经候不匀，令阴掣痛，少腹恶寒；或引腰脊，下根气街，气冲急痛，膝胫疼烦。奄忽眩冒③，状如厥癫④；或有忧惨，悲伤多嗔，此皆带下⑤，非有鬼神。

久则羸瘦，脉虚多寒，三十六病，千变万端；审脉阴阳，虚实紧弦；行其针药，治危得安；其虽同病，脉各异源；子当辨记，勿谓不然。(8)

【名词解释】

①胞门：子宫。
②形体损分：形体消瘦。
③奄忽眩冒：奄忽，忽然之意。奄忽眩冒，突然发生晕厥。
④厥癫：昏厥、癫狂一类疾病。
⑤带下：妇人经带诸病。

【图解原文】

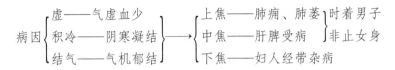

【临床点睛】

妇人杂病病因病机多从虚弱、受寒、结气考虑，久而成痼疾杂病。辨证应按上、中、下三焦进行归类，分清虚实，观其脉证，知犯何逆，随证治之。

【考点提示】

妇人杂病的致病因素有那些?

二、证治

(一) 热入血室

【原文】

妇人中风，七八日续来寒热，发作有时，经水适断，此为热入血室[①]，其血必结，故使如疟状，发作有时，小柴胡汤主之。方见呕吐中。(1)

妇人伤寒发热，经水适来，昼日明了，暮则谵语，如见鬼状者，此为热入血室，治之无犯胃气及上二焦，必自愈。(2)

妇人中风，发热恶寒，经水适来，得七八日，热除脉迟，身凉和，胸胁满，如结胸状，谵语者，此为热入血室也。当刺期门，随其实而取之。(3)

阳明病，下血谵语者，此为热入血室，但头汗出，当刺期门，随其实而泻之。濈然汗出者愈。(4)

【名词解释】

①热入血室：血室，狭义即子宫；广义包括子宫、肝、冲任脉。热入血室即妇人在月经期间感受外邪，邪热与血互相搏结而出现的病证。

【图解原文】

热入血室——外邪入中，邪热与血互结于血室。（表现有条文1、

2、3、4中情况) ——小柴胡汤或针刺期门。

【临床点睛】

识别热入血室的主要依据是妇人在行经期感受外邪，出现月经失调、肝胆不利、心神不宁的症状。

【考点提示】

妇人伤寒热入血室的主症、病机、治法及小柴胡汤的临床应用。

(二) 梅核气

【原文】

妇人咽中如有炙脔①，半夏厚朴汤主之。(5)

半夏厚朴汤方：

半夏一升　厚朴三两　茯苓四两　生姜五两　干苏叶二两

上五味，以水七升，煮取四升，分温四服，日三夜一服。

【名词解释】

①炙脔：烤肉块。

【图解原文】

半夏厚朴汤证
- 病因病机——气郁痰凝，痰气交阻
- 症状分析
  - 自觉咽中有物梗塞，咯之不出，吞之不下，对饮食一般无妨碍
  - 胸闷叹息等症——气郁痰阻，情志不舒
- 治法——开结化痰
- 方解
  - 半夏、厚朴、生姜——辛以散结，苦以降逆
  - 茯苓——利饮化痰
  - 苏叶——芳香宣气解郁

【辨治提要】

①辨证要点：主症为咽中有异物梗阻不适，咯之不出，吞之不下，但饮食吞咽无碍，多伴胸闷脘痞，精神抑郁，舌淡苔白润。

②病机：气郁痰凝，痰气交阻。

③治法方剂：开结化痰，半夏厚朴汤。

【临床点睛】

本方常用于治疗精神抑郁，并伴有胸闷、喜叹息等肝郁气滞之症状，亦可用于部分内伤杂病如咳喘、脘痛、呕吐、胸痹等病。

【考点提示】

何谓梅核气？如何治疗？

（三）脏躁

【原文】

妇人脏躁，喜悲伤欲哭，象如神灵所作，数欠伸，甘麦大枣汤主之。（6）

甘草小麦大枣汤方：

甘草三两　小麦一斤　大枣十枚

上三味，以水六升，煮取三升，温分三服。亦补脾气。

【图解原文】

甘麦大枣汤证 ┤
病因病机——脏阴不足，虚热躁扰
症状——妇人喜悲伤欲哭，数欠伸，伴心烦失眠，神疲乏力
治法方剂——补益心脾，养心安神。甘麦大枣汤
方解 ┤ 小麦——养心安神
甘草、大枣——甘润调中而缓急

【辨治提要】

①辨证要点：表现为精神失常，无故喜悲伤欲哭，数欠伸，不寐，呵欠频作，舌红少苔。

②病机：脏阴不足，虚热躁扰。

③治法方剂：补益心脾，养心安神，甘麦大枣汤。

【临床点睛】

本方亦可用于男子。临床常用于精神神经疾病，多合用百合地黄汤和酸枣仁汤等。

【考点提示】

何谓脏躁？如何治疗？

（四）月经病

1. 冲任虚寒夹瘀

【原文】

问曰：妇人年五十所，病下利数十日不止，暮即发热，少腹里急，腹满，手掌烦热，唇口干燥，何也？师曰：此病属带下。何以故？曾经半产，瘀血在少腹不去，何以知之？其证唇口干燥，故知之。当以温经汤主之。（9）

温经汤方：

吴茱萸三两　当归二两　芎䓖二两　芍药二两　人参二两　桂枝二两　阿胶二两　生姜二两　牡丹皮二两（去心）　甘草二两　半夏半斤　麦门冬一升（去心）

上十二味，以水一斗，煮取三升，分温三服，亦主妇人少腹寒，久不受胎，兼取崩中去血，或月水来过多，及至期不来。

【图解原文】

温经汤方证
- 病机——冲任虚寒夹瘀
- 症状分析
  - 暮即发热，手掌烦热——阴虚生内热
  - 唇口干燥，少腹里急，腹满——瘀血留着不去
- 治法——温补冲任，养血祛瘀
- 方解
  - 萸、桂、姜——温经散寒，通利血脉
  - 胶、归、芎、芍、丹——活血化瘀，养血调经
  - 参、夏、草——补中益气，降逆和胃

【辨治提要】

①辨证要点：在瘀血内阻、崩漏不止基础上，兼有气血不足的症状。表现为月经不调，唇干口燥，暮即发热，手掌烦热，腹痛里急，或伴有刺痛拒按，少腹冷，舌暗紫脉沉涩。

②病机：冲任虚寒夹瘀。

③治法方剂：温补冲任，养血祛瘀，温经汤。

【临床点睛】

本方为妇科调经的祖方，经少能通，经多能止，子宫虚寒者能

受孕。

【考点提示】

温经汤的主症、病机、主治、方药及临床应用。

2. 冲任虚寒

【原文】

妇人陷经①，漏下黑不解，胶姜汤主之。（12）

【名词解释】

陷经：经气下陷，下血不止。

【图解原文】

病陷经，漏下黑不解——冲任虚寒，不能摄血——胶姜汤——温补冲任，温养止血

【辨治提要】

①辨证要点：妇人经陷，漏下黑不解，面色苍白，头晕心悸，畏寒，舌淡。

②病机：冲任虚寒，不能摄血。

③治法方剂：温补冲任，温养止血，胶姜汤。

【临床点睛】

本方用于月经不调、崩漏，症见神疲乏力、中气虚者可加人参、黄芪等补气摄血。

3. 瘀血内阻

【原文】

带下，经水不利，少腹满痛，经一月再见者①，土瓜根散主之。（10）

土瓜根散方（阴癫肿亦主之）：

土瓜根　芍药　桂枝　䗪虫各三两

上四味，杵为散，酒服方寸匕，日三服。

4. 瘀结成实

【原文】

妇人经水不利下，抵当汤主之。（亦治男子膀胱满急，有瘀血者）（14）

抵当汤方：

水蛭三十个（熬）　　䗪虫三十个（熬，去翅足）　　桃仁二十个（去皮尖）
大黄三两（酒浸）

上四味，为末，以水五升，煮取三升，去滓，温服一升。

5. 水血并结血室

【原文】

妇人少腹满如敦②状，小便微难而不渴，生后③者，此为水与血并结在血室也，大黄甘遂汤主之。(13)

大黄甘遂汤方：

大黄四两　甘遂二两　阿胶二两

上三味，以水三升，煮取一升，顿服之，其血当下。

【名词解释】

①经一月再见：月经一月两潮。

②敦：古代盛食物的器皿，上下稍尖，中部肥大。

③生后：产后。

【图解原文】

$$
经水不利
\begin{cases}
瘀血内阻——经水不利，少腹满痛，经一月再见 \\
\qquad ——土瓜根散——活血化瘀通经 \\
瘀结成实——经水不利，少腹硬满，疼痛拒按，小便自利 \\
\qquad ——抵当汤——破血逐瘀 \\
水血并结血室——妇人少腹满如敦状，小便微难而不渴 \\
\qquad ——大黄甘遂汤——破瘀逐水
\end{cases}
$$

【辨治提要】

①辨证要点：土瓜根散证——月经不调，少腹满痛。

抵当汤证——经闭不行，少腹硬满结痛拒按。

大黄甘遂汤证——水血互结血室少腹胀满，甚至少腹如敦状，小便微难，伴产后量少或平素经闭等瘀血内阻症状。

②病机：三者皆属于经水不利，病机皆有瘀血阻滞的一面。

③治法方剂：活血行瘀调经——土瓜根散；攻瘀破血通经——抵当汤；破血逐水——大黄甘遂汤。

【临床点睛】

本组三方药味少，皆有活血祛瘀之功，抵当汤破血明显，而大黄甘遂汤治疗水血互结破血逐水之功其他两方不可替代。大黄甘遂汤改成丸剂，还可治疗肝硬化腹水实中夹虚证。

【考点提示】

妇人杂病篇月经不调的代表方有哪些？其异同点。

（五）带下病

1. 湿热带下

【原文】

妇人经水闭不利，脏坚癖不止，中有干血，下白物，矾石丸主之。(15)

矾石丸方：

矾石三分（烧）　　杏仁一分

上二味，末之，炼蜜和丸，枣核大，内脏中，剧者再内之。

2. 寒湿带下

【原文】

蛇床子散方，温阴中坐药。(20)

蛇床子仁

上一味，末之，以白粉少许，和令相得，如枣大，绵裹内之，自然温。

（六）杂病腹痛

1. 风血相搏

【原文】

妇人六十二种风，及腹中血气刺痛，红蓝花酒主之。(16)

红蓝花酒方（疑非仲景方）：

红蓝花一两

上一味，以酒一大升，煎减半，顿服一半，未止，再服。

2. 肝脾失调

【原文】

妇人腹中诸疾痛，当归芍药散主之。(17)

当归芍药散方（见前妊娠中）

3. 脾胃虚寒

【原文】

妇人腹中痛，小建中汤主之。（18）

小建中汤（见前虚劳中）

【图解原文】

$$
\text{腹痛}\begin{cases}
\text{风血相搏——腹中血气刺痛——红蓝花酒——活血利气止痛}\\
\text{肝脾不调——妇人腹中诸疾痛——当归芍药散——养血疏肝、}\\
\qquad\text{健脾除湿}\\
\text{脾胃虚寒——妇人腹中痛——小建中汤——温中养血}
\end{cases}
$$

【辨治提要】

①辨证要点：红蓝花酒证——妇人月经期或产后，风邪最易侵入，与腹中血气相搏，少腹刺痛。

当归芍药散证——肝脾不调腹中诸痛代表方，除腹痛外，尚有小便不利，腹微胀满，四肢头面微肿等症。

小建中汤证——虚寒腹痛，腹中绵绵作痛，临床常伴见面色无华，虚烦心悸，神疲食少，大便溏，舌质淡红，脉细涩等症。

②病机：三者皆属于妇人杂病腹痛，病机皆有气机阻滞的一面。

③治法方剂：温通气血——红蓝花酒；调肝养血，健脾利湿——当归芍药散；温补中焦，益气生血——小建中汤。

【临床点睛】

本组方三方皆为治疗妇人杂病腹痛，药物虽然大相径庭，然不离"不通则痛"，或从"不荣则痛"。

【考点提示】

杂病篇腹痛的代表方有哪些？其异同点。

（七）转胞

【原文】

问曰：妇人病，饮食如故，烦热不得卧，而反倚息者，何也？师曰：此名转胞①不得溺也。以胞系了戾②，故致此病，但利小便则愈，宜肾气丸主之。（19）

肾气丸方：

干地黄八两　薯蓣四两　山茱萸四两　泽泻三两　茯苓三两　牡丹皮三两　桂枝一两　附子（炮）一两

上八味末之，炼蜜和丸，梧子大，酒下十五丸，加至二十五丸，日再服。

【名词解释】

①胞：即"脬"，即膀胱。

②胞系了戾：膀胱之系缭绕不顺。

【图解原文】

肾气丸证
- 病因病机——肾气不举，膀胱气化不行
- 症状分析
  - 不得尿——肾气不足，气化失司
  - 饮食如故——病在下焦，中焦无病，故饮食如故
  - 烦热不得卧，而反倚息——小便不通，浊气上逆
- 治法——振奋肾气，通利小便
- 方解
  - 附子、桂枝——补肾阳，助气化
  - 六味地黄丸——补肾填精

【辨治提要】

①辨证要点：小便不通，脐下急迫或伴有精力差，腰酸乏力，舌淡脉沉弱。

②病机：肾气不举，膀胱气化不行。

③治法方剂：振奋肾阳，化气利水，肾气丸。

【临床点睛】

本方肾气丸治疗小便不利，若阳虚水肿明显者可加五苓散，标本同治，收效更佳。

【考点提示】

何谓转胞？肾气丸用治的转胞小便不通是一种什么证候？

（八）前阴诸疾

1. 阴疮

【原文】

少阴脉滑而数者，阴中即生疮，阴中蚀疮烂者，狼牙汤洗之。(21)

狼牙汤方：

狼牙三两

上一味，以水四升，煮取半升，以绵缠筋如茧，浸汤沥阴中，日四遍。

2. 阴吹

【原文】

胃气下泄，阴吹①而正喧，此谷气之实也，膏发煎导之。（22）

膏发煎方（见黄疸中）

【名词解释】

①阴吹：前阴出气，犹如后阴矢气一样。

【图解原文】

前阴诸疾 {
阴疮——少阴脉滑而数者——下焦湿热——狼牙汤
　　　　——清热燥湿，杀虫止痒
阴吹——阴吹正喧——膏发煎——润肠通便
}

【辨治提要】

①辨证要点：狼牙汤证——前阴发生疮痒，糜烂痒痛，并有带浊淋漓。

膏发煎证——见谷气实，大便闭结，胃气下泄等。

②病机：阴疮，下焦湿热；阴吹，谷气实胃气下泄。

③治法方剂：除湿杀虫止痛痒——狼牙汤；润肠通便——膏发煎。

【考点提示】

妇人杂病的外治法及其运用。

巩固与练习

一、名词解释

1. 热入血室　2. 梅核气　3. 陷经　4. 脏坚癖不止　5. 胞系了戾
6. 阴吹

二、填空题

7. 妇人杂病的主要发病原因为_____、_____、_____。

8. 妇人_____，半夏厚朴汤主之。

9. 妇人脏燥，_____，象如神灵所作，数欠伸，_____主之。

10. 温经汤证中，表示瘀血在少腹不去的症状是_____。

11. 妇女虚寒腹痛可用_____。

三、选择题

（一）A1 型题（单项选择题）

12. 妇人伤寒发热，经水适来，昼日明了，暮则谵语，如见鬼状者，辨证为（　　）

    A. 热入阳明 　　　　　　B. 热入血室

    C. 邪入少阳 　　　　　　D. 外寒内热

13. 下列哪一项不属于温经汤的主治范围（　　）

    A. 宫寒不孕 　　　　　　B. 瘀血内阻之崩漏

    C. 月经过多 　　　　　　D. 胞阻下血

14. 水与血聚俱结在血室的证候特点是（　　）

    A. 少腹满而小便自利

    B. 少腹满而小便不利，口渴

    C. 少腹满如敦状，小便微难而不渴

    D. 少腹里急，腹满，手掌烦热，唇口干燥

15. 妇人杂病的三大病因是（　　）

    A. 虚、冷、血瘀 　　　　B. 虚、冷、积食

    C. 虚、冷、结气 　　　　D. 痰、瘀、结气

16. 温经汤证出现唇口干燥的机制是（　　）

    A. 水饮内停，津不上承 　　B. 下血日久，阴血受伤

    C. 肾气虚弱，气不化津 　　D. 瘀血内阻，津不上濡

17. 冲任虚寒兼有瘀血的崩漏，治方为（　　）

    A. 温经汤 　　　　　　　B. 胶艾汤

    C. 当归芍药散 　　　　　D. 小建中汤

18. 妇人转胞不得溺，烦热不得卧而反倚息，宜（　　）

    A. 五苓散 　　　　　　　B. 猪苓汤

    C. 肾气丸 　　　　　　　D. 栝蒌瞿麦丸

（二）A2 型题（病历摘要最佳选择题）

19. 一妇人产后 27 天，腹痛当脐左右，窜痛不定，甚则如刺难忍，口渴不喜饮，胃呆纳滞，大便秘结，面色无华。病届半月，经服药未能奏效，诊其脉沉细弦，舌淡苔腻而润。证属产后血虚，风邪侵入，阻滞经脉。遵仲师明训，应选用何方药？

    A. 当归芍药散　　　　　　　B. 枳实芍药散

    C. 红兰花酒　　　　　　　　D. 小建中汤

    E. 土瓜根散

（三）B1 型题（配伍题）

A. 红兰花酒　　　　　　　　B. 抵当汤

C. 甘遂半夏汤　　　　　　　D. 大黄甘遂汤

20. 治水血互结血室的主方是（　　　）

21. 瘀结之经水不利下的主治方剂是（　　　）

（四）X 型题（多项选择题）

22. 历代对"血室"的不同认识有（　　　）

    A. 冲任　　　　　　　　　　B. 期门

    C. 心脏　　　　　　　　　　D. 肝经

    E. 子宫

23. 抵当汤主治妇人何病（　　　）

    A. 陷经　　　　　　　　　　B. 带下经水不利

    C. 生后少腹如敦状　　　　　D. 经水不利下

    E. 少腹硬痛，大便色黑易解

24. 温经汤的药物组成是（　　　）

    A. 吴茱萸　桂枝　甘草　　　B. 当归　川芎　白芍

    C. 人参　丹皮　阿胶　　　　D. 半夏　生姜　麦冬

    E. 黄芪　茯苓　山药

25. 仲景用于带下外治法的方剂有（　　　）

    A. 膏发煎　　　　　　　　　B. 矾石丸

    C. 蛇床子散　　　　　　　　D. 苦参汤

    E. 狼牙汤

26. 大黄甘遂汤的主要症状有（   ）
    A. 腹痛
    B. 经一月再见
    C. 小便微难而不渴
    D. 少腹满如敦状
    E. 胞系了戾

四、问答题

27. 仲景把妇人杂病的病因归纳为虚、积冷、结气，为什么？
28. 肾气丸在《金匮》中可以治疗哪些病症？
29. 温经汤证的特点是什么？
30. 妇人杂病的致病因素有哪些？
31. 何谓热入血室，应该如何治疗？
32. 试述梅核气、脏躁的病因、主症、治法及主方。
33. 从"异病同治"综述《金匮要略》中"肾气丸"的临床运用。

五、病案题

34. 陈某，女，35岁。近半年来，喉似物梗，咯之不出，咽之不下，胸闷不舒，时有嗳气，疑为咽喉部有物，经西医诊治，未见实质性病变，遂求治于中医，苔薄白，脉细弦。试述其理法方药。

35. 李某某，女，30岁。结婚四载未孕，少腹不温，时作胀滞，月经先后无定期，月经量多有块，色或淡或黯，迁延时日，日晡手足心热，唇口干燥，脉涩苔薄白。试述其理法方药。

参考答案

一、名词解释

1. 指妇女月经适来或适断时，感受外邪，邪热与血互相搏结于血室所致之证。
2. 病人自觉咽中有物梗塞，咯之不出，吞之不下的一种病证。
3. 意指经气下陷，下血不止。
4. 指胞宫内有干血坚结不散。
5. 指膀胱之系缭绕不顺。
6. 前阴出气，犹如后阴矢气一样病证。

二、填空题：见原文。

三、选择题

（一）A1 型题（单项选择题）

12. B　13. D　14. C　15. C　16. D　17. A　18. C

（二）A2 型题（病历摘要最佳选择题）　19. C.

（三）B1 型题（配伍题）　20. D　21. B

（四）多项选择题

22. ADE　23. BDE　24. ABCD　25. BCE　26. CD

四、问答题

27. 虚，即气虚血少，气虚不能运血摄血，血少不足以营冲任，冲任空虚，虚不能化气生血，导致月经病的产生。积冷，冷则不能温血运血，又因元阳虚衰，温煦减弱，外则风冷之气侵袭，由则生寒，不易温化而积滞，以致任督功能失调，可致痛经、经闭、癥瘕诸疾。结气，情志刺激，气机郁结，血行不畅又可导致妇科诸疾。人体气血贵乎充盈，气机贵乎条达，血脉贵乎温通，三者若有失调必导致气血凝结，胞门闭塞，经络阻滞，月经不调，痛经，经闭，癥瘕诸疾以及其他病证随之而生。故"虚、积冷、结气"是妇人杂病的主要致病因素。

28. 肾气丸在《金匮》中可以治疗（1）虚劳腰痛；（2）痰饮病；（3）消渴病；（4）转胞；（5）脚气上入，少腹不仁。虽主治病症不同，但病机皆与肾阳不足有关，故均用肾气丸治疗，体现了张仲景异病同治的学术观点。

29～33. 见原文解析。

五、病案题

34. 提示：本病为梅核气，拟用半夏厚朴汤加减治疗。

35. 提示：此病属冲任虚寒夹瘀的崩漏，拟用温经汤加减治疗。

方 名 索 引

一 画

二 画

三 画

四 画

七 画

八 画

九 画

十 画